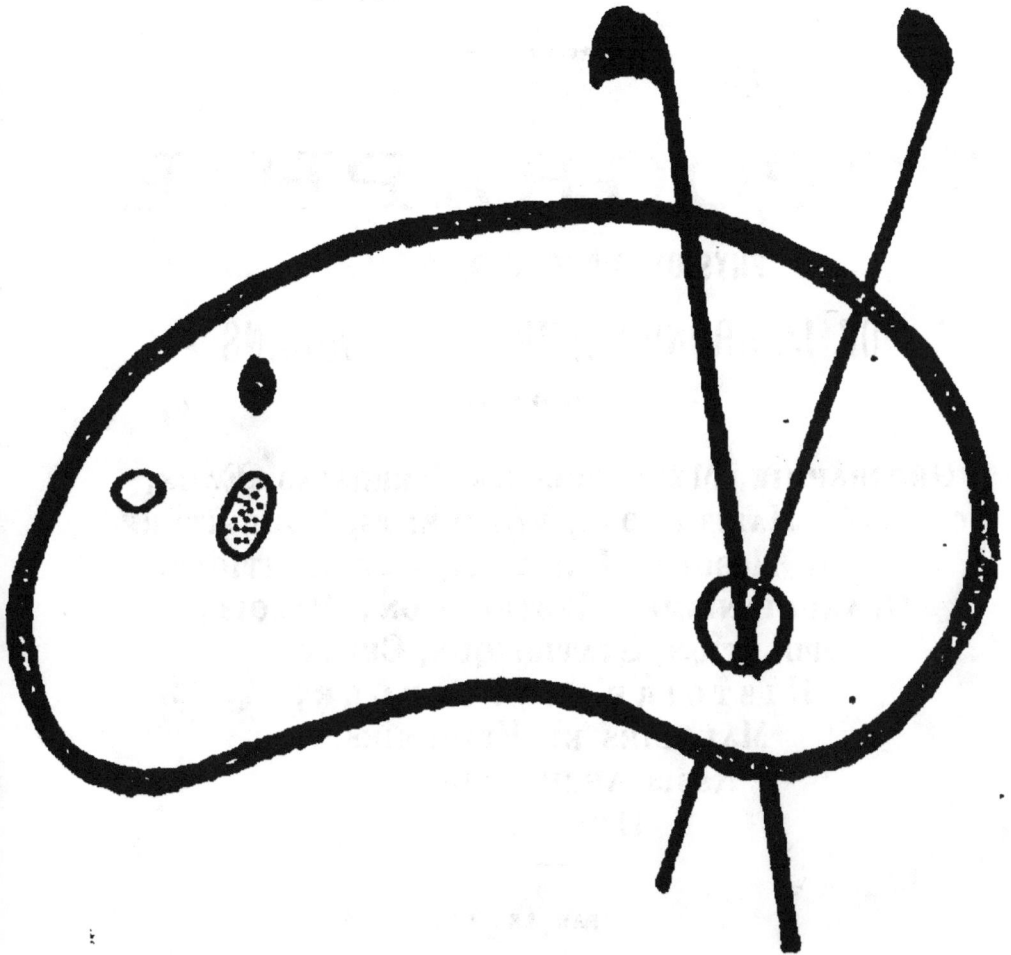

DEBUT D'UNE SERIE DE DOCUMENTS
EN COULEUR

NOTES & REMARQUES

SUR LA

BRESSE LOUHANNAISE

51810

TOPOGRAPHIE

PHYSIOLOGIQUE & MÉDICALE

DE L'ARRONDISSEMENT DE LOUHANS

Géographie, Météorologie, Terrains, Eaux,
Localités, Habitations, Vêtements, Nourriture,
Usages, Moeurs, Préjugés, Superstitions,
Charlatanisme, Instruction, Patois,
Population, Statistique, Culture,
Histoire naturelle,
Maladies et Épidémies,
Assistance publique,
Hygiène.

—

PAR LE

Dʳ Lucien GUILLEMAUT

LOUHANS

IMPRIMERIE AUGUSTE ROMAND

1890

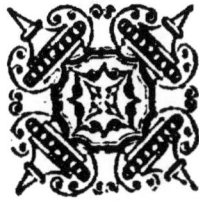

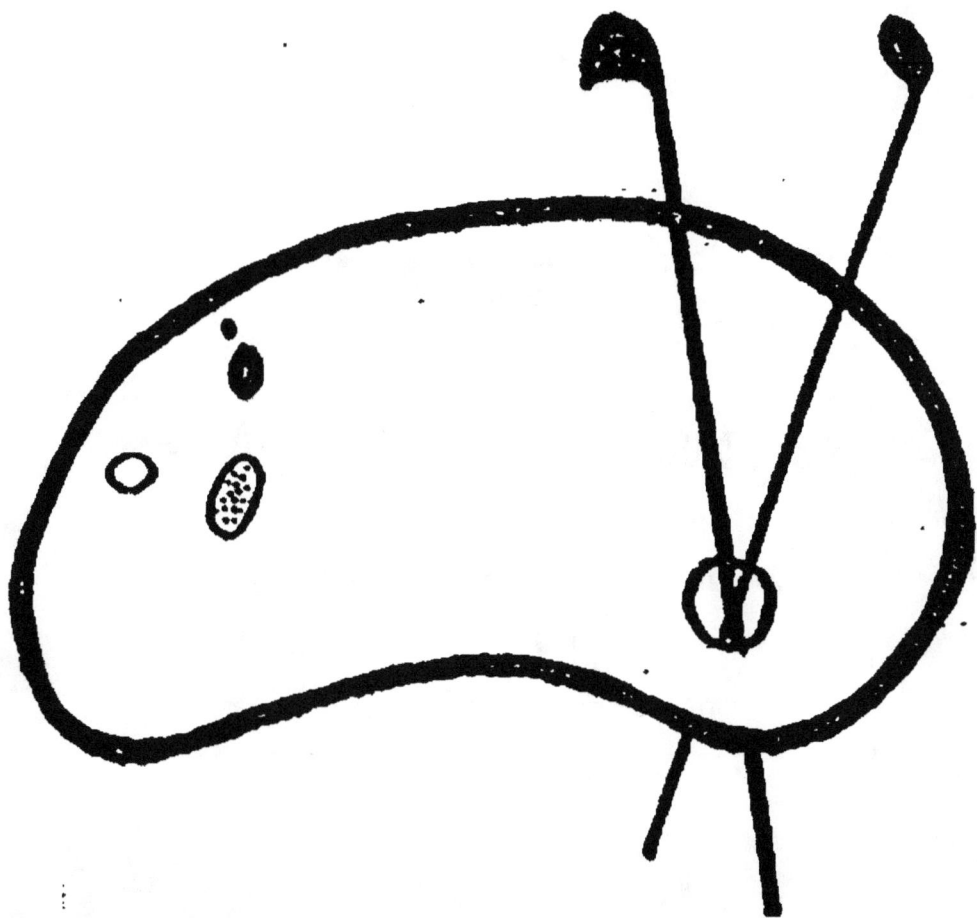

**FIN D'UNE SERIE DE DOCUMENTS
EN COULEUR**

TOPOGRAPHIE

PHYSIOLOGIQUE ET MÉDICALE

De la Bresse Louhannaise.

———

NOTES ET REMARQUES

SUR LA

BRESSE LOUHANNAISE

ESQUISSE

D'UNE TOPOGRAPHIE

PHYSIOLOGIQUE ET MÉDICALE

DE L'ARRONDISSEMENT DE LOUHANS

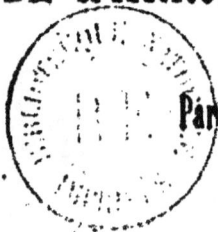

Par le docteur Lucien GUILLEMAUT.

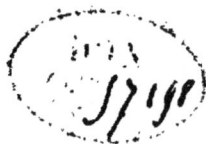

LOUHANS
IMPRIMERIE AUGUSTE ROMAND
1879

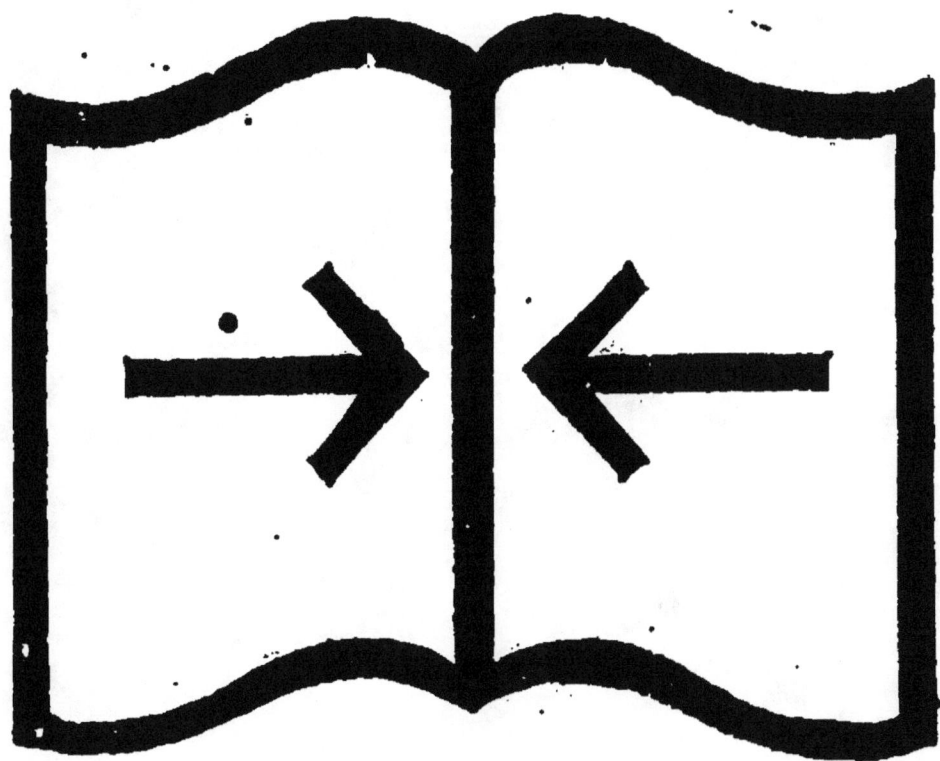

RELIURE SERRÉE
ABSENCE DE MARGES INTÉRIEURES

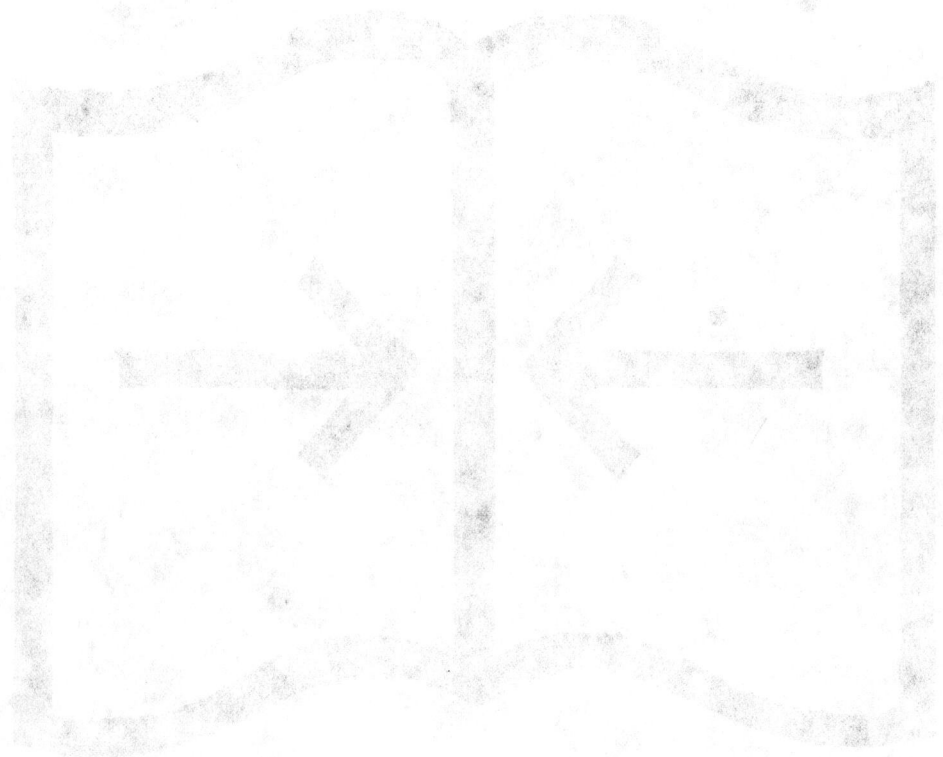

NOTES ET REMARQUES

SUR

LA BRESSE LOUHANNAISE

TOPOGRAPHIE – PHYSIOLOGIE – HYGIÈNE

> De même que chaque pays possède son règne
> végétal, son règne animal, de même il possède
> aussi son règne pathologique.
> Divers pays se font remarquer par l'absence
> de certaines maladies, certaines maladies se
> montrent particulièrement sur certains terrains.
> BOUDIN.

AVANT-PROPOS

J'avais entrepris, il y a quelques années, une série d'observations et de recherches sur l'arrondissement de Louhans au point de vue de la météorologie et de l'hygiène, de la topographie, de l'histoire et de la statistique médicales, d'une façon plus générale, au point de vue toujours digne d'intérêt de la santé publique.

Je cherche aujourd'hui à coordonner ces faits d'observation, à les résumer et à en déduire certaines considérations ou conséquences rationnelles.

Chaque localité subit l'influence d'un ensemble de circonstances physiques qui réagissent sur la manière 'être et sur la santé de ses habitants. Hippocrate, le père de la médecine, dans son admirable livre *des Airs, des Eaux et des Lieux*, voulait que le médecin étudiât l'influence des saisons, des vents, du sol, des eaux, du régime alimentaire, du genre de vie et des mœurs de la population ; et il aurait volontiers subordonné à la nature du climat non seulement la constitution, le tempérament, les maladies des habitants, mais le caractère même, les sentiments, les habitudes morales, le génie et les conditions diverses de l'aptitude politique du peuple à être gouverné ou à se gouverner lui-même, doctrine qui a trouvé d'éminents vulgarisateurs, parmi lesquels Bodin, Montesquieu, Cabanis......

Négligeant pour mon compte les considérations philosophiques de trop haute portée, je chercherai surtout à mettre en relief les connaissances précieuses mais d'utilité purement locale qui découlent de l'étude approfondie des lieux et qui doivent être le point de départ des sérieuses réformes qu'il reste à introduire dans nos campagnes.

L'arrondissement de Louhans ou plutôt cette partie de la Bresse, dont Louhans est le centre, n'occupe pas une grande place sur la carte. J'ai fait tous mes efforts pour arriver à le connaître suffisamment et j'y ai trouvé un sujet d'étude qui a pu me plaire par cela même qu'il était assez limité. Il y a là, autour de nous, dans ce qui frappe journellement l'attention, les éléments d'un travail pratique offrant un réel intérêt; mais ma seule prétention a été de tracer une esquisse qui puisse faire naître en d'autres esprits le goût d'études qui ne seraient point sans quelque utilité pour nos concitoyens.

L. G

LA BRESSE

L'ARRONDISSEMENT DE LOUHANS

—

I

Situation—Limites—Aspect général.

L'arrondissement de Louhans fait partie du pays qu'autrefois on appelait *Bresse* et qui sous l'ancien régime formait l'extrémité Sud-Est du grand gouvernement de Bourgogne.

Il faut reconnaître dans la Bresse deux parties distinctes, *la Bresse proprement dite* qui forme aujourd'hui la majeure partie du département de l'Ain et plus au nord la *Bresse Chalonnaise* située dans le département de Saône-et-Loire.

On lit dans les annuaires du temps (Description de la Bourgogne, par Garreau, 1734) que la Bresse se divisait encore en *haute* et *basse :*

« La *basse* est un païs plat et humide, marécageux même en quelques endroits, où il y a de grands étangs. Tout l'espace qui est depuis la rivière de Seille jusqu'à Lyon et jusqu'à deux lieues près de la Saône produit du froment, du bled noir ou sarrazin et beaucoup de fourrages, cette rivière étant cotoyée par de grandes prairies dans toute la longueur de la Bresse.

« La *haute Bresse* est connue sous le nom de Révermond à cause d'un rideau de montagne tourné au couchant, qui s'étend du Nord au Midi, à l'Orient de la Bresse. Le Révermond est planté en vignes presque d'un bout à l'autre, mais le vin est grossier et dur ; les terres et les prés n'y sont pas d'un grand rapport. »

Nous avons conservé ce mot de Bresse peu en rapport avec les divisions géographiques actuelles ; mais dans l'étude que nous nous proposons de faire, bien des observations au point de vue de la topographie physique, pourront s'étendre au dela des limites que nous nous sommes primitivement proposées.

Bien sérieux en effet sont les points de rapport entre notre arrondissement et la plaine circonvoisine. Au nord et à l'ouest au dela de Mervans et de St-Etienne, au sud du côté de Romenay, les limites administratives s'arrêtent, mais au fond que de conformités dans les détails et les observations que nous aurons à produire.

Limites. — La limite Ouest de la Bresse est formée par la Saône et descend au sud jusqu'aux environs de Lyon.

Le Rhône forme au sud une seconde limite, de Lyon jusqu'au confluent de l'Ain.

A l'Est, la Bresse s'étend jusqu'à cette même rivière, de son confluent au Rhône, jusqu'à son confluent avec la Valouze près du département du Jura.

Au nord, la limite est moins bien déterminée. D'abord la Bresse proprement dite ne va pas jusqu'à la Seille et ne dépasse pas l'embouchure de cette rivière dans la Saône.

Quand à la ligne imaginaire qui borne au nord la Bresse Chalonnaise, on peut la considérer comme cotoyant assez exactement la limite Est du département du Jura, jusqu'au Doubs, au nord du département de Saône-et-Loire à peu de distance de la Côte d'Or.

L'arrondissement de Louhans comprend toute l'ancienne Bresse Châlonnaise à l'exception des cantons de St. Germain-du-Plain, de Verdun et de quelques communes des cantons de Tournus et de Châlon considérées comme en faisant partie.

Les Bressans de cette région peuvent revendiquer leur titre de Bourguignons; mais ils ne doivent certainement prendre qu'une faible part de cet éloge que Garreau faisait il y a un siècle et demi de la province de Bourgogne :

« Elle produit toutes choses nécessaires ou commodes à la vie; les blés, les vins, les huiles, les fruits. le bétail, la volaille et le poisson y abondent, de même que les fourrages, les chanvres, les fers, les charbons et les bois de marine, de chauffage et à bâtir. Elle a un grand nombre de foires et la commodité de plusieurs rivières navigables pour le débit de ses denrées. On la nomme le magasin de Paris, la mère nourricière de Lyon. la mère des Eaux, un grand nombre de rivières y prenant leurs sources, et la mère des Ordres y ayant deux abbayes et un grand prieuré qui en sont chefs.»

Après avoir élargi le terrain pour faire comprendre la situation présente et passée de notre Bresse Louhannaise, dont l'histoire se rattache en partie à celle de la Bourgogne, il convient maintenant de le restreindre ; et je me hâte de le déclarer, dans le cours de ce travail j'aurai surtout en vue la ville de Louhans et ses environs. C'est de ce côté spécialement qu'ont été dirigées mes études et mes recherches.

Situé à l'est du département de Saône-et-Loire, entre le département du Jura qui en forme la limite à l'est et un peu au nord. le département de l'Ain qui le borne au sud et l'arrondissement de Chalon. qui forme sa limite occidentale, l'arrondissement de Louhans s'étend sur une superficie de 123,019 hectares. Sa longueur est de 53 kilomètres du nord au sud, sur 30 environ de l'est à l'ouest. Huit cantons forment cet arrondissement. Ce sont ceux de Louhans, St-Germain-du-Bois, Pierre, Cuisery, Cuiseaux, Beaurepaire, Montret et Montpont; ils se répartissent eux-mêmes en 81 communes.

Aspect général.—Ce pays qui forme la majeure partie de ce qu'on nomme plaine de Bresse, est d'un aspect assez peu varié malgré de nombreuses ondulations qui de chaque côté frappent les regards. Nulle part, si ce n'est du côté de Cuiseaux des rochers ou des pentes très abruptes. Des monticules multiples, mais peu saillants, à leur pied de petits vallons élargis se terminant insensiblement en terrain plat, puis quelques ruisseaux à l'eau souvent bourbeuse, des rivières à courant presque insensible mais débordant facilement sous l'influence des pluies, des prés, des champs, de nombreux buissons où domine le sombre feuillage de l'aulne, des bois où paraît en abondance la blanche écorce des bouleaux, voici ce qui parvient à chasser du tableau l'uniformité et la monotonie.

Un léger plateau ne s'élevant guère que d'une trentaine de mètres au dessus des eaux se voit au centre de la plaine. Il commence du côté de Simard et est occupé par les communes de Thurey, Lessard, Devrouze, Diconne...... De petits cours d'eau d'un ordre tout à fait secondaire en découlent et se répandent de là dans diverses directions.

Les nombreuses rivières qui sillonnent notre Bresse sont la source de fréquents brouillards et d'inondations presque annuelles dans la saison des pluies. On rencontre encore dans toute la plaine une quantité assez considérable de masses d'eau stagnante, étangs ..... sur l'influence desquels nous aurons à revenir au point de vue capital pour nous de l'hygiène, de la médecine et des causes des maladies.

La Bresse est très fertile et l'importance de nos marchés le démontre surabondamment. Bien conduite et préférant enfin les données de l'expérience scientifique au *statu quo* de la routine, la main du laboureur produirait des résultats plus beaux encore. Alors cette fertilité amènerait la richesse ; la richesse des particuliers ferait celle du pays et bien des inconvénients seraient compensés d'abord pour disparaître ensuite.

II

Météorologie — Température
Climat et Saisons.

Météorologie. — L'étude de la météorologie, c'est-à-dire des phénomènes si variés qui se passent dans l'atmosphère mérite la plus grande attention de la part du médecin observateur et de tous ceux qui, par leurs travaux ou leur compétence spéciale, concourrent à établir et à appliquer les règles de l'hygiène. Tout ce qui se passe autour de nous réagit sur l'organisme ; tous les organes dans leur activité fonctionnelle sont sous l'influence de l'état de l'atmosphère et des vicissitudes auxquelles il est sujet. Le médecin surtout ne doit pas l'oublier ; tout ce qui entoure l'homme le regarde, l'intéresse et doit être l'objet de ses incessantes préoccupations. C'est en ce sens seul qu'on a pu dire que la médecine était la philosophie des sciences.

La température de l'air, ses degrés d'humidité ou de sécheresse, la direction habituelle des vents, la caractéristique de chaque saison, le plus ou moins de fréquence des brouillards, des pluies, tous ces phénomènes météorologiques constituent un objet d'étude des plus importants et nécessitent des observations suivies et longtemps continuées.

De l'étude des variations atmosphériques peut surgir la découverte de lois, de périodes dont la connaissance serait du plus grand intérêt pour l'agriculture, l'hygiène, la médecine. . . . .

Pour le moment je ne puis que m'aider de renseignements puisés dans des ouvrages spéciaux et faire, en y joignant mes remarques particulières, un chapitre dont je m'empresse de constater l'insuffisance.

Température, humidité.

Température, humidité. — La température de la Bresse est en général assez douce ; les grands froids y sont rares, mais l'humidité y est presque permanente. La moyenne thermométrique annuelle est de 12 à 13 degrés centigrades ; la moyenne de l'hiver de 3 à 5 degrés. Le nombre moyen des jours de gelée est de 45 par an. Il a été de 52 l'année de la dernière guerre; mais la continuité du froid sans interruption est rare et il n'y a pas en général de longues séries de jours consécutifs de gelées. La moyenne de l'été est de 23 degrés, celle du printemps et de l'automne de 14 degrés Les températures les plus basses que l'on observe en hiver ne dépassent guère 10° au-dessous de zéro et il est rare qu'en été le thermomètre s'élève à l'ombre au dessus de 30°. Pourtant on se rappelle dans le pays avoir vu le thermomètre dans des années très rigoureuses descendre jusqu'à 23° (décembre 1875, une seule nuit) et même 26° (1871) et pendant les chaleurs d'un été extraordinaire monter jusqu'à 40 degrés à l'ombre. (Nous l'avons vu s'élever à 39° le 9 juillet 1874).

Ces écarts plus ou moins grands entre la température maximum et minimum de l'année, appartenant à des saisons éloignées, sont du reste pour l hygiène plutôt affaire de curiosité que d'intérêt pratique. L'agriculture au contraire doit en tenir un compte soigneux, un seul moment de refroidissement pouvant mettre obstacle à la végétation de certaines plantes et en anéantir la vie.

Les variations de température et autres vicissitudes atmosphériques nous intéressent plus directement ; elles sont nombreuses et parfois même très brusques. En hiver et en automne les temps froids et secs sont en général de peu de durée ; des brouillards et des pluies bientôt amènent l'humidité, changeant ainsi le caractère de la froidure. Au printemps, en été, les pluies, les orages sont assez fréquents : un refroidissement de température en est la suite immédiate. Ce n'est guère que par leurs vicissitudes que les températures de l'air nuisent au corps, et l'influence de ces variations est surtout puissante et funeste quand elles ont lieu du chaud au froid, du sec au froid humide.

L'humidité, je l'ai déjà dit plus haut, est trop souvent la règle chez nous ; on peut dire qu'elle est en quelque sorte par sa fréquence la caractéristique de l'état de l'atmosphère dans la Bresse. La cause s'en trouve aisément dans ces masses d'eau nombreuses tant stagnantes que courantes qui se trouvent à chaque pas dans la plaine du Louhannois et l'espèce d'encaissement insensible que subit cette plaine entre les montagnes qui se lèvent tout à l'entour vers Lons-le-Saulnier, Cuiseaux, Tournus et Châlon. Sur tous les points de sa surface liquide l'eau subit une évaporation continuelle ; en hiver comme en été la vapeur qui en résulte s'élève dans les airs. Quand cette quantité d'eau devient en excès dans l'atmosphère, sous l'influence d'une diminution de température ou de quelque autre cause inconnue, sa présence y devient bientôt sensible ; la capacité de saturation de l'air étant surpassée, elle se révèle alors par les divers météores aqueux, brouillards, nuages, pluie, rosée, et par l'humidité de l'air que chacun connaît et apprécie, que plus que tout autre le rhumatisant ou le catarrheux redoute.

Aucune température n'est plus nuisible à l'homme que l'humidité froide. Les gens robustes savent la supporter ; mais ceux à constitution faible et délicate en ressentent souvent chez nous les effets nuisibles et pernicieux. La santé, la stature, la force de nos voisins les Comtois forment avec notre constitution trop souvent lymphatique, un contraste qui s'est remarqué. C'est que vivant dans des lieux élevés, le montagnard a sans cesse respiré un air libre, vif, pur et plus dépouillé des vapeurs humides ; aussi lui arrive-t-il parfois de regarder avec dédain le Bressan qui paraît trop se ressentir de son séjour dans la plaine et de l'humidité de son atmosphère.

Oui comment ne pas le reconnaître ! La fréquence des météores aqueux suivant le temps, la saison, la température a une grande influence sur l'état de nos organismes, et est ainsi d'une importance considérable pour l'hygiène ; l'humidité est aggravatrice de la chaleur comme du froid. Elle relâche et amollit les fibres du corps. Diminuant la transpiration, elle produit la gêne des fonctions de la peau. Seule la fonction absorbante de cette membrane est augmentée ; aussi les tissus ont plus de tendance à s'infiltrer de fluides séreux et à la longue les chairs deviennent plus flasques et plus molles. La respiration se fait d'une manière moins parfaite ; il y a diminution des dépurations respiratoire et cutanée. Toutes les autres fonctions perdent de leur activité, puis chez les gens faibles et qui ne peuvent résister elles sont frappées d'inertie : Il survient de l'atonie des voies digestives, une sorte de torpeur musculaire et les forces s'abattent. Le sang s'appauvrit, devient aqueux, le corps s'étiole, les mouvements sont plus mous, la parole moins rapide comme traînante, l'esprit lourd et moins impressionnable, l'intelligence moins active.

Tels sont les effets de l'humidité permanente, effets non pas constants, mais clairement sensibles chez les gens débiles, d'une constitution frêle et délicate.

Chez les enfants surtout, l'influence du froid humide est

manifeste ; telle constitution qui eut pu devenir robuste s'énerve et se ramollit ; et au lieu d'une sanguine fraîcheur qui aurait dénoté la force, du brillant incarnat qui est l'apanage de la santé, on ne verra trop souvent que ces stigmates indélébiles que la scrofule impose et que la main du Roi ne guérit plus.

C'est à l'humidité froide qu'il faut rapporter la fréquence chez nous des douleurs articulaires et musculaires, et de l'état rhumatismal, des fluxions sur le poumon, la membrane pituitaire, bronchites, rhumes de cerveau. . . et tout le cortège des inflammations catarrhales.

L'humidité chaude produit surtout l'allanguissement des fonctions de réparation, les maladies miasmatiques, les affections de l'appareil digestif et de ses annexes.

On peut être sûr aussi que l'humidité joue le plus grand rôle dans la production de l'anémie et des maladies des gencives, si fréquentes chez nous.

J'ai un peu assombri le tableau, voulant décrire les effets absolus d'une humidité continuelle et cherchant à montrer d'une façon plus saisissante les effets qu'elle peut produire ; mais s'il est vrai de dire que l'humidité est propre au pays, il faut reconnaître toutefois que certains hivers nous amènent des froids secs assez durables, quelques printemps de douces et d'agréables chaleurs, et l'été de fréquentes et longues sécheresses, néanmoins l'humidité reste chez nous le fait primordial qu'il fallait de suite constater. L'évidence de ses effets, et nous aurons encore à y revenir, est assez manifeste à la ville aussi bien qu'à la campagne pour qu'on ne veuille pas en exagérer l'importance. Du reste, l'habitant de la Bresse est acclimaté chez lui. S'il ne peut complétement échapper aux effets que j'ai décrits, il les supporte plus aisément. Il s'habitue à résister aux défectuosités du climat, il se fait au milieu dans lequel il se meut, il s'adapte aux conditions de son existence ; l'habitant de l'équateur résiste bien aux chaleurs torrides et l'esquimaux au froid glacial des pôles. Et certes nous sommes loin de ces extrêmes, nous vivons dans un climat tempéré, nous ne sommes pas les moins privilégiés sur cette terre de misère et nous savons nous y créer des avantages que bien des localités nous envient.

J'adoucirai plus loin les nuances du tableau et j'espère donner de nos compatriotes de la Bresse une exacte peinture montrant toutefois qu'ils ont dû nécessairement subir les influences de la localité et du climat.

Continuons pour le moment l'étude des phénomènes atmosphériques dans ce qu'ils peuvent avoir de particulier pour notre région.

Vents. — Les vents qui soufflent dans les plaines de la Bresse peuvent venir de tous les points de l'horizon, mais les vents dominants sont bien certainement ceux du sud, surtout le sud-ouest et ceux du nord ou nord-est.

Le vent du nord-est et celui du nord qu'on appelle la vraie bise, règnent surtout quand le temps paraît serein ; ils sont froids et secs en raison des pays qu'ils ont parcouru avant d'arriver dans le nôtre. Ils sont de la plus grande utilité pour notre plaine humide en en diminuant l'humidité et la dépouillant de ses miasmes.

Les vents du midi auxquels on réserve plus particulièrement le nom de vents sont au contraire dans bien des cas les vents précurseurs de la pluie ; car humides de leur nature puisqu'ils ont traversé la Méditerrannée avant d'arriver en France, ils ne peuvent qu'augmenter dans l'air l'humidité qui souvent alors se résoudra en pluie.

Le vent de sud-ouest qu'en langage du pays on appelle encore la *traverse* amène la pluie pour ainsi dire à coup sûr, contraire en cela au vent du nord-est qui presque toujours garantit le beau temps. Souvent aussi la *traverse* amène les orages; et en mars, elle précède les giboulées.

Enfin le vent d'est, quand il souffle parait favoriser la production des rosées et gelées blanches.

Quant à l'action des vents sur le corps, elle est assez bien résumée pour les personnes très impressionables par cet aphorisme d'Hippocrate : « Les vents du sud rendent l'ouïe dure, la terre pesante, amènent du malaise, énervent le corps et le rendent lourd, lâche et paresseux. Ceux du nord déterminent la toux, dessèchent la gorge, resserrent le ventre, occasionnent des difficultés d'uriner, des frissons, des douleurs de côté et de poitrine. » Les vents surtout dans leurs brusques variations peuvent être nuisibles aux personnes délicates et sensibles, aux convalescents, aux phthisiques. La bise sèche et froide préside surtout au développement des fluxions de poitrine et des maux de gorge. Les vents humides et froids amènent plutôt les affections catarrhales, les rhumes de cerveau, la grippe, les asthmes, le rhumatisme et réveillent les douleurs assoupies des vieillards goutteux ou rhumatisants.

Enfin les courants d'air localisés sur un point du corps ont sur la production des rhumatismes, des névralgies et des inflammations des muqueuses une influence que chacun connait et dont on constate tous les jours les effets.

Le tonnerre se fait encore assez souvent entendre des habitants du Loubannais; chaque année il les afflige de quelques incendies qu'il faut attribuer surtout au mode de construction des habitations dont un certain nombre à la campagne sont encore couvertes en paille et à leur dissémination dans le pays.

Les orages sont assez fréquents surtout à partir du mois de

mai et jusqu'au mois d'octobre; si j'en juge par les dernières
années je crois devoir en évaluer la moyenne à 25 ou 30 par
an.

Toutefois, je n'ai à cet égard que des données insuffisantes
et mes observations sur divers points de météorologie locale
sont encore trop incomplètes pour pouvoir en consigner ici
le résultat.

La grêle y est plus rare, sauf dans le canton de Cuiseaux,
et une partie du Revermont, elle préfère s'abattre au pied
des montagnes voisines où elle fait des dégâts souvent considérables

Brouillards.—Les brouillards sont fréquents dans
les plaines surtout quand ces plaines sont parcourues par de
nombreuses rivières présentant à l'atmosphère une grande
surface d'évaporation aqueuse.

La Bresse, avec ses rivières, ses divers cours d'eau, ses
biefs, ses étangs, avec son terrain, sol ou sous-sol argileux
imperméable retenant à la surface les eaux de pluie, se
trouve donc dans les conditions les plus favorables à la production des brouillards. Aussi l'atmosphère trop souvent
épais et humide nous procure pendant plusieurs mois de
l'année, en automne, en hiver, au printemps, un nombre relativement très considérable de jours brumeux et nébuleux.

Dès les premiers jours d'octobre commence l'apparition
des brouillards qui chaque nuit couvrent la plaine et les
vallées des cours d'eau, et dès lors leur présence est pour
ainsi dire constante. Ils surgissent d'abord sur les rivières,
les ruisseaux, les étangs, sur les prés bas, humides qui les
bordent, de là s'étendent dans toute la plaine. Ils commencent vers la fin du jour et ternissent le crépuscule du soir,
ils durent la nuit entière, et le matin surtout ils forment sur
la plaine une brume épaisse, lourde, opaque, rampant sur le

sol et assombrissant beaucoup de nos matinées; ils ne s'é-
clipsent que lorsque le soleil projetant quelques rayons de lumière et de chaleur parvient à les volatiliser et les réduire,

Les brouillards d'hiver durent parfois des semaines entières, persistant le jour, la nuit avec intermittences dans
leur intensité et quelques éclaircies de temps à autre. Ils contribuent puissamment à la formation du givre et des gelées
blanches qui souvent le matin argentent les bois, les prés et
les buissons, surplus des vapeurs que dépose sous diverses
formes l'air saturé d'humidité.

Au printemps, en été, brouillards encore, toutefois moins
abondants et moins fréquents. Mais leur caractère a changé
et le cultivateur perspicace a dû les distinguer des autres et
leur donner un nom particulier; ils les a nommé *nielles* et
ces brouillards qu'accompagne souvent une odeur marécageuse ont pour lui un cachet spécial de nocuité, en raison de
leur influence fâcheuse sur les diverses récoltes. L'origine de
ces *nielles* ou brouillards infectieux n'est pas douteuse : De
la vase des terrains aquatiques si nombreux chez nous et des
décompositions végétales qu'accélère singulièrement l'humidité, émanent d'une façon permanente des vapeurs nuisibles
et délétères mêlées de particules organiques que le chimiste
sait retrouver. Ainsi se constituent les miasmes; mais l'ar-
dent soleil des journées d'été les rend invisibles et les
dissipe avec la vapeur d'eau qui en est le véhicule. Puis
quand le soleil a disparu de l'horizon, la terre et l'air se
refroidissent, et grâce à la fraîcheur des nuits ces vapeurs se
condensent et se rapprochent du sol, retenant avec elles dans
la masse brumeuse toutes ces matières délétères, gaz ou particules organiques. Ces brouillards ainsi formés s'étendent
sur les prairies qui bordent les cours d'eau et delà sur les
lieux circonvoisins. C'est le matin surtout et de très bonne
heure qu'on peut les observer, car bientôt le soleil levant

dissipant ces vapeurs et particules gazeuses les aura dissipées et fait disparaître.

Leur apparition et surtout leur constance ont toujours été l'objet de vives appréhensions dans nos campagnes. La *nielle*, ce mot qu'on se répète le matin engendre vite de sérieuses inquiétudes. Il n'est pas d'influence néfaste qu'on ne lui attribue ; cette nuée terrestre, ces brouillards infectieux cette *nielle tombée*, c'est le loup de la météorologie rustique. Peut être son odeur désagréable, parfois très sensible, lui fait elle attribuer bien des méfaits imaginaires. La nielle mérite pourtant jusqu'à un certain point sa mauvaise réputation et l'on ne saurait nier qu'elle agit d'une manière fâcheuse et qu'elle produit même parfois de désastreux effets sur la fructification, lorsqu'elle surprend les plantes, arbres ou céréales, au moment de la floraison. Nous admettons même volontiers et nous y reviendrons plus loin car nous partageons à cet égard l'animadversion traditionnelle dont ils sont l'objet chez nos villageois, que de tels brouillards maintenant les émanations et les miasmes condensés dans une couche basse au milieu de laquelle nous respirons portent nécessairement en leur sein des germes malsains et morbides et qu'ils doivent contribuer pour une large part à la production et à la persistance de certaines épidémies, hypothèse très plausible et d'accord certainement avec les définitions des physiciens et des chimistes.

Quoiqu'il en soit du reste de cette fâcheuse réputation, les brouillards dans les saisons froides constituent un milieu doué d'une conductibilité calorique considérable et deviennent ainsi une cause de refroidissement pour nos organes. Même dans les diverses saisons ils rendent en général nos soirées fraîches et humides ; et comme déduction physiologique certaine, cette humidité du soir, en refroidissant la peau gêne ses fonctions et s'oppose à la respiration insensible. Le nez s'enchifrène facilement, des mucosités s'en écoulent, souvent une légère irritation de la gorge se produit et il en résulte une expuition pituiteuse assez fatigante chez certaines personnes. Aussi le soir, doit on sortir bien vêtu, la poitrine et le cou bien à l'abri afin de lutter avec avantage contre ce refroidissement périodique de l'air et de garantir notre organisme des effets de l'humidité froide. Si l'on dédaigne cette précaution, des angines, catarrhes, rhumes de cerveau, inflammations diverses, rhumatismes, névralgies en seront souvent la funeste conséquence chez ces gens délicats, peu robustes ou qu'une idiosyncrasie, un vice de tempérament prédispose à ces diverses affections.

Que faire contre les brouillards? On ne peut à coup sûr empêcher leur formation, car il faudrait faire disparaître toutes ces masses d'eau stagnantes ou courantes qui offrent à l'air une surface pour l'évaporation. Pourtant l'industrie humaine dispose de ressources réelles pour diminuer l'humidité d'une localité en raréfiant les arbres qui la couvrent et en pratiquant le drainage du sol. En Angleterre on a transformé par cette dernière pratique des campagnes qui auparavant étaient presque incessamment enveloppées dans les brouillards; et il est possible du reste de diminuer leur insalubrité, les transformant de brouillards infectieux en simples vapeurs aqueuses. Il faut pour cela prévenir par les moyens de l'art ou du moins mitiger les débordements des rivières, diminuer encore le nombre des étangs en comblant les plus marécageux et tarir ainsi la source des émanations palustres. Il faut assainir le pays, c'est un travail considérable sans doute, mais qui depuis de nombreuses années s'opère graduellement et qui ne peut manquer d'être suivi des plus heureux effets pour la santé publique.

Les chemins de fer qui déjà traversent la Bresse, ceux qui sont en voie de construction et qui bientôt accroîtront la forlune de cette plaine où le défaut de pierres pour les routes rendait naguère les voies de communications si difficiles à créer et à entretenir, vont bientôt rendre plus faciles encore ces travaux d'assainissement. En même temps que les voies ferrées amèneront les amendements pour les terres, les pierres pour la bâtisse et pour les routes et tous les objets de commerce et d'industrie en échange de nos nombreux produits, elles créeront l'aisance et la prospérité, entraîneront les progrès des cultures, l'assainissement qui féconde ; et la surface argileuse de la Bresse retenant moins les eaux et devenant de nature moins humide, on verrait, comme conséquence naturelle et qui ne peut étonner que l'ignorant ou le sceptique, les brouillards diminuer d'intensité, les orages même devenir moins fréquents, les pluies moins abondantes et en même temps l'état sanitaire se dégager de cette foule de maladies qu'engendre et qu'entretient l'humidité de l'air et du sol, et s'améliorer sous l'influence bienfaisante d'un climat avantageusement modifié par les efforts d'une civilisation progressive.

Pluies. — Depuis quelques années seulement je m'occupe d'une statistique aussi exacte que possible des jours de pluie, neige, grêle, de leur fréquence suivant les saisons et de leur rapport avec la direction des vents. Pour avoir une certaine valeur cette statistique ne comporte qu'un nombre trop limité d'années ; aussi dois-je me borner ici, moins à en extraire quelques indications précises qu'à consigner, en le contrôlant, le résultat des recherches d'autres observateurs.

Des observations assez récentes faites à un point de vue comparatif entre la plaine et le Jura montagneux avait fait évaluer à 119, la moyenne annuelle des jours de pluie pour toute cette partie de la plaine qui, de St-Amour à Dôle, borne le département du Jura, et à laquelle on a conservé, par extension, la dénomination de *Bresse*.

Mais déjà des météorologistes de Saône-et-Loire, avaient cru devoir porter cette moyenne à 128 pour notre département. Je crois rester dans la vérité en augmentant encore ce chiffre, surtout si l'on veut tenir compte de ces cas où nos brouillards, si fréquents dans la plaine se résolvent en une pluie fine, pénétrante mais ordinairement d'assez courte durée Il est certain que de tout le département de Saône-et-Loire, le maximum des jours de pluie est fourni par la Bresse Louhannaise et ce n'est point exagérer que de l'estimer dans ces conditions à près de 150. Le nombre moyen des jours de pluie en France est de 113.

La hauteur d'eau qui tombe annuellement, mesurée par le pluviomètre, paraît varier suivant les années de 0m 75c à 1m.10c. avec une moyenne qui dépasserait 0m 90. Peut être ce chiffre pourrait-il paraître exagéré, car la moyenne udométrique pour l'ensemble de la France ne serait que de 0m 81 c. calculée d'après les éléments de la carte de Delesse, de 0m 70 c. d'après Renou et même de 0m 52 c. d'après *l'Annuaire météorologique et agricole* des observatoires de Paris (moyenne de 20 dernières années).

Les moyennes pluviales suivant les saisons avaient été données ainsi, d'une façon générale :

« Au minimum en hiver, les eaux pluviales augmentent beaucoup au printemps et surtout en été, époque du maximum; puis diminuant en automne, elles reviennent rapidement au minimum en hiver ». Les pluies paraissent en effet un peu plus fortes pour la saison chaude du 1er avril au 31 septembre que pour la saison froide du 1er octobre au 31 mars. Les mois ordinairement les plus pluvieux sont les mois d'avril et mai, septembre et octobre.

Quant aux vents qui nous donnent la pluie, j'en ai déjà parlé : Le vent de Sud-Ouest l'amène à coup sûr, le vent du midi très souvent, la bise ou vent du nord très-rarement et celui de Nord-Est presque jamais.

D'une façon générale ce sont les vents de S. et S. O. qui précèdent ou accompagnent presque toutes les pluies, et ces vents soufflent particulièrement sur la Bresse avec une grande intensité.

La neige tombe rarement avec abondance dans le Louhannais. Elle disparaît assez vite sauf sur la montagne de Cuiseaux et du côté du Revermond. On a évalué de 10 à 16 par an la moyenne des jours de neige dans la Bresse, et à 0 m 031 mm. la quantité d'eau résultant de la neige fondue.

La moyenne barométrique constatée pour la Bresse est de 741 millimètres.

Nous ne pourrions insister avec beaucoup de précision sur les variations du baromètre ne possédant à cet égard que le résultat d'observations trop incomplètes, Mais les variations du baromètre, et nous ne parlons bien entendu que des oscillations accidentelles ou irrégulières, sont très-notables, très sensibles et s'observent en quelque sorte d'une façon journalière. Comme il est très facile de les constater, comme d'autre part, en dehors de la topographie et des saisons, elles dépendent le plus souvent de la direction des vents, et que les vents sont toujours en rapport avec les principaux changements de temps, nous amenant par l'Ouest et le Sud-Ouest, la pluie et les mauvais temps, et par le Nord-Est le temps clair avec les grands froids en hiver et les chaleurs en été, on consulte ici très fréquemment le baromètre pour savoir le temps probable de la journée, du lendemain et même des jours suivants.

A Louhans, depuis que le service météorologique de l'Observatoire nous télégraphie chaque jour ses précieuses indications dont la justesse a été très-appréciée, on a une grande confiance dans le baromètre et dans l'avenir de la météoro-

logie. Nous espérons donc que l'esprit d'observation se mani-
festera avec toutes ses conséquences chez quelques-uns de
nos concitoyens et leur donnera l'idée de créer un registre
d'observations météorologiques relatant tous les accidents
principaux de l'atmosphère : variations de la température, de
la pression barométrique, de l'humidité de l'air, direction des
vents et des nuages, divers états du ciel plus ou moins cou-
ver?, temps, durée et quantité de la pluie tombée, orages,
grêle, neige, gelées etc... débordements et débâcles des rivières, remarques sur la végétation, l'agriculture, l'état sanitaire . . . et toutes autres remarques dont l'ensemble et la
coordination seraient d'un intérêt majeur au double point de
vue de l'agriculture et de l'hygiène. Ces méthodes d'investigation persistante, en se localisant un peu partout, sont appelées certainement à prendre un jour une grande importance,
et chacun doit chercher à mettre sa pierre à l'édifice. Il est
permis de croire maintenant qu'avec des observations partout et des communications télégraphiques instantanées on
arrivera à ce but si désirable, dans l'intérêt de l'agriculture,
du commerce, de l'industrie et de la navigation, de prévoir,
d'annoncer et de prédire avec quelque précision les vents dominants, les tempêtes, les pluies, les diverses circonstances
météorologiques et surtout les grandes pluies ou les sécheresses prolongées.

Ces résultats que naguère on eut considérés comme chimé-
riques s'affirmeront bientôt avec netteté ; et à un autre point
de vue, l'utilité reconnue de la science météorologique contribuera beaucoup, nous devons l'espérer, à augmenter le
nombre de ceux qui s'intéressent soit à la ville soit à
la campagne, à l'observation et à l'étude des lois de la nature.
En vulgarisant l'usage des instruments simples de physique, elle développera le goût de la science et exercera le jugement dans l'examen des faits. En faisant pénétrer dans les

intelligences le désir de l'observation et l'esprit d'examen, elle portera le dernier coup aux nombreux préjugés populaires qui entravent encore par de ridicules prophéties les progrès de la science du temps, et restreindra d'autant le terrain si habilement exploité, ici comme ailleurs, par les empiriques et les charlatans.

A l'heure qu'il est, on tire déjà certainement de la marche du baromètre, comparée avec la direction des vents et la température de l'air, de très utiles indications, particulièrement pour l'agriculture et la confiance dont jouit ici le baromètre comme indicateur du temps, en a rendu l'usage vulgaire dans le pays. Aussi, nous croyons utile de reproduire en quelques mots ce qu'un observateur distingué a pu dire de plus certain, relativement aux pronostics proprement dits du temps : Une grande baisse barométrique, 20 millimètres et plus au dessous de la moyenne, indique toujours des vents de S. O. forts, de la pluie et des temps en général assez longtemps variables. Ce dernier état du ciel arrive sûrement si le baromètre a éprouvé plusieurs mouvements de hausse et de baisse d'une grande étendue en peu de temps. En général, la baisse du baromètre pendant des temps clairs indique que le ciel ne tardera pas à se couvrir. La hausse du baromètre indique en général que le temps va se mettre au beau ; cette indication, pour être sûre, a besoin d'être le résultat d'un mouvement assez lent, soutenu ; mais elle manque souvent, surtout en hiver ou dans les saisons de transition. C'est surtout en été après de grandes pluies qu'une hausse continue du baromètre annonce le retour du beau temps avec la plus grande probabilité. Quand ces caractères sont accompagnés d'un ciel très-voilé par un brouillard sec, c'est ordinairement l'annonce de chaleurs prolongées.

Saisons. — L'étude des saisons n'est pas sans importance pour le médecin, en raison de leur influence sur la nature des maladies et le changement des constitutions médicales. Chaque saison a pour ainsi dire des maladies qui lui sont propres. Le praticien prévoit en quelque sorte la constitution médicale qui règnera pourvu que la saison soit ce qu'elle doit être, qu'il y ait en d'autres termes une harmonie naturelle entre la saison et l'état prévu de l'atmosphère. Il sera traité dans un chapitre spécial des diverses maladies et de leur degré de fréquence suivant la saison de l'année. Ici je ne veux que donner et en quelques mots seulement la caractéristique habituelle de chaque saison :

L'été est généralement assez chaud, quelquefois sec, mais le plus souvent mêlé de nombreux jours de pluie et de nuits brumeuses. Cette saison est plus féconde que les autres en maladies des voies digestives, diarrhées, dyssenteries etc.. C'est à ce moment de l'année, parfois dès le printemps, quelquefois plus tard, en automne, qu'on voit beaucoup d'affection intermittentes, fièvres de formes diverses, principalement quand, par un printemps humide, les rivières ont débordé plusieurs fois. Souvent aussi dans les mêmes mois, on constate de nombreux cas de fluxions de poitrine déterminées par les transitions de température et le défaut de précautions surtout lors des grands travaux, chez les gens de campagne comme les moissonneurs qui, après le travail pénible et la fatigue d'une journée brûlante, s'exposent sans changer de vêtements, le corps en sueur, à un air frais.

Septembre est encore d'une température agréable et on peut souvent avoir vers la fin de l'été une succession de beaux jours ; mais dès les premiers jours d'octobre, sauf de rares exceptions, les brouillards redoublent, le temps devient froid et pluvieux et les vents d'ouest plus fréquents nous annoncent l'arrivée de l'hiver.

L'hiver paraît long ; ses premiers mois trop souvent hu-

...ides rendent la saison *pourrie* pour employer l'expression
...ulgaire, d'où la fréquence des maladies, surtout de celles
...es voies respiratoires, du larynx, des bronches et des pou-
...ons.

Enfin les giboulées de mars viennent terminer l'hiver, le
...rintemps commence ; mais l'air conserve néanmoins encore
...hez nous le plus souvent sa qualité humide, car des
...rouillards épais et fréquemment accompagnés d'une pluie
...ine, ternissent la plupart de nos matinées. Le début du
...rintemps est assez ordinairement caractérisé par des chan-
...ements brusques de température qui nuisent beaucoup à la
...égétation, surtout aux arbres fruitiers et aux vignes peu
bondantes du reste et ne s'étendant guère, car elles donnent
rarement de bonnes récoltes.

La température devenant plus élevée, des émanations plus
actives se répandent dans l'atmosphère, les fièvres intermittentes, comme nous l'avons dit, apparaissent déjà moins
raves toutefois que dans la première moitié de ce siècle et
rarement pernicieuses depuis que le pays s'assainit. Les matinées sont encore brumeuses, les soirées fraîches ; les
grippes, les bronchites forment le fond de la constitution médicale jusqu'à ce que les rayons du soleil de mai, dissipant
plus manifestement l'humidité de l'air et du sol, réchauffent
l'atmosphère et réveillent la nature, donnant ainsi au corps
ce surplus de vigueur qui fait qu'on se sent renaître aux
approches de la belle saison. Les êtres vivants se ressentent
des effets bienfaisants du soleil devenu plus chaud : « *in eo
tempore anni*, disait dans son style nerveux et concis le célèbre médecin Celse, un des pères de l'hygiène, *Venus tutissi-
ma est* ». D'où, peut être, certaines déductions légitimes qui
pourront trouver leur place quand nous nous occuperons de
la *statistique* des naissances, nos faits de statistique locale se
trouvant d'accord avec les données de la démographie.

III

Géologie.— Hydrographie.— Nature et qualités du sol.

L'étude géologique des terrains de la Bresse ne´ peut donner lieu ici qu'à l'exposé de quelques notions élémentaires qu'il est utile de connaître et d'où il serait facile de déduire des conséquences importantes au point de vue de l'agriculture locale et de l'hygiène. On comprend que je ne saurais avoir la prétention de faire de la haute science et que, là encore, je devrai me borner uniquement à chercher à rendre accessibles à tous, les connaissances élémentaires qui offrent quelqu'intérêt pratique et à donner à quelques-uns le désir d'en poursuivre l'étude d'une manière plus approfondie.

D'une façon générale le sol de la Bresse est un terrain de dépôts et d'alluvions reposant sur les vastes assises du terrain tertiaire. Ces alluvions sont de deux ordres :

1° Les alluvions *récentes* ou *modernes* (dénomination relative) qui se forment depuis des siècles et continuent chaque jour à se former aux dépens de terrains préexistants, se confondant supérieurement avec la terre végétale. Plus abondantes le long des rivières, dont elles suivent le cours, ailleurs elles dépassent souvent à peine la couche cultivée. Elles fournissent toujours à l'agriculture un sol d'excellente qualité ;

2° Les alluvions *anciennes*, vrai dépôt diluvien déterminé par les perturbations d'un cataclysme général à une date qui a précédé de peu de temps l'apparition de l'homme, mais qu'on ne peut exactememeut apprécier et dans lequel, si l'on rencontre déjà quelques animaux fossiles, on ne retrouve pourtant aucune trace, aucun débri de l'espèce humaine ou d'une industrie quelconque.

Plus ou moins recouvert par ces alluvions anciennes ou modernes et par les plaques plus ou moins massives des charriages diluviens, le *terrain tertiaire* échappe inférieurement à nos observations et son étude est des plus difficiles.

Ce qu'il y a du reste de plus intéressant à connaître c'est la nature et la constitution du sol en raison des qualités qu'il présente et des influences qu'il peut exercer sur la végétation et sur les habitants. Les considérations géologiques que nous exposerons brièvement viendront, quand elles ne seront point le résultat d'observations directes, comme les déductions légitimes des connaissances et des faits scientifiques d'observation générale.

Toute la vaste plaine comprise entre les montagnes de la Bourgogne et celles du Jura, a dû être occupée jadis par un grand lac d'eau douce, peut-être par la mer. Les alluvions, qui ont constitué la presque généralité des terrains de la Bresse, sont formées par des dépôts argilo-siliceux, grands amas d'argiles, de limons, de sable, de gravier siliceux plus ou moins fin, en proportion variable et de marnes où se trouve aussi une quantité variable de calcaires.

Une faible partie du canton de Cuiseaux, depuis Joudes, Champagnat et Cuiseaux jusqu'au mont Février, appartient à la formation jurassique (au moins l'étage inférieur) et le terrain y devient plus calcaire.

L'élément chimique, qui domine dans la composition du sol de la Bresse, est la silice, tantôt combinée avec l'alumine et formant alors des lits plus ou moins profonds d'une argile très-peu perméable, tantôt faisant la base de sables dont les dépôts alternent le plus souvent avec les couches d'argile. Ces grandes plaques siliceuses et argileuses, qui s'enchevêtrent sur la surface de notre plaine, peuvent par des mélanges de proche en proche arriver à une excellente constitution de sol arable. Ce qui manque surtout c'est le calcaire, d'où l'importance des amendements.

Sur divers points, on a constaté des couches de minerai de fer, éparses et disséminées, parfois dans une argile ocreuse et rougeâtre, mais le plus souvent accompagnées de sable siliceux. On a supposé que ce minerai pouvait avoir été arraché du terrain tertiaire Jurassien, dont on constate de profondes érosions le long des rivières de la Bresse, puis lavé, charrié et déposé par les flots diluviens jusque dans la plaine. Aux environs de Beaurepaire, à St-Vincent et St-Étienne-en-Bresse, à Branges, Savigny-sur-Seille, son assez grande abondance avait autrefois attiré l'attention des industriels, et un instant on parla d'en tenter l'exploitation pour l'usine du Creuzot.

De nombreuses tuileries utilisent la terre argileuse pour la fabrication des tuiles, carreaux et briques, et en bon nombre de localités on fabrique aussi de la poterie grossière. Les caractères de l'argile qu'on exploite pour ces usages sont comme pour toutes les argiles de ce genre de faire avec l'eau une pâte onctueuse que l'on peut pétrir, façonner et mouler sous toutes les formes et qui se durcit très-bien par la cuisson.

Les éléments qui la composent sont à l'état de mélange très-variable : alumine, silice et eau, auxquelles peuvent se trouver adjointes quelques substances étrangères, un ou quelques centièmes de chaux, parfois aussi des hydrates de fer et quelques traces de magnésie. De même que sa composition, sa couleur peut varier : blanc-jaunâtre, jaune, quelquefois plus ou moins rougeâtre, bleuâtre même.

Les matériaux qu'on fabrique avec notre argile plastique, sont d'une assez bonne qualité. Rouge dans l'intérieur de la Bresse, leur couleur est blanche vers les rives de la Saône, parce que les marnes s'y trouvent mêlées en plus grande abondance de carbonate calcaire. Les marnes argileuses ne cesseraient d'être plastiques et de pouvoir être assez bien travaillées que si la proportion de calcaire (carbonate de chaux) dépassait la proportion de 10 à 12 pour 100.

Au-dessus des dépôts argileux et sablonneux se trouve une couche tout à fait superficielle de bonne terre végétale qui n'est elle-même que la partie supérieure du dépôt mélangé d'une certaine quantité de débris organiques, végétaux et animaux. La nature de cette couche qui constitue le sol arable dépend presque toujours en effet de la couche ou dépôt sous-jacent appelé sous-sol qui contribue à le former.

Il convient d'indiquer ici les diverses variétés de notre sol, terrain gras ou argileux, terrain sablonneux, terrain blanc ou argilo-siliceux..... et d'en signaler les caractéristiques spéciales.

Le sol argileux *ou terrain fort, terrain gras, terre grasse, glaise* est très-abondant dans la Bresse. Il occupe de larges surfaces dans tout l'arrondissement et presque dans toutes les communes notamment dans les cantons de Beaurepaire, Pierre, St-Germain-du-Bois...., etc.....

Il est jaunâtre ou gris-blanc, parfois rougeâtre, selon sa composition. Il a toujours beaucoup de ténacité, est très-compacte, très-adhérent, ce qui le rend difficile à travailler. Il est susceptible de s'imprégner de beaucoup d'humidité et de la conserver longtemps, ce qui fait que les végétaux y craignent moins la sécheresse ; mais les récoltes y sont plus tardives, parce que toute évaporation produit une déperdition de chaleur. Les grandes chaleurs le durcissent considérablement ; la terre se crevasse, se fendille et les mottes du champ deviennent dures comme de la pierre, le labour est impossible. Même inconvénient quand la terre est trop humide, elle est inabordable et on ne peut la travailler. Et comme il est utile de la façonner le plus fréquemment possible, il est toujours très-avantageux de faire des labours profonds avant l'hiver, ce qui permet d'utiliser l'influence du froid qui rend ce terrain plus friable. L'action du fumier s'y fait longtemps sentir et les fumures, si elles sont rares, doivent y être abondantes. Il est bon aussi de le drainer, pour le débarasser de son excès d'humidité, et de l'améliorer par les amendements qui conviennent particulièrement aux terrains froids et humides, la chaux, les cendres,..... qui les divisent en même temps qu'elles favorisent l'assimilation des éléments minéraux de l'argile. Le froment, l'avoine, le trèfle, le colza, les betteraves, les fèves y réussissent bien. Convenablement préparé, c'est une bonne terre à froment. Il produisait surtout ce blé rouge dont la culture est devenue plus rare aujourd'hui et qu'on retrouve encore du côté de Montpont et plus avant dans la Bresse.

Nos terres argileuses ou fortes varient du reste dans leur composition, suivant que l'argile contienne plus ou moins de silicate d'alumine, soit plus ou moins compacte, ou qu'il y entre d'autres éléments qui lui donnent des qualités variables.

Les terres fortes sont d'autant plus humides et froides qu'elles sont plus argileuses; si elles renferment plus de 70 % d'argile, elles sont très grasses, très tenaces, d'un travail excessivement difficile, froides et mauvaises pour l'agriculture, leur imperméabilité s'opposant à la germination des grains.

Si l'argile n'est que de 40 à 60 o/o les terres sont alors argilo-sablonneuses, moins grasses, plus faciles à travailler; elles contiennent parfois un peu de calcaire et elles s'améliorent aussi par les amendements, chaux, cendres...

Quand les divers éléments des terrains argilo-sablonneux sont encore plus équitablement représentés et qu'on a en argile, sable, surtout avec un peu de calcaire et du terreau, ce mélange heureux d'où résulte plus de fécondité, le sol est dit *terrain franc, terres franches*, véritables terres normales jouissant de propriétés intermédiaires, ni trop humides ni trop sèches, se trouvant au premier rang des terres arables, surtout quand elles contiennent assez de calcaire, et convenant pour ainsi dire à toutes les cultures. Les terres franches sont assez nombreuses dans notre voisinage et disséminées dans toutes les communes du Louhannais dont elles constituent le sol le plus fertile.

Le *sol sablonneux* proprement dit, c'est-à-dire formé d'un sable presque pur ne se rencontre guère dans notre arrondissement. Il occupe plus spécialement le côteau oriental qui borde la vallée de la Saône depuis Châtenay, St-Marcel, jusqu'à Labergement de Cuisery. Dans le Louhannais on le trouve encore en des points nombreux; aux environs de Louhans, il est surtout abondant à Branges et à Sornay, mais en général, il n'occupe qu'un espace assez limité, formant des carrières où on vient le chercher pour les besoins ordinaires.

Le sol sablonneux manque de cohésion, ne retient pas l'eau, est trop chaud, trop sec et à moins de n'avoir qu'une faible épaisseur et de recouvrir une couche argileuse, est peu favorable à la végétation surtout dans les années de sécheresse. Par crainte des temps secs, et comme les plantes y mûrissent vite, il lui faut des récoltes hâtives. Les engrais y durent peu, ce qui oblige à de fréquentes mais légères fumures. On doit amender ce sol avec de l'argile, de la chaux ou des marnes argileuses.

Les plantes qui y réussissent le mieux sont le seigle, l'orge la pomme de terre, le sarazin.

Le *sol argilo-siliceux* ou *terrain blanc* est très répandu dans la Bresse, dont il forme la majeure partie du territoire. Il ne constitue pas chimiquement un sol spécial et distinct, et ne diffère des terres franches argilo-sablonneuses que par la couleur et par la finesse des particules de silice qui, au lieu de s'y trouver à l'état de sable, y est réduite à l'état de poudre impalpable.

En raison de sa couleur blanche, il repousse les rayons du soleil et ne laisse point pénétrer la chaleur; ce qui lui a mérité spécialement le nom de *terrain froid*.

La nature particulière de ce terrain, la grande ténuité de ses particules constituantes, le rend encore plus imperméable à l'eau qui ne s'infiltre point dans son épaisseur à travers leurs interstices comme dans les terres argileuses ou argilo-sablonneuses. La pluie le bat, le tasse et le durcit.

On l'ameublit difficilement et il faut donner à ces sortes de terres de nombreuses façons.

Plus froides que les autres terres, et longues à s'échauffer, on doit les ensemencer plus tardivement au printemps et plus tôt au contraire en automne.

Contenant de l'argile en quantité suffisante, elles s'amendent aussi heureusement par la chaux, qui est du reste pour toutes nos terres un élément agricole indispensable dont l'emploi doit marcher de pair avec tous les autres travaux d'amélioration ; et c'est peut-être le cas de rappeler le proverbe un peu énergique de Jacques Bujault. « Il faut rosser tous les matins le fermier qui ne chaule ses champs et ses grains. »

Mais ce serait une erreur de croire que le chaulage dispense de fumer; il prépare au contraire à fumer avantageusement.

Le terrain blanc, transformé ainsi en très-bonne terre arable, convient très-bien pour le froment blanc qui, de toutes nos récoltes est la plus estimée.

Il est un terrain moyen aux deux terrains précédents. Son grain plus fin que dans le terrain sablonneux, l'est moins que dans le terrain blanc. Ce sol, qu'on nomme *doux* ou *foireux, terre glissante,* est ordinairement rougeâtre, très-délayable dans l'eau, essentiellement boueux, très-peu fertile, il produit surtout du sarrazin et un seigle médiocre.

Le *sol ferrugineux,* constitué par une terre de nature variée et mélangée d'un sable ferrugineux, grossier, plus ou moins abondant, est assez peu répandu du reste, n'existant que par places et connu particulièrement sous le nom de *terre d'agrillon.* C'est un mauvais sol, brûlant, toujours peu favorable à la culture et à la végétation.

Telles sont les diverses variétés des terres qui composent le sol de la Bresse Louhannaise.

On n'y trouve ni roches, ni pierres de quelque nature que ce soit, pas même à l'état de débris et en mélange avec la terre de la couche cultivée.

La portion de terre immédiatement placée au dessous, ce qu'on appelle *sous-sol,* n'en contient pas davantage et c'est là une caractéristique sur laquelle il y aurait lieu de fixer l'attention, car cette absence complète de débris pierreux contribue à rendre le sol encore moins perméable et par conséquent plus humide et plus froid.

Au point de vue agricole, le sous-sol n'est toutefois pas ici de mauvaise nature. Sa composition chimique est semblable à celle du sol qui le recouvre, ou bien il est formé par une de ces couches argileuses compactes dont nous avons signalé la fréquence. La propriété généralement commune à tous nos sous sols, c'est d'être compacts et imperméables et de refuser passage aux eaux pluviales surabondantes, offrant ainsi en tous points une cause d'humidité et un foyer en quelque sorte permanent d'évaporation aqueuse ; considérations sur lesquelles nous avons déjà insisté et dont nous avons tiré les conséquences logiques au point de vue de l'influence sur l'habitant et de votre hygiène locale. Nous avons montré que la nature argileuse dominante du terrain (sol ou sous-sol) de la Bresse est une des causes de l'humidité du climat ; elle est aussi la cause de la facilité déplorable avec laquelle se créent et se conservent les étangs dans les dépressions naturelles du sol, un simple barrage des parties basses suffisant pour maintenir l'eau. De là la fréquence des terrains aquatiques, boueux et marécageux, des flaques d'eau, étangs, mares....; et par conséquent, cette tendance à l'état miasmatique de l'air qui engendre la fièvre ; car par le fait de la présence de l'argile imperméable (et nous insistons au risque de nous répéter) les eaux sont retenues dans les couches superficielles; et en même temps qu'elles sont pour le sol une cause continuelle de refroidissement et d'humidité, elles lui fournissent un élément indispensable aux décompositions organiques qui produisent les émanations.

Nous bornons ici ces appréciations sur lesquelles il nous faudra encore revenir.

Si l'on veut maintenant, sondant jusque dans ses profondeurs les entrailles de la terre qui nous porte, pousser plus avant une étude géologique de la Bresse, de sérieuses difficultés nous arrêtent, les éléments intéressants nous manquent, les incidents curieux de la paléontologie font défaut, et nous sommes, sans moyens d'investigation autres que le creusement des puits, en présence de ces vastes assises denommées terrains diluvien et tertiaire.

Nous ne pourrions, comme nos voisins des montagnes du Jura et de la Bourgogne explorer dans des espaces restreints les types les plus variés s'offrant à l'observation. Nous n'avons ni les roches primordiales, ni le granit, ni les calcaires du lias, ni le néocomien, ni les dolomies, ni la craie, pas de couches fossilifères faciles à explorer, riches en empreintes ou débris fossiles, nous rappelant selon le vers de Byron que « la poussière que nous foulons sous nos pieds fut jadis vivante, » mais partout le monotone *terrain tertiaire* s'étendant tranquille et horizontal en sous-sol sous la Bresse.

Au dessus, comme nous l'avons dit au début de cette étude, le *terrain diluvien*, contenant des détritus déjà précieux pour notre richesse agricole, et plus superficiellement les *terrains d'alluvions récentes* ou *modernes*, dépôts enchevétrés, ne dépassant guère la couche cultivée, variant comme le sol et se modifiant encore sous l'influence de la culture, — Voilà toute notre géologie. Voyons en quelques mots ce qu'elle peut offrir à l'observateur.

Les *terrains* ou *dépôts récents*, s'ils ne peuvent satisfaire le paléontologue, car les débris de végétaux et d'animaux qui pourraient se trouver dans ces dépôts détériorés rapidement par l'action directe des agents atmosphériques, ne peuvent laisser de vestiges, ne fournissent aussi à l'archéologie que d'insignifiantes trouvailles, médailles et monnaies, débris de poterie et voies romaines...; mais en revanche ils peuvent donner de bons éléments au sol arable. Les terrains alluviens, ceux surtout où se continuent les alluvions actuelles sont remarquables par leur fécondité. Les limons des étangs, s'ils ne sont point marécageux, eux mêmes sont fertiles et, desséchés ils donnent de bonnes récoltes.

Le *terrain diluvien*, formé par les alluvions antérieures aux temps historiques, est un dépôt fort irrégulier de sable, d'argile, de marnes...., mélange remanié par les eaux diluviennes, les courants considérables qui paraissent avoir existé et le charriage qui en a été la conséquence. Il contient aussi comme nous l'avons déjà dit des minerais d'oxyde de fer pisiforme ; et plus avant dans la Bresse, dans le département de l'Ain, ou à l'opposé, en se rapprochant du Jura, du côté de Dôle ou de Bletterans, on trouve, et même à peu de profondeur, des magmas de cailloux roulés formant des carrières qu'on a utilisées pour les routes.

Le mélange de ces masses siliceuses et argileuses paraît, le plus souvent, s'être effectué sans aucun ordre. Il semble que ces terres d'alluvion d'abord en suspension dans les eaux avant d'être le dépôt diluvien, ont été roulées, ballotées, transportées et fixées au hasard, donnant de ci et de là des nuances ou variétés très tranchées au milieu de l'uniformité qui paraît exister dans l'aspect général de notre sol, d'où le contraste parfois très sensible entre deux champs contigus et jusque dans le même champ.

On sait que le sol de notre plaine de Bresse est loin d'être complétement plat. Presque partout au contraire à côté de légères dépressions, la plaine est ondulée et présente comme de petits monticules ou soulèvements plus ou moins prononcés. L'explication de ces saillies, de ces ondulations qui viennent rompre l'uniformité de la plaine ne peut se trouver que dans ce grand mouvement des eaux qui a été le résultat d'une cause hypothétique, a coïncidé avec toute une série de perturbations violentes et laissé des traces jusque sur les hauteurs des montagnes et les plus hauts sommets des chaînes du Jura. — De grandes dénudations ont dû s'opérer à la surface des anciens terrains et les fluctuations prolongées des mers ou des grands cours d'eau qui se sont établis à la fin de la période tertiaire auront stratifié peu à peu et sans ordre apparent les divers dépôts du Diluvium.

Lors de ce grand cataclysme qu'on peut rattacher à son gré au déluge biblique et auquel selon l'opinion des géologues on doit rapporter les dépôts de la Bresse, les eaux auront entraîné d'immenses quantités de détritus arrachés par elles à différents massifs des montagnes voisines.

C'est dans l'étage immédiatement au dessous de ces alluvions anciennes, dans la couche qui sert de limite entre le terrain diluvien et le terrain tertiaire que se trouvent divers débris végétaux et des coquilles fossiles et que l'on a rencontré parfois des débris de grands mammifères appartenant selon toute vraisemblance aux espèces détruites par le cataclysme diluvien. La *corne* trouvée, il y a quelques années, à Bruailles par Rudel, enfoncée dans le terrain sur les bords de la Vallière et sur laquelle on avait beaucoup épilogué, est une défense de l'*Elephas primigenius*, éléphant primitif, Mammouth, herbivore gigantesque dont les vestiges sont rares dans la Bresse mais dont on a trouvé dans le Jura de très abondants débris. Le mammouth était bien plus grand que l'éléphant actuel ; sa hauteur allait jusqu'à 5 ou 6 mètres et ses défenses courbées en arc de cercle pouvaient atteindre plus de trois mètres. Ce singulier animal vivait sur un sol qui devait être d'une activité végétale puissante en rapport, avec la grosseur des colosses qu'il portait. Il avait pour compagnons comme l'ont démontré des trouvailles faites surtout dans le Jura, d'autres animaux non moins curieux par leur structure bizarre que par leur forme colossale : L'auroch ou bœuf sauvage, le cerf gigantesque, le cheval fossile et peut-être l'hippopotame et le rhinocéros..... Ainsi dans des fouilles qu'on fit autrefois près de Varennes-St-Sauveur sur les rives du Solnan, on a retiré un énorme crâne de bœuf de dimensions triples ou quadruples de celles du crâne des bœufs ordinaires, ayant les cornes dirigées horizontalement en avant ; A St-Vincent en-Bresse on avait trouvé enfoui à 15 mètres de profondeur un bois de cerf d'un grand développement. Et si les fossiles sont rares dans la Bresse, cette rareté s'explique par leur difficile conservation dans un sol soumis à une lente décomposition qui devait favoriser leur désorganisation et les faire disparaître à la longue.

Nous devons arrêter là cette étude dont on sent les difficultés et pour laquelle nous n'aurions que les investigations minutieuses des moindres incidents topographiques et les observations lors du forage des puits, restant aux prises avec les impossibilités matérielles d'organiser des sondages et des fouilles. Que nous offrirait du reste le *terrain tertiaire* dont l'épaisseur varie entre 15 et 50 mètres et qui va se réduisant et s'amincissant au pied des montagnes Jurassiennes. Là encore on verrait la silice et l'alumine le composer presque en totalité : sables, argiles à teintes variées, couches de grès et de poudingues, marnes plus ou moins calcaires présentant des alternances multipliées. Au-dessous de ce qu'on a appelé le limon jaune de Bresse qui souvent limite supérieurement le terrain tertiaire, au dessous de bancs de sables siliceux, nous avons vu des argiles noirâtres (argiles à lignites) interposées et enchevêtrées entre des sables et d'autres argiles plus ou moins plastiques.

Tel est le résumé de tous les faits locaux d'observation et des essais d'étude géologique qui ont pu être tentés dans notre Bresse; si une utilité immédiate ne paraît point toujours en découler, on ne saurait contester l'intérêt de ces études pour les esprits observateurs.

IV

Hydrographie.

Les eaux tant courantes que stagnantes se trouvent dans le pays en très-grande abondance. De nombreuses rivières le sillonnent; chaque commune à ses ruisseaux, ses biefs, ses étangs, ses marais ou queues d'étangs, ses mares. Moins une surface est perméable, plus elle doit en effet présenter de ruisseaux ou de petits cours d'eau, pour recevoir dans les temps de pluie les eaux qui ne peuvent s'infiltrer dans le sous-sol et courent à la surface avant de se rejoindre au point déclive. Aussi voit-on presque autant de biefs, fossés ou canaux de décharge qu'il y a de dépressions ou de petites combes entre les mamelons ou ondulations du sol.

La nature des eaux, leur quantité, leurs qualités, leurs propriétés sont pour nous d'une grande importance. Cette étude est le complément nécessaire de celle des lieux qu'on habite; d'un intérêt capital au point de vue de l'hygiène, elle mérite qu'on lui fasse une large part dans une topographie médicale.

Rivières. — La principale de nos rivières, la Seille prend sa source dans les montagnes du Jura à 10 kilomètres de Lons-le-Saunier au roches de Baume-les-Messieurs (altitude 278 mètres) où elle sort d'une grotte très-pittoresquement située au fond d'un étroit et gracieux vallon.

Après s'être insensiblement développée à Voiteur, Domblans (258 m.) Arlay, Ruffey (205 m.) et Bletterans (201 m.) dans le Jura et s'être accrue d'assez nombreux ruisseaux, la Seille entre dans l'arrondissement de Louhans par la commune du Tartre, aux environs de Frangy ; elle reçoit encore diverses petites rivières telle que le bief du Couvent, la Seillette et la Brenne. La Brenne traverse Mouthiers, Bellevesvre, Torpes, Le Planois, Bouhans et reçoit comme affluents sur tout son parcours de nombreux ruisseaux ; ses eaux débitées ainsi par les surfaces imperméables de la Bresse et grossissant rapidement par les pluies formaient naguère sur ses bords de grands marais dont on a entrepris l'assainissement et qui se transforment en belles prairies.

La Seille continuant son cours arrose les communes de Sens, St-Usuges, Vincelles, Châteaurenaud et gagne la ville de Louhans, (altitude 179 m.) où elle prend les eaux de deux autres rivières, forts affluents, le Solnan et la Vallière.

La Vallière vient également du Jura où elle a sa source au fond du vallon de Revigny, passe par Savigny-en Revermont, Sagy, Saint-Martin-du-Mont, reçoit divers ruisseaux tels que celui du Roi, la Semelle, la Noue, la Follatière et enfin la petite rivière de Blaine ou Blainette puis se joindrait au Solnan, si par l'intermédiaire du canal de la Salle, ses eaux n'allaient se jeter directement dans la Seille.

Les eaux de la Vallière, provenant de surfaces en général marneuses, imperméables et cultivées vers son cours supérieur, sont très-estimées pour les irrigations.

Le Solnan venant des montagnes de Cuiseaux, entre Bourg et St-Amour, arrose Condal, Dommartin, Ste Croix, Bruailles ; il reçoit des rivières, ruisseaux et biefs qui viennent du Miroir, de Frontenaud, de Cousance, la Sevron qui passe par Varennes-St-Sauveur ; puis se rapprochant de la Vallière, il va à son tour se décharger dans la Seille.

Puissamment accrue par ces eaux nouvelles, la Seille est dès lors navigable jusqu'à son embouchure dans la Saône à 7 kilomètres au-dessous de Tournus, c'est-à-dire de Louhans à la Truchère sur une étendue d'environ 50 kilomètres

La pente de la Seille est minime ; sa largeur à partir de Louhans est de 30 à 40 mètres, son cours est d'une paisible lenteur et l'on pourrait dire d'elle ce que César, dans ses commentaires, disait, à moins juste titre de la Saône, prenant peut-être l'affluent pour le fleuve : elle coule avec une douceur incroyable, *in flumen influit incredibili lenitate ita ut oculis in utram partem fluat judicare non possit.*

Toutefois, comme le bassin de la Seille est en général imperméable, il peut fournir des eaux temporaires très-fortes par les pluies prolongées. Mais le torrent se formant moins vite que celui du bassin de la Vallière et du Solnan, la Seille dans les crues d'eaux ne donne qu'après ces rivières.

De Louhans, la Seille poursuit son cours à travers les communes de Sornay, Branges, Savigny, Bantange, reçoit quelques ruisseaux, le bief de la Serrée, le bief de l'Étang de la Folie..... arrive à Cuisery, et 3 kilomètres après reçoit une dernière rivière, la Sâne, qui résulte de la jonction de Sâne-la-Morte, venant de Menetreuil, la Chapelle-Naude, Varennes et de Sâne-la-Vive venant de la Chapelle-Thècle, Montpont et Curcia-Dongalon.

Citons encore dans le canton de Pierre, outre la Brenne, affluent de la Seille, une autre petite rivière, la Guyotte, qui vient de St-Germain-du-Bois, Mervans, St-Bonnet et après avoir reçu d'autres petits cours d'eau va se jeter dans le Doubs près de Navilly ; et dans le canton de Montrêt le ruisseau de la Ténarre, affluent de la Saône, qui prend naissance à Lessard et arrose Thurey et St-Étienne-en-Bresse avant de quitter l'arrondissement.

Ces diverses rivières, en quelques points, roulent leurs

eaux sur un fond de sable ou de gravier, parfois sur un terrain dur et consistant, mais le plus souvent sur une terre boueuse, sur un fond de bourbe qui en certains endroits contribue à ternir la couleur de l'eau et lui donne une teinte trouble et jaunâtre.

A l'époque des crues, la rapidité du courant est suffisante pour que les matières terreuses restent suspendues et même s'accroissent des débris arrachés à toutes les rives ; mais en temps ordinaire, quand le courant, très-faible sur une pente peu inclinée, est gêné encore par une cause quelconque et sur une surface large et peu profonde, des boues s'amoncèlent et produisent des envasements qui peuvent acquérir une épaisseur considérable ; les coupures de la Seille où le courant a été supprimé nous en offrent, quoique profondes, un exemple frappant. Dans les lieux où la rivière a peu de profondeur, il peut s'y joindre une végétation sous-marine qui forme, lors de la baisse des eaux, des marécages, terrains humides, fangeux, viciant l'air par leurs émanations et pouvant produire sur l'organisme de très-funestes effets.

Tous les cours d'eau qui sillonnent le pays présentent sur leur trajet de nombreux moulins dont quelques-uns ont conservé les anciennes roues à palettes planes et à auges ; mais les moulins plus importants, ceux situés sur les principales rivières se servent de turbines qui ont sur l'ancien système l'avantage d'écraser avec une chûte d'eau moins puissante de plus fortes quantités de grains. La généralisation de ce système, paraît avoir entraîné sur nos rivières une diminution ou tout au moins une irrégularité plus notable du niveau de l'eau, qui baisse trop rapidement au moment des sécheresses ou aussitôt après la cessation des pluies. Il en peut résulter surtout dans les lieux bas et les endroits peu profonds des rivières, la mise à nu ou la production de terrains aquatiques, marécageux, vaseux qui parfois se révèlent par

leur odeur ; d'où la nécessité de l'établissement dans nos rivières d'un niveau fixe qui ne doit point être dépassé par le
fait des moulins.

Ces nombreux cours d'eau portent la fertilité dans les
campagnes. Chaque année les prairies et les champs sont
baignés par l'eau débordant des rivières. Un simple débordement, venant en temps opportun, n'est qu'une irrigation
fécondante qui activera la végétation fourragère. Mais parfois une inondation s'étendant au loin, non contente de
rouiller les récoltes et de détruire toute culture, laissera encore en disparaissant les germes d'une maladie épidémique.
Car lorsque l'eau se retire et que les rivières rentrent dans
leur lit, la terre chargée de dépôts vaseux laisse exhaler des
émanations palustres qui, joignant leur influence à celle d'une
dangereuse humidité, sont une cause active d'insalubrité et
favorisent le développement des maladies observées du reste
plus fréquentes à ces moments de l'année. On voit ces maladies, pour la plupart épidémiques et parfois contagieuses,
choisir avec prédilection les habitations plus basses que le sol
ou à son niveau, où l'humidité pénètre sans obstacle, et là,
elles frappent souvent ensemble plusieurs des sujets qui les
habitent.

Étangs et Marais. — Au siècle dernier, le
nombre des étangs qu'on rencontrait dans la plaine de
Bresse était vraiment incroyable. Le pays alors était des
plus malsains et les émanations paludéennes avaient l'influence la plus fâcheuse sur la santé publique : des fièvres
intermittentes souvent rebelles y régnaient à l'état endémique; les engorgements lymphatiques, les hydropisies
consécutives étaient choses communes. Les dyssenteries,
les fièvres bilieuses et typhoïdes, produites ou aggravées
par les effluves marécageux, chaque année se montraient sous

forme épidémique. La moyenne de la vie humaine était considérablement abaissée. Depuis, la Révolution Française et après elle le Code civil, en morcellant la propriété, rendirent plus fréquent et plus facile le desséchement des étangs ; passant de la main des grands seigneurs ou des hobereaux en celle de simples particuliers, bon nombre de ces étangs furent bientôt desséchés et à la place des eaux stagnantes et de leur funeste influence sur la santé publique on vit paraître de belles cultures, de fertiles prairies assainissant l'air au lieu de l'infecter.

Le seul arrondissement de Louhans comptait près de douze cents étangs au commencement de ce siècle. Ce nombre, diminuant de jour en jour sous les efforts de la civilisation et du progrès agricole, se trouve aujourd'hui considérablement réduit et n'est guère que de deux ou trois cents. Leur grandeur varie d'un demi-hectare à trente ou quarante. Ils sont surtout nombreux dans les cantons de Pierre, Montret et Montpont. La seule commune de Serrigny en présente cinq d'une surface totale de près de 50 hectares. Savigny-en-Revermont a celui de Villeron qui n'a pas moins de 50 hectares. Celui des Clays se trouve sur le Fay. Beaurepaire et Savigny, Pierre, Devrouze, Serley, St-Étienne, Thurey en ont de considérables. Les plus grands sont alimentés presque toujours par des biefs ou même par de petites rivières qui y versent leurs eaux. Quant à ceux de petite dimension, pour la plupart tantôt secs et tantôt pleins d'eau, ils sont pour le pays une des sources les plus actives des pernicieuses émanations qui vicient l'air, car l'étang agit moins sur la salubrité de l'air par la masse d'eau qui stagne que par les décompositions qui s'opèrent dans les dépôts limoneux laissés au contact de l'air, après la retraite ou l'évaporation des eaux. C'est la même cause qui rend plus dangereuse encore l'influence des marais, en raison de l'active végétation qui en occupe le fond et la surface et des décompositions qui, à certains moments de l'année s'opèrent plus actives encore dans les débris de végétaux mis a nu sur la terre désséchée par la chaleur et l'évaporation aqueuse.

Heureusement pour nous, la partie de la Bresse que nous habitons ne présente pas de marais d'une grande importance. Ceux qu'on y rencontre sont en petit nombre et de faible étendue.

La production, dans quelques bas fonds, de ces marécages est favorisée par la configuration d'une plaine qui, en apparence horizontale, présente partout des ondulations, des surfaces inclinées, saillies, pentes, déclivités combinées parfois de telle sorte que l'eau se trouve retenue sur des espaces creusés comme en cuvette. Ils sont entretenus par la constitution du sol, perméable seulement à une faible profondeur et ne pouvant ainsi laisser filtrer les eaux à travers son épaisseur. Le plus souvent en effet, dans ces points déclives, une mince couche perméable de terrain sablonneux ou sablo-humifère recouvre un sous-sol argileux et imperméable ; l'eau pluviale amenée par les pentes, comme aussi parfois celle de petites sources, s'y accumule naturellement et y séjournant tant que l'évaporation ne l'a pas épuisée, elle s'y altère et s'y corrompt. D'où la formation sinon de véritables marais, du moins de surfaces humides, malsaines et temporairement palustres.

On voit également sur les bords des rivières les moindres crues submerger les parties peu élevées du sol et ainsi des portions de prés rester longtemps fangeuses et les terrains bas conserver avec l'humidité une insalubrité manifeste.

Le nombre des étangs qu'on rencontre encore aujourd'hui, quoique notablement restreint, mérite de nous arrêter quelque peu.

A une époque où le sol moins bien cultivé était moins productif et où les routes manquaient pour le transport des engrais, des amendements et des produits on avait considéré comme plus lucrative l'industrie des étangs à poissons et pour en créer on avait utilisé les moindres cours d'eau et la disposition naturelle des pentes en forme de bassin. Avec un barrage, simple chaussée en terre à la partie déclive, un étang pouvait être fait dans toutes les dépressions du sol, vallées, plis plus ou moins profonds. Le plus grand nombre des étangs était empoissonné pour 2 années environ ; Au bout de ce temps, on les vidait au moyen de bondes ménagées sur la chaussée. Les étangs qui n'étaient points livrés à la culture du poisson se remplissaient en novembre et se vidaient au milieu de mars. Ils devaient nuire moins par conséquent à la salubrité du pays. Ils donnaient une abondante récolte de foin, mais assez souvent de médiocre qualité.

Le plus souvent de petits moulins utilisaient la chute de l'eau et certes ils n'étaient point sans avantages en raison de la difficulté des communications en hiver. On en a encore conservé un nombre plus que suffisant, leur utilité étant du reste très contestable, pour les prairies, au point de vue de l'irrigation.

Dans toute la Bresse, surtout dans le département de l'Ain, l'industrie piscicole par les étangs avait pris une extension considérable. Au 16ème et au 17ème siècle, la multiplication des jours maigres et leur observance rigoureuse avait élevé d'une façon excessive le prix du poisson qui a pu valoir à cette époque, grâce au nombre des couvents, congrégations ou familiarités, jusqu'à 3 ou 4 fois son poids de viande. Les habitants de cette plaine dont le sol maigre, ingrat, mal cultivé les nourrissait à peine créèrent le plus d'étangs possibles et s'adonnèrent à cette industrie nouvelle qu'ils considéraient comme une excellente spéculation agricole.

Une fois engagés dans cette voie, ils imaginèrent ou imitèrent, en prenant exemple d'autres pays, l'assolement alterne en poissons et en grains (avoine, maïs...) qui d'une part augmentait la production du poisson et de l'autre donnait une récolte avantageuse, sans fumier, sur un seul labour.

Ainsi furent transformés en étangs tous ces petits bassins naturels, ces prairies des petites vallées. On crût avoir fait une opération fructueuse, mais bientôt ce fût une cruelle déception.

Le prix du poisson baissa ; La livre, au lieu d'en valoir 3 ou 4 de viande, n'en valut pas une. Mais le mal était fait. On avait contribué pour une large part à transformer la Bresse en plaine marécageuse et à déterminer un état miasmatique dont les ravages incessants devaient détruire en grande partie sa population et par suite sa richesse.

C'est de cette époque, dit-on, que datèrent l'insalubrité et la misère de ce pays qui durèrent si longtemps et étaient passées en quelque sorte à l'état proverbial. Dans la Bresse, raconte Macquart dans *l'encyclopédie méthodique*, la dangereuse influence des étangs avait réduit la vie à moins de cinquante ans d'existence (en certaines localités, la vie moyenne, d'après Fodéré, n'était que de 22 ou même 19 ans); les femmes et les enfants y avaient le ventre ballonné comme des hydropiques. Les habitations, les villages qui avoisinaient les étangs ressemblaient à des hôpitaux. On n'y voyait que des spectres y traîner une vie languissante. La paleur de la mort était sur les visages et un principe destructeur circulait avec le sang.

Mais hâtons nous de le dire, le mal toutefois ne fut pas si grand dans cette partie du plateau qui constitue les *Bresses Louhannaise* et *Chalonnaise* que dans la *Bresse proprement dite* et surtout la Dombes, cette partie du département de l'ain qui s'étend au midi de Bourg jusqu'aux portes de Lyon ; et la misère y fût moindre.

Maintenant l'intérêt public et l'intérêt agricole bien entendu, la législation elle même sont venus en aide à ceux qui voulaient rendre au pays sa fécondité et sa salubrité. Les étangs ont été en partie désséchés. Ils ont rendu la place à des prés absolument nécessaires aux bestiaux de travail et de rente et à l'engrais du sol. On s'est dégagé peu à peu d'une routine aveugle, on a suivi les leçons de l'expérience et profité de l'impulsion de fécondité amenée par la création et le meilleur entretien des routes et par l'usage des amendements, de la chaux. On a créé des terres d'un rendement plus avantageux, augmenté la production de fourrage et en même temps on a eu de bons paturâges, après la fauchaison. L'aisance a commencé à reparaître peu à peu dans le pays et en même temps l'état sanitaire s'est amélioré, les fièvres intermittentes rebelles et pernicieuses, si communes encore il y a 30 ou 40 ans, l'état cachectique avec teinte terreuse de la peau et appauvrissement général de l'organisme ne se rencontrent que très rarement, et toutes les affections du paludisme, endémiques ou épidémiques, y sont moins fréquentes et moins meurtrières.

Un certain nombre des étangs qui persistent dans nos localités sont, comme je l'ai dit, tantôt secs et tantôt pleins d'eau, parfois avec un système d'assolement qui peut permettre la culture. Ils restent en eau pendant un an ou deux. Quand on a produit l'*assec*, tant que le fond boueux n'est pas suffisamment désséché, une large surface se trouve laissée à l'état marécageux et palustre. Et, même quand les étangs sont en eau, comme la pente en descendant vers le bief est d'ordinaire très faiblement inclinée, les changements de niveau qu'entraînent forcément les pluies et les cours d'eau découvrent pendant l'été des surfaces de terrains immergés pendant l'hiver, et la partie extrême, la moins profonde, ce qu'on appelle la *queue* de l'étang, laissant croître sur son sol vaseux une végétation caractéristique, offre presque toujours l'aspect d'un marécage plus ou moins humide, constituant ainsi le petit marais local.

C'est là surtout où s'élaborent encore les miasmes délétères sur la nature et la composition desquels nous n'avons point à disserter ici, et que nous devons seulement considérer par leurs effets. Leur activité plus sensible à certains moments de l'année se révèle le plus communément par l'apparition des fièvres intermittentes ; mais il parait évident qu'ils sont de nature aussi à déterminer dans l'organisme des altérations lentes, inaperçues d'abord mais qui se dévoilent enfin quand des circonstances particulières font éclater ces diverses maladies aigües ou chroniques, légères ou graves, telles que fièvres paludiques, typhoïdes, diphthérie, dyssenterie, engorgements lymphatiques, etc. que le médecin est si souvent appelé à traiter dans la pratique rurale.

C'est surtout quand la chaleur succède à une période de grande humidité que se manifestent les fâcheuses conséquences des effluves marécageux. Leur influence est plus active dans les mois de juillet, d'août, de septembre, quand après un hiver, un printemps pluvieux, survient un été chaud ou encore quand un automne chaud succède à un été pluvieux.

Mais, nous le répétons, le pays s'assainit et chaque jour l'on constate que, sous l'influence d'une aisance progressive, les progrès de la culture modifient l'aspect de la contrée et la transforment sous le double rapport de la production et de la salubrité. Les terrains marécageux que l'on rencontre encore deviennent moins nombreux ; et, moins fréquentes, moins fâcheuses deviennent aussi par conséquent les manifestations de la grande endémie rurale, le paludisme, si varié dans ses effets.

Maintenant il est aisé de concevoir, et c'est ce que je devais m'efforcer de faire ressortir, combien notre population essentiellement rurale doit ressentir encore, quelles que soient les améliorations qui se sont produites, les influences directes du sol et de l'atmosphère. Et peut-être n'est il point inutile d'indiquer en quelques mots, à propos de l'action des effluves miasmatiques, les règles hygiéniques que l'habitant doit connaître et les moyens d'assainissement que conseillent l'agriculture et l'hygiène.

Les conseils sont plus faciles à donner que faciles à suivre. Ils échouent le plus souvent devant la routine et surtout le défaut de ressources. Introduire dans nos campagnes, sous l'égide d'un gouvernement protecteur des classes laborieuses et agricoles, le plus d'instruction et le plus d'aisance possible, voilà ce qui paraît à nos yeux le meilleur desideratum de l'hygiène. Alors seulement, ce premier point accompli, on comprendra et on pourra réaliser tout ce qui est désirable: bonne disposition des habitations avec la sécheresse et la propreté à l'intérieur, à l'abri de la direction des vents qui peuvent apporter les effluves, usage de vêtements chauds, surtout le soir et en tissus qui mettent à l'abri de l'humidité, d'une nourriture saine et fortifiante, et de toutes les précautions à prendre touchant les heures et la durée du travail.

L'habitant des lieux bas et humides, et nous aurons à revenir encore, en les développant, sur ces considérations d'un réel intérêt, doit éviter le plus possible l'humidité, la rosée du soir et celle du matin. — Les vêtements en laine grossièrement tissée ne sont point hygrométriques et conviennent parfaitement. — Comme chaussures, on recherchera l'imperméabilité, condition que remplissent d'une façon suffisante les sabots de bois, si en usage dans le pays, avec les chaussettes de laine. — Les soins de propreté et les bains devront prendre une place plus importante dans les habitudes locales. — L'alimentation devra être plus substantielle, tonique, stimulante, avec usage modéré du vin et du café, même chez les enfants.—Le sommeil devra être suffisant et les travaux ne commencer qu'après le lever du soleil et être terminés immédiatement après son coucher. — Les causes d'épuisement, quelles qu'elles soient, devront être écartées avec soin, car elles favorisent l'influence paludéenne et leur action dépressive est plus forte encore que dans tout autre climat.

Voilà pour les conditions hygiéniques. Comme moyens d'assainissement, faire disparaître le plus possible, là où elles existent, les masses d'eau stagnante ou croupissante, et l'humidité qui imprègne le sol, tel est le problème.

Si l'inclinaison du sol est suffisante, l'évacuation peut être obtenue par la création de rigoles et fossés, au besoin avec canal central et canal de ceinture, canaux tributaires les uns des autres qui dirigent les eaux vers la partie la plus déclive ; elle sera aidée par le curage fréquent des canaux et des cours d'eau pour assurer l'écoulement. La plantation d'osiers ou vorges, de saules, de vernes sur leurs bords, en retenant, par l'intrication de leurs racines, les terres peu consistantes les empêchera de se combler aussi promptement.

C'est surtout au printemps et au commencement de l'été qu'il faut entreprendre les travaux de désséchement. L'hiver, on ne peut rien faire à cause de l'eau, et à une époque plus avancée de l'été, l'influence des effluves serait dangereuse pour les ouvriers employés.

Le bon entretien des étangs conservés, l'établissement de berges et de systèmes d'empellement convenables, contribuent aussi à faire atteindre le but qu'on se propose.

Enfin parfois le creusement de *puisards* ou *puits absor-*

bants; quand la couche imperméable du sous-sol n'a pas une épaisseur trop considérable et surtout la pratique du *drainage* peuvent constituer une ressource précieuse en égouttant le sol et le desséchant d'une façon permanente et continue.

Mais, pour ce qui concerne spécialement la masse de nos terrains trop humides sans être marécageux, dans nos cantons à sol gras et argileux, c'est par les progrès des cultures que se continuera l'amélioration. Le sol remué par des labours profonds deviendra plus perméable et la terre ainsi aérée et desséchée cessera d'être un foyer d'élaboration miasmatique. Le progrès agricole, par son action incessante et immédiate sur le sol et le milieu qui nous entoure, et par l'aisance progressive qui en résultera fera faire un grand pas à l'hygiène publique de nos campagnes.

Mares. — Il est peu de pays où l'on trouve en aussi grand nombre que dans la Bresse ces petits amas d'eau stagnante qu'on appelle des mares.

Elles se comptent par dizaines dans chaque hameau. On en rencontre, je ne dirai pas, à chaque pas, mais au voisinage de presque toutes les habitations, dans la cour des fermes, dans les pâtiers qui les touchent et dans bon nombre de prés. Artificielles pour la plupart elles sont destinées à abreuver le bétail.

Enfin, dans les parties basses et enfoncées des prés, des champs, peut-être devrais-je dire seulement des bois, on trouve encore quelques excavations qui ne semblent point avoir été creusées par la main du cultivateur et qui paraissent formées par la nature.

Ces excavations ou mares naturelles, qui tiennent de la mare et du marais, autrefois très communes dans la Bresse, mais qui dans les terres en culture ont été converties, presque toutes et successivement depuis le commencement de ce siècle, en nature de pré, après leur assainissement et l'addition d'une couche de terre superficielle, avaient autrefois attiré, en raison de leur fréquence et de leur disposition, l'attention non-seulement des médecins, mais des géologues et des naturalistes qui cherchaient à préciser leur origine. Il y a donc intérêt à en dire quelques mots.

On en retrouve encore dans les bois. Au siècle dernier, et même à une époque plus rapprochée que se rappellent les plus âgés de nos cultivateurs, on les rencontrait, très nombreuses encore, non seulement dans les bois, mais dans les terres, les prés, les champs qui jadis n'étaient peut-être eux mêmes que des bois. Ces mares le plus souvent étaient isolées; quelquefois on en voyait deux et même trois placées l'une à la suite de l'autre et séparées par une étroite chaussée. Leur forme était généralement ronde et leur étendue variable. Leur profondeur était médiocre et le fond était comme une espèce de tourbe formée de débris végétaux et recouverte par une végétation marécageuse. On pouvait marcher sans danger d'enfoncer sur ce fond tourbeux, mais si l'on y plongeait un pieu, il pénétrait sans grande résistance et assez profondément dans un humus très noir. Au fond de ces mares ni source, ni fontaine ; aucun ruisseau sortant de leur ouverture. Elles ne recevaient que l'eau des pluies arrivant par les pentes voisines et en hiver elles en étaient remplies généralement, mais se desséchaient presque toutes en été. Quand alors on y faisait des fouilles ou des travaux d'assainissement on y trouvait très fréquemment et à peu de profondeur des arbres très noirs plus ou moins détériorés par leur séjour dans cette tourbe; leur position paraissait indiquer qu'ils avaient dû être renversés, arrachés, déracinés et qu'ils étaient tombés dans la mare. Dans beaucoup de localités on a pu en retirer un grand nombre de ces gros arbres, notamment des chênes qui y avaient pris une teinte noire et étaient, dans un état de conservation suffisant qui les faisait très rechercher par la menuiserie. A Varennes-St-Sauveur, Frontenaud... on en a autrefois extrait beaucoup ainsi qu'à Bellevesvre et dans diverses communes de l'arrondissement. J'ai vu retirer, il y a quelques années, d'une de ces mares, dans un bois, un très gros tronc de chêne qui a été descié et dont la teinte des planches a permis de faire un très beau meuble.

On ne rencontre plus aujourd'hui dans les terres, comme je l'ai déjà dit, ces mares d'espèce et d'origine particulières, Celles qu'on retrouve encore dans les bois s'y remplissent d'humus et de détritus végétaux et se recouvrent d'herbes marécageuses et d'arbrisseaux aquatiques, bourdaine, vernes, vorges et saules.

Les avis ont été partagés sur leur origine. Les uns, suivant une opinion vulgairement répandue et qui touche peut être à la légende pensaient qu'elles avaient été creusées pendant les guerres civiles dont toute la Bresse a tant eu à souffrir, pour servir de retraites aux malheureux habitants du pays. D'autres les regardaient comme des entonnoirs naturels, résultat de phénomènes géologiques. Un agronome du pays, M. A. Puvis, qui a beaucoup écrit sur l'agriculture, croyait qu'on les avait creusées autrefois pour en extraire de la marne. Mais, le plus souvent, leurs bords et leur voisinage ne sont nullement marneux. Aussi, et ce me parait être l'opinion la plus rationnelle, si elles n'ont pas été formées par la nature, peut-être n'ont elles été creusées au milieu des terres ou des bois que dans le simple but d'en favoriser le désséchement.

Mais revenons maintenant, pour formuler des appréciations plus pratiques et plus en rapport avec l'objet de notre étude, aux mares proprement dites, c'est à dire à ces réservoirs ou amas d'eau plus ou moins considérables, que les cultivateurs ont creusés, en général près de leur habitation, dans la cour de la ferme, pour s'assurer des moyens faciles d'abreuver et de baigner leurs bestiaux. Elles sont utiles et nécessaires aux cultivateurs et leurs usages commodes et journaliers qu'on ne saurait demander aux puits les rendent indispensables. Il ne peut donc entrer dans notre esprit d'en demander la suppression. Mais, comme il n'est pas douteux que, par leur trop grand nombre et malheureusement surtout par leur mauvais état d'entretien, elles ne sont point sans danger au point de vue de l'élaboration des miasmes et de l'insalubrité qui en résulte, il y a intérêt à faire en sorte que le paysan comprenne mieux les conseils de l'hygiène et par conséquent à spécifier les mesures à prendre pour les rendre le moins nuisibles possible à la santé publique dans la campagne.

Généralement peu profondes et faites pour recevoir l'eau des pluies et celle qui vient des pentes voisines, elles ne sont presque jamais alimentées par des sources émanant de leurs fonds ; tout au plus reçoivent elles quelquefois de minces filets d'eau qui filtrent à travers le sol et tarissent en été. Aussi le plus grand nombre se déssèchent pendant la saison des fortes chaleurs, mettant à nu un fond marécageux, une vase bourbeuse mêlée de détritus organiques où, comme dans les marais, peuvent prendre naissance de dangereux effluves.

Le plus souvent l'eau des mares est rendue jaune et trouble par le remuement de la vase par le bétail et par la présence d'éléments de nature très diverse qu'elle tient en suspension, matières argilo-terreuses et particules ténues de matière organique en voie de décomposition.

On rencontre fréquemment aussi des mares, flaques d'eau, fossés, fontenis, marécages. . ayant à la surface une teinte irisée de reflets huileux bleuâtres et brillants ; ou d'autres ayant un aspect verdâtre dû à la présence en grande quantité d'algues ou conferves, parasites microscopiques, surtout de l'espèce protococcus, dont l'un, le **P.** polycystis transmet à l'eau cette coloration verte. Un autre protococcus, le **P.** astasia lui transmet cette teinte rougeâtre assez marquée qu'on rencontre encore parfois. Nous noterons ici que ce n'est point cette quantité de parasites que l'eau peut renfermer qui règle son plus ou moins d'insalubrité comme boisson. Il est de connaissance vulgaire en effet que l'eau de certaines mares transformée ainsi en une sorte de purée verdâtre peut servir longtemps à abreuver les bestiaux sans altérer en rien leur santé. Les conditions qui modifient les qualités des eaux stagnantes sont plutôt le résultat de la présence de gaz délétères comme l'hydrogène sulfuré et de la décomposition de particules azotées, détritus divers, qui font prendre à l'eau un goût et une odeur caractéristiques qui sont un indice précieux, même pour les animaux, auxquels ils inspirent parfois une salutaire répugnance; peut être même, au point de vue du poison ou miasme paludique, ces conditions défavorables ne sont elles dues qu'à certains ferments organisés, hypothèse qu'on tend à admettre mais qui ne doit point nous arrêter ici.

Même dans la cour des fermes, parfois l'incurie du cultivateur laisse de petites mares se transformer en véritables bourbiers où viennent se déverser les eaux ménagères qui s'échappent de la ferme, les liquides qui suintent des écuries et à la moindre pluie le purin qui coule des tas de fumier. Dans ces flaques d'eau bourbeuse, volatiles, bétail, porcs viennent souvent barboter; et parfois la ménagère trouve encore à y laver le linge de la famille. Aussi bien des petites mares deviennent de fétides cloaques laissant à découvert des bords fangeux et infects; bien des fossés boueux restent, par défaut d'entretien, à l'état des vraies crapaudières.

Faut il s'étonner si l'on songe encore à attribuer aux mares des campagnes de funestes effets et une grande part dans le développement des maladies épidémiques et si l'Académie de médecine prenant en considération les rapports des praticiens ruraux a voulu édicter quelques mesures pour leur enlever ce caractère d'insalubrité qu'on persiste à leur reconnaître.

Si, peut-être, disait un hygiéniste distingué qui nous parait avoir résumé la question par des conclusions très rationnellement déduites, les mares qui trop souvent existent au milieu des villages et de hameaux ne peuvent être absolument accusées d'avoir produit telle épidémie de fièvres typhoïdes, par exemple, par les exhalations qui s'en échappent lorsqu'elles commencent à se tarir, à la suite des chaleurs continues de la saison d'été et surtout des étés brûlants ; si le curage intempestif qu'on en a fait quelquefois pendant la durée des plus fortes chaleurs n'a pas l'influence qu'on lui attribue sur la production de certaines épidémies, toujours est-il qu'on ne saurait nier que leur voisinage produit une grande et profonde modification dans les conditions morbides aux quels l'organisme est en proie et y fait développer souvent la gravité et le caractère pernicieux....

Les conseils qu'on pourrait donner et qui seraient facilement applicables seraient de réduire autant que possible le nombre des mares dans les villages ; d'avoir soin que leur étendue ne soit pas trop grande ni leur profondeur trop minime et que leurs bords soient raides, excepté dans l'endroit vulgairement appelé *boirou*, où pénètrent les animaux ; de soigner mieux leurs abords pour que des arbres trop nombreux n'y laissent pas tomber incessamment des débris de branches et de feuilles qui s'y putréfient et qui altèrent la pureté de l'eau ; de les curer le plus souvent possible et de choisir pour cette opération le moment le plus favorable, non celui des plus grandes chaleurs, mais plutôt le printemps ou le commencement de l'été, et de se garder, surtout s'il existe près de là des habitations de répandre et d'étaler sur les bords la vase infecte qu'on en retire.

Pour ce qui concerne la construction et le choix de l'emplacement des mares, nous ne demanderons pas comme Rozier dans son traité d'agriculture des mares profondes, pavées, coupées carrément ou circulairement et de toute part entourées de murs en bonne maçonnerie, avec une seule pente ménagée sur un des côtés pour le service de la ferme. On est toujours astreint, surtout dans nos campagnes, à se borner aux procédés simples et peu coûteux. On choisira donc un sol retenant l'eau, argileux, et on creusera simplement le terrain, disposant la mare de façon à ce que les eaux qui l'alimentent lui arrivent par des rigoles munies d'une pente suffisante.

Elle sera, autant que possible, éloignée des égouts des fumiers et des eaux malsaines, et en même temps suffisamment distante des habitations, puisqu'il y a toujours une époque où, par son desséchement et ses émanations, la mare peut être nuisible.

L'hygiène conseille aussi d'entourer les mares d'arbres pour garantir les habitations, le hameau contre les miasmes qui en émanent, mais avec cette précaution toutefois que les arbres soient plantés assez loin des bords pour que les eaux n'en soient point souillées par les feuilles et les rameaux qui, au moment de leur chûte, seraient une cause sérieuse d'altération, et que l'on veillera à l'ébranchage des arbres, ce qui est généralement négligé.

L'agriculture, d'accord avec l'hygiène, recommande comme construction perfectionnée la disposition suivante citée dans le dictionnaire raisonné d'agriculture: En un terrain un peu incliné, on construit deux mares: l'une supérieure, plus grande, destinée aux usages de la ferme; la seconde inférieure peut n'être qu'un fossé conduisant à quelque bas fond. Une simple vanne en bois est construite dans la rigole qui conduit de la mare supérieure à l'inférieure. Survient il un orage, une forte pluie, la vanne est ouverte, l'eau court d'une mare à l'autre ; elle est ainsi rafraichie, renouvelée. Au printemps, à la saison des pluies, la mare supérieure est mise à sec et curée ; la mare inférieure abreuve le bétail jusqu'au moment où la première lui fournit des eaux vives, fraîches, abondantes. Un tel travail est simple, facile, sans dépenses de construction et d'entretien.

Qualités des Eaux, Eaux potables, Sources, Puits.

Si l'on recherche les influences, les modificateurs hygiéniques qui agissent sur l'homme et le milieu qu'il habite, on se trouve toujours en présence d'une série de circonstances particulières et locales et d'un entrecroisement de causes et d'effets dont l'ensemble détermine la caractéristique de la *localité*.

Mais l'action de l'air, du sol, des eaux domine toutes les autres séries d'influences et ces éléments sont certainement, avec le régime alimentaire et les considérations de race et d'hérédité, les grands facteurs dont l'action incessante laisse dans l'économie la plus profonde empreinte. Et leur état est en quelque sorte corrélatif. Ce que la terre contient, elle peut le céder à l'eau ; ce que l'eau absorbe ou dissout, elle peut l'abandonner à l'air. L'eau se trouve ainsi être un des éléments les plus actifs de la climatologie.

A ce que j'ai dit de la distribution des eaux à la surface de notre sol de la Bresse, de leur parcours, de leur écoulement, des réservoirs qu'elles forment, de leur facilité d'évaporation, des météores aqueux, de l'humidité et des pluies, je dois ajouter quelques mots relatifs à leurs qualités, considérées comme eaux potables.

La composition de l'eau se ressent naturellement des terres qu'elle traverse et elle doit tenir en disssolution ou en suspension des éléments chimiques variés, matières de nature végétale et matières inorganiques enlevées aux terrains traversés. L'analyse y révélera ces sels qu'on y rencontre le plus souvent, le carbonate de chaux, le sulfate de chaux, le chlorure de sodium, un peu de silice...., sels formant un résidu fixe dont la quantité sera approximativement appréciée.

L'eau de pluie n'est pas employée aux usages domestiques, A peu près privée de matières étrangères, peu riche en sels minéraux, se rapprochant le plus de l'eau pure et distillée et dissolvant par conséquent très-bien le savon, cette qualité justifie l'emploi qu'en font quelques ménagères pour le savonnage du linge.

A cause de son goût fade et de la faible quantité de ses sels, l'eau de pluie conviendrait peu pour boisson. Dans nos pays, elle n'est du reste nullement employée pour cet usage. En revanche elle est d'une puissante ressource pour les irrigations. Cette eau, dont la quantité qui tombe annuellement a été indiquée plus haut, est loin de s'imbiber toute dans la terre. Le sol en absorbe plus ou moins, suivant qu'il est meuble ou compact, sec ou mouillé, en labours, bois ou pelouse, avec ou sans pente. — Lorsqu'elle vient de terres bien cultivées, labourées, pourvues d'engrais, l'eau de pluie d'abord pure se charge de matières fécondantes et devient ainsi d'excellente qualité pour les irrigations et fait de très-bons prés dans le fond des moindres inflexions de terrains.

Mais au voisinage des habitations, il arrive souvent encore que l'eau pluviale se mêlant aux eaux ménagères en stagnation dans la cour, ou se corrompant au voisinage des fumiers dont le purin forme des flaques auxquelles elle s'ajoute, va corrompre à son tour l'eau des mares; où même que s'infiltrant à travers des terrains souillés, elle pénètre jusque dans les puits et en altère l'eau, comme nous aurons l'occasion de le signaler plus loin en parlant de l'eau de puits à laquelle elle peut porter parfois une cause d'insalubrité tout au moins passagère.

Les eaux de cours d'eau n'entrent point dans l'alimentation et ne peuvent donner lieu qu'à des considérations peu importantes au point de vue de l'hygiène. Elles conviennent pour cuire les légumes et faire la lessive, car elles contiennent peu de carbonate de chaux et laissent à l'analyse moins de résidus calcaires que les eaux de puits; mais elles sont troublées par la présence de matières terreuses et organiques et elles contiennent des impuretés qui les rendent désagréables. D'où la nécessité de les clarifier, au moyen d'un filtre, si on veut s'en servir pour l'alimentation.

Elles sont douces, fades et leur température reste à peu près en harmonie avec celle de l'air ambiant, ce qui les rend trop froides en hiver et trop chaudes en été. Les cultivateurs qui travaillent aux champs, même près des ruisseaux ou rivières, préfèrent apporter avec eux une cruche d'une meilleure eau potable, s'il n'y a point de fontaine rapprochée de l'endroit ou ils se rendent.

L'eau des mares, si nombreuses dans la Bresse, est celle qui offre les plus mauvaises conditions de salubrité; mais elle n'est nulle part employée pour l'alimentation, elle ne sert qu'à quelques usages journaliers comme le lavage du linge et à abreuver le bétail — Cette eau est toujours trouble, lourde, peu aérée et par suite fort indigeste. Le contact des matières hydrogénées y convertit les sulfates en sulfures fétides. La surface est souvent recouverte d'une nappe organisée, composée de végétaux des classes inférieures, lemnacées (lentilles d'eau)...; dans les profondeurs, des infusoirs, des insectes, des batraciens... y laissent des détritus et leurs dépouilles qui s'y putréfient. Les mares sont alimentées par les eaux pluviales et souvent ces eaux, avant d'y arriver, lavent les terrains voisins d'où elles entraînent encore des détritus organiques en voie de décomposition.

On conçoit que dans ces conditions, les eaux des mares présentent le plus souvent, mais à des degrés variables, tous les mauvais caractères des eaux stagnantes. Leur emploi pour l'alimentation, quand elles contiennent ainsi des matières organiques en voie de décomposition putride, offrirait de graves dangers et pourrait déterminer de véritables accidents d'intoxication aiguë ou lente et les mêmes effets, symptômes fébriles, fièvres intermittentes...., que l'absorption des miasmes paludiques.

En présence de pareilles causes d'infection, nous ne saurions trop recommander aux gens de la campagne, si parfois ils étaient forcés de prendre en boisson l'eau des mares, de ne l'employer qu'après l'avoir fait bouillir pour la purger de ses gaz délétères et précipiter les matières organiques par l'ébullition. On la filtre ensuite et la bat; ou même la simple exposition, durant quelques heures, au contact de l'air pour la laisser se refroidir, suffit pour l'aérer, la rendre légère à l'estomac et d'une digestion plus facile.

Un bon moyen et à la portée de tous pour purifier, à l'époque des fortes sécheresses, les eaux des mares devenues bourbeuses et fétides, est de se servir d'une futaille placée debout et munie d'un robinet à sa partie inférieure, au quart environ de sa hauteur; on fixe un double fond percé de petits trous et on remplit ensuite la barrique avec une couche de sable pur ou de petits graviers et une bonne épaisseur de poussier de charbon débarrassé de sa partie poudreuse. On termine ce filtre facile à confectionner, en le recouvrant d'une toile claire.

Les eaux de sources sont regardées à la campagne comme les plus agréables, les plus pures. Mais elles sont, du reste, assez rares dans notre Bresse, toujours peu abondantes, tarissant parfois en été et, dans les années de sécheresse, capables au plus d'humecter la terre et l'infiltrer d'eau, sans avoir de cours proprement dit (on les nomme alors raisins) ou d'alimenter quelques petites citernes qu'on rencontre çà et là.

Mais si nous sommes privés de sources jaillissantes, chaque habitant peut trouver à sa porte, en creusant un puits de médiocre profondeur, l'eau nécessaire à ses besoins journaliers. Aussi les puits abondent, alimentés par des raisins, nappes d'eau souterraines ou par de véritables sources venant de loin, ne tarissant pas en été et d'une profondeur variant de 4 à 12 ou 15 mètres (1). Quelquefois, de deux puits peu distants, l'un est plus profond, l'autre moins.

On ne boit donc guère que l'eau de puits, chaque maison ayant son puits ou sa pompe qui fournissent à tous les

(1) Nous devons mentionner ici, ne serait-ce qu'à titre de curiosité, un puits singulier qui existe à Durcial, commune de Montpont, dans la cour de l'ancien château. Ce puits déjà décrit par Courtépée, dans la description du duché de Bourgogne, a environ 15 mètres de profondeur. Les cinq mètres supérieurs sont construits en briques ordinaires et les dix autres inférieurs, moitié au-dessus et moitié au-dessous du niveau de l'eau paraissent creusés dans le roc, présentant des bosselures qui gênent le passage du seau et qu'on était obligé, parce qu'elles rétrécissaient le puits, de retailler de temps en temps, pour rétablir les dimensions nécessaires au puisage. Le niveau de l'eau est toujours le même et l'eau ne trouble jamais. A l'approche des orages, on croit la voir fumer à la surface et produire comme un bouillonnement qui s'expliquerait, ainsi du reste que l'accroissement du roc, par la présence de beaucoup de chaux dissoute dans un excès d'acide carbonique.

usages. Toutefois leur eau n'est pas toujours de première
qualité. Nous avons fait faire l'analyse de l'eau de plusieurs
puits. Leur nature varie suivant celle des terrains parcourus
par l'eau et auxquels elle emprunte des sels minéraux et
quelquefois des matières organiques. Mais je me hâte de le
dire, si la qualité paraît parfois médiocre, l'eau de nos puits,
d'une façon générale, est propre à la boisson. Elle renferme,
comme toutes les eaux potables, des chlorures, des sulfates et
des carbonates, sels calcaires surtout, aussi un peu de silice.
L'analyse de l'eau d'un puits de la ville de Louhans (Grande
rue) a donné pour la chaux 0,26 pour 1000 à l'état de carbonate.
La quantité de sulfate de chaux (seule combinaison nuisible
de la chaux altérant les propriétés de l'eau) n'était que de
5 centigrammes par litre, celle de la silice de 6 milligram-
mes.

De toutes les analyses qui ont été faites et de notre expé-
rimentation personnelle, nous pouvons conclure que l'eau
de nos puits, à la ville et à la campagne, si elle n'est point
de première qualité, est néanmoins propre à la boisson et
à la cuisson des légumes dans une suffisante mesure.

L'hygiène apprend, comme donnée générale, que pour
que l'eau soit douce, agréable à boire et puisse servir aux
divers usages économiques, la proportion de matières fixes
ne doit point dépasser de 3 à 5 décigrammes au plus par
litre, suivant certains auteurs, 1 gramme selon d'autres. Au-
delà d'un millième de sel calcaire, les eaux sont *séléniteuses*
ou *crues*, c'est-à-dire incrustantes, ne pouvant servir à la
cuisson des légumes et décomposant le savon en formant
des grumeaux de savon calcaire insoluble. Or, plusieurs
analyses ont donné ici de 50 à 60 centigrammes de résidus
fixes. D'autres nous ont donné moins. Nous ne nous sommes
point servi de l'hydrotimètre.

Nous reconnaîtrons, si l'on veut, quoique l'analyse ne

nous dise rien de bien mauvais, que l'eau que nous buvons n'a point toute les qualités requises ; mais toutefois, sauf celle tout-à-fait défectueuse qu'on retire de quelques mauvais puits, elle n'est pas désagréable. En pareille matière, du reste, le premier réactif à employer c'est le goût et un long usage paraît plus probant que les affirmations des chimistes. Si l'habitant de nos campagnes pouvait réparer les forces qu'il dépense dans ses rudes travaux, par une alimentation plus tonique et l'usage modéré de vin, les défectuosités de notre eau ne seraient, selon moi, que d'une importance minime et tout à fait secondaire. Il n'est nullement démontré, parce qu'elle n'est point excellente comme eau potable et parfaite pour le blanchissage du linge et la cuisson des légumes, qu'elle soit une cause constante de troubles de la fonction digestive et qu'elle porte une atteinte permanente à l'ensemble de la constitution.

Toutefois, comme il est reconnu qu'à côté de puits fournissant de très-bonne eau, qu'on rencontre en grand nombre, il en est d'autres dont l'eau est absolument mauvaise et peut entrer, passagérement du moins, dans l'étiologie de quelques maladies communes et endémiques, il nous faut rechercher et faire connaître quelles sont les causes principales d'insalubrité qui peuvent parfois agir sur l'eau des puits.

Ces causes résident dans le plus ou moins de profondeur, dans la mauvaise construction de quelques uns, et dans leur situation dans le voisinage de fumiers, de mares, de terrains contaminés.

Selon leur profondeur, en effet, ils traversent des couches différentes de terrains et peuvent recevoir des eaux différentes contenant généralement d'autant plus de matières organiques qu'ils sont moins profonds et alimentés par des eaux qui traversent les couches superficielles.

En ville, la saveur parfois désagréable des puits est causée par ces infiltrations presque continuelles dont sont le siége les terrains avoisinants et qui produisent des matières organiques et azotées et par transformation, des nitrates.

Souvent fade et douceâtre, l'eau, surtout celle qui provient, non de véritables sources, mais de raisins ou d'infiltrations du sol, n'a pas cette saveur franche, peu sensible, presque nulle et pourtant agréable, qui caractérise une bonne eau. Les pluies la rendent trouble et blanchâtre et en raison du fonds limoneux sur lequel elle repose, elle est également puisée trouble durant les sécheresses, inconvénient qu'on mitigerait beaucoup par un curage plus fréquent.

L'eau des puits est quelquefois altérée par les infiltrations des fosses d'aisance, des fumiers et des écuries, des dépôts de toute espèce qui se trouvent à proximité. Le purin, les liquides chargés de matières excrémentitielles y pénétrent par des infiltrations lentes, y introduisant des matières organiques et rendent essentiellement malsaine une eau pourtant destinée aux usages domestiques. La présence de ces matières organiques dans l'eau peut engendrer des diarrhées, des dyssenteries, des fièvres typhoïdes et peut-être cette contamination des puits n'est-elle pas étrangère à la production de ces petites épidémies locales, si fréquentes dans le pays et restant parfois circonscrites dans une ferme ou un hameau. D'autrefois, elle pourra provoquer, par une action plus lente, des affections chroniques de l'estomac et des intestins.

L'eau, ainsi contaminée, prend quelquefois une teinte légèrement jaunâtre, mais souvent aussi elle demeure transparente avec ou sans odeur désagréable. Pour s'assurer de son altération, on a conseillé de la faire évaporer. On constate alors une odeur qui rappelle celle du purin ou de l'étable d'où proviennent les infiltrations.

Comme mesures d'hygiène, on devra donc, dans la construction des puits, veiller à ce qu'ils soient placés loin des voisinages suspects, éloignés des creux où l'on entasse le fumier des écuries, des lieux d'aisance, des fosses à purin. On cherchera, par une bonne construction, à les rendre étanches jusqu'à une certaine profondeur, au delà d'une couche imperméable d'argile compacte qui arrêtera les infiltrations des couches superficielles. Enfin les puits, ceux surtout dont le fond est toujours plus ou moins limoneux, mériteraient d'être plus fréquemment nettoyés et curés.

Culture générale, aspect du sol.

Nous connaissons déjà la nature géologique de nos terrains et nous avons insisté sur la prédominance du sol argileux, montrant quelle liaison existe entre la constitution du sol, les conditions météorologiques et la production de certaines maladies.

Deux mots seulement, car nous aurons l'occasion d'y revenir, sur la culture générale du sol, ou plutôt l'état de sa surface cultivée.

Les prés et prairies, les bois et forêts et enfin les champs avec leurs diverses cultures se partagent la superficie du sol de la Bresse.

Des prés de fauche, de belles et grandes prairies bordent nos rivières et notamment la Seille. Rendus plus fertiles par le voisinage et les débordements accidentels des eaux, ils produisent des fourrages d'une bonne qualité. Depuis une cinquantaine d'années, surtout, pour accroître encore la production fourragère, la main de l'homme a fait surgir à côté de ces prairies naturelles, des prairies artificielles de trèfle, de luzerne dont les coupes réitérées et la richesse du rapport ont produit une amélioration croissante dans l'élève du bétail.

Le terrain de la Bresse est propre aux diverses cultures. De toutes, la plus importante est celle du froment et la récolte en est justement et généralement estimée. Les autres récoltes importantes sont celles du maïs, du sarrazin, du seigle, de l'orge, des pommes de terre, de l'avoine, des fèves, pois, vesces, des raves et betteraves, des haricots, du colza, de la navette, du millet et du panis. La culture du chanvre n'est répandue que sur une petite échelle; chaque fermier lui réserve un petit nombre de sillons pour l'usage de la maison.

Le rouissage n'est guère pratiqué que dans les rivières; mais l'eau, peu courante de sa nature, contracte aisément une couleur noirâtre, une odeur fétide et une désagréable saveur et dégage en même temps des émanations très odorantes. Il arrive souvent de voir, au voisinage des meules de chanvre, de petits et même de gros poissons, s'enivrer dans cette eau et venir périr à sa surface. Cette mortalité du poisson, que souvent nous avons eu l'occasion d'observer, a été presque complète, il y a quelques années, dans la Seignière, coupure de la Seille. On vit de gros brochets, des poissons blancs en quantité venant périr à la surface de l'eau et sur les bords, et jusqu'à d'énormes anguilles se tordant, avant d'expirer, dans les herbages de la rive. On se rappelle également qu'il y a une trentaine d'années environ, un désastre piscicole plus étendu encore eut la même cause, dans la Seille, surtout à St-Usuges et détermina un dépeuplement de la rivière qui se fit sentir pendant plusieurs années. Les faits de ce genre à signaler, seraient du reste nombreux et ils ne sont point étrangers à la diminution constante de la richesse de nos cours d'eau.

Toutefois le bétail semble boire impunément, quoiqu'avec répugnance, cette eau nauséabonde et les émanations chanvreuses ne paraissent avoir qu'une influence assez restreinte sur la santé publique.

On a beaucoup discuté sur le plus ou moins d'insalubrité du rouissage. Des hygiénistes distingués ont soutenu que le rouissage à l'eau courante n'était aucunement nuisible. On a expliqué la mortalité si souvent constatée du poisson dans le voisinage des routoirs, par ce fait que, l'oxygène de l'air contenu dans l'eau étant absorbé par la matière organique en putréfaction, la proportion d'oxygène nécessaire à la vie du poisson s'y trouve alors en trop petite quantité pour l'entretenir.

Il est vrai que, quand l'opération du rouissage se fait à l'eau courante, elle ne paraît pas avoir un caractère bien évident de nocuité pour la santé publique. Mais, quand elle a lieu dans des eaux peu ou non courantes, comme le deviennent passagèrement celles de la plupart de nos cours d'eau dans les années de sécheresse, il est évident, qu'aux inconvénients de ces amas d'eaux à peu près stagnantes, viennent se joindre ceux d'une quantité considérable de matières végétales putréfiées répandant des émanations fétides et il paraît difficile de nier qu'elles ne puissent alors contribuer, ainsi que les autres émanations miasmatiques, à la production de quelques fièvres.

Les bois et forêts qui, il y a une quarantaine d'années, lors de la révision du cadastre, occupaient dans l'arrondissement de Louhans, une surface de plus de 25000 hect. sur 123000 h., superficie de l'arrondissement, en occupent encore actuellement près de 20000 h. Les espèces dominantes sont le chêne, le bouleau, le tremble, l'aulne ou verne, le charme et le coudrier. Assez bien disposés dans le pays et grâce à de nombreux défrichements opérés dans ce siècle, les bois ne sauraient, comme on le leur a reproché parfois, agir d'une manière fâcheuse en augmentant et concentrant l'humidité ; ils ne paraissent pas, sauf dans quelques localités isolées, présenter un obstacle sérieux au renouvellement de l'air et ils ne sauraient, par conséquent, contribuer à l'insalubrité des lieux. Au contraire, ceux situés au voisinage des étangs et des terrains marécageux, peuvent même agir utilement en neutralisant les influences nuisibles de l'air. Ils opposent, dans certains cas, une sorte de barrière à l'épanchement des émanations miasmatiques et leur feuillage purifie l'air par le dégagement d'oxygène et la destruction de l'acide carbonique. Peut-être même, mettent-ils quelquefois obstacle à l'extension des épidémies. Aussi ne faudrait-il pas aller trop loin dans l'opération des déboisements dont l'autorisation du reste est maintenant difficilement obtenue. Modéré, le déboisement a pu, avec les améliorations dans les cultures, assainir la contrée. Exagéré, il pourrait produire des changements fâcheux dans la distribution et le régime des eaux et notamment, ce que paraissent avoir démontré de récentes observations, rendre les crues d'eau plus subites et les débordements plus fréquents.

Nous arrêtons, pour un instant, cet examen superficiel de l'aspect de notre sol. Considérée d'une manière générale, la culture bien entendue d'un pays agit sur les conditions de ses habitants, soit par elle-même, par le fait du changement d'état de la surface du sol, soit par l'aisance qu'elle procure aux habitants. Nous aurons donc à ajouter de nouvelles considérations à celles que nous avons jusqu'ici succinctement développées, quand nous aurons à nous occuper de la grande industrie locale, l'agriculture et des questions d'hygiène locale qui s'y rattachent.

V

Localités.

Lé territoire qui constitue la Bresse Louhannaise est de-
uis fort longtemps habité. Les recherches archéologiques,
l philologiques, l'abondance des vestiges romains ne per-
ettent aucun doute à cet égard. M. Jules Guillemin, dans
ne note lue à la Société d'histoire et d'archéologie de Chalon-sur-Saône, a indiqué certaines superstitions du pays qui
remontent directement aux temps celtiques. et M. Gaspard,
de St-Étienne, en a également fourni des preuves dans une
notice sur les voies romaines de notre Bresse.

Mais le côté historique étant à peu près éliminé de cette
étude, la connaissance des localités, au point de vue où nous
nous nous plaçons, ne résulte que de l'ensemble des observations relatives à l'air, aux eaux et au sol, et des indications
t données de la science à cet égard. Aussi, nous n'entendons
point faire une description de toutes les communes de l'ar-
ondissement (la ville de Louhans que nous habitons, seule
ious retiendra quelques instants), ni préciser, pour chacune
d'elles, les caractères topographiques et les conséquences
qu'on peut en tirer comme applications des règles de l'hygiène.

Une fois la donnée générale acquise, la caractéristique

plus spéciale des diverses communes ou localités se déduit logiquement, du reste, de l'exposition, de la forme et de la nature du terrain, du régime des eaux, des influences de proximité....., en somme de toutes ces circonstances que déjà nous avons étudiées et qui règlent en quelque sorte pour chaque lieu le degré de salubrité.

Louhans. — La ville centrale, Louhans, chef-lieu de l'arrondissement, n'était dans les premiers temps de l'ère chrétienne qu'un misérable village entouré d'épaisses forêts, au milieu d'une plaine humide et marécageuse. Sous le nom de *Loans, Lovincum,* il devint bientôt propriété de l'abbaye de Tournus qui s'en fit un port d'où elle tira le sel venant du Jura. Mais il ne compta que de rares habitants jusqu'à l'époque où il fut cédé en fief aux Seigneurs de Vienne, vers le milieu du 13ème siècle. Alors, grâce aux franchises et privilèges donnés aux Louhannais par Henri de Vienne, sire d'Antigny, qui voulait compenser ainsi l'aridité d'un sol inculte et l'insalubrité d'un air chargé de miasmes humides, de nombreux étrangers vinrent se fixer dans ce village malsain, le village devint bourg et le bourg une ville florissante avec murailles, fossés, portes, créneaux, machicoulis. Cette prospérité ne put longtemps durer; plusieurs fois saccagée durant les luttes civiles, les guerres de religion et celles des Comtois sous le règne de Louis XIII, elle eut à souffrir des cruautés et des horreurs dont fut témoin Claude Roch, curé de Château-Renaud, *horreurs tellement grandes,* dit-il, *qu'elles ne sauraient être excogitées sans que les cheveux en dressent à la tête d'horreur.* Enfin, après la prise de Besançon et la conquête de la Franche-Comté, la ville de Louhans commença à se remettre de ses désastres et devint peu à peu ce qu'elle est aujourd'hui

Abandonnons maintenant le côté historique qui ne peut,

malgré l'intérêt qui s'y attache, trouver une large place dans l'étude que nous nous proposons et montrons la ville de Louhans, telle qu'elle apparait actuellement à nos yeux.

La ville de Louhans (46° 37' 44" latitude, 2° 53' 10" longitude E, 181 mètres 5 altitude élévation au-dessus de la mer du seuil de la porte d'entrée de l'église) est située sur la rive gauche de la Seille, au confluent des trois principales rivières de l'arrondissement, la Seille, le Solnan et la Vallière.

S'étendant sur une superficie de 435 hectares elle a, d'après le recensement de 1876 une population de 4163 habitants dont 188 appartiennent à la population flottante des pensionnats, des hôpitaux et de la prison. Elle compte aujourd'hui 17 rues, 6 places publiques, 514 maisons et 1156 ménages.

Peu à peu elle a cherché à sortir de l'espace resserré entre ses trois rivières, à se mettre à l'aise en dehors de ses anciennes limites. Le faubourg St-Jean et le faubourg des Bordes répondent à ses anciennes portes, quand elle était entourée de murs. Au delà du Solnan, la *levée* de Bram deviendra un faubourg de la ville. Sur la rive droite de la Seille, Bourgchateau et le Guidon sont appelés par la création des voies ferrées et l'emplacement des gares, à se développer et prendre plus d'importance. Ces hameaux constituent, avec d'autres, très rapprochés aussi, le haut de Bram et St Claude, le Guidon et Gruay, l'Ecotet, Saugy, toute la banlieue de Louhans. La population éparse dans la banlieue est de 665 habitants ; la population agglomérée, y compris celle du faubourg St-Jean, des Bordes et de la levée de Bram est de 3310.

Resserrée entre ses rivières et le canal de la Sâle, la ville de Louhans est comme une petite île dans laquelle on ne pénètre qu'en traversant un des ponts élevés sur chacun de ces cours d'eau. Située au pied des coteaux de Château-Renaud et St-Claude, au point de jonction des vallées des trois rivières, elle est dans une position légèrement encaissée; aussi son air est en général peu vif et se sature aisément d'humidité.

En entrant dans la ville par un des ponts situés au confluent de la Seille et du Solnan on rencontre immédiatement l'ouverture de la rue principale, *Grande Rue*. Cette rue qui traverse la ville dans toute sa longueur est surtout large et spacieuse à sa partie moyenne. On regrette de la voir si mal-à-propos rétrécie à ses deux extrémités et particulièrement à celle du côté du port, à l'entrée des arcades. « Elle a beaucoup perdu, dit l'album de Saône-et-Loire, de l'effet pittoresque qu'elle devait produire au moyen âge, alors que ses maisons, suspendues sur des poutres informes, élevaient leurs pignons aigüs de bois, garnis de briques sur la façade principale, en découpant le ciel du profil incessamment brisé de leurs toits. Cependant, telle qu'elle existe aujourd'hui, elle diffère encore beaucoup des rues correctement alignées des villes modernes. Il est vrai que quelques unes de ses façades ont été aplanies, que peu à peu, le bois a été remplacé par la pierre; Mais elle a toujours ses deux longues galeries assez semblables, à part la régularité, aux cloîtres d'un couvent et où l'on peut braver le soleil et la pluie.» Ces galeries ou *arcades*, qui la bordent de chaque côté dans toute son étendue sur une largeur de 4 mètres environ, excitent la curiosité des étrangers et ont, en effet, l'avantage d'offrir, quel que soit le temps, un asile agréable aux promeneurs. On peut voir dans ces constructions une mode étrangère et les attribuer au voisinage des Espagnols qui, maîtres de la Franche Comté, étendaient leur domination jusqu'à quelques kilomètres de Louhans, comme le rappellent encore les dénominations de villages voisins, Curcia-Dom-Galon, Messia, Gisia ou de hameaux plus rapprochés tels qu'Ardigna, Rachessia, Servagna.., certaines formes de langage, la coiffure andalouse, ce mouchoir porté actuellement encore par les femmes de Varennes. Mais peut-être vaut il mieux simplement attribuer ce style architectural à une ingénieuse idée des fondateurs ou reconstructeurs de Louhans qui, sans vouloir copier le genre mauresque, mais ayant nécessairement connaissance des pluies si fréquentes dans le pays, y obvièrent ainsi d'une façon intelligente et originale.

La *Grande Rue,* dont la largeur moyenne, les arcades comprises, est de 16 à 18 mètres (elle atteint sa plus forte largeur au centre de la ville) a près de 400 mètres de longueur. Les maisons, anciennes pour la plupart, sont construites d'une façon peu régulière. Elles sont peu élevées, n'ont qu'un ou deux étages et offrent une inégalité choquante. Dans beaucoup, l'espace est sévèrement ménagé: des allées étroites, des escaliers sombres et à pente très-rapide, des chambres exigües semblent rappeler ces époques de terreur féodale où l'on se groupait autour d'un château fort. Quelques maisons de date récente construites avec plus de goût sont distribuées d'une manière moins incommode et plus en rapport avec le confortable et les habitudes de la vie Toutes ont dans leur milieu un espace vide, une cour qui facilite le renouvellement de l'air. Quelques unes ont encore derrière elles un petit jardin avec des arbres, des fleurs, un peu de verdure et d'ombrage.

Les rez-de-chaussées, sur le devant, servent presque tous de boutiques s'ouvrant sous les arcades; sombres et humides pour la plupart ils reçoivent rarement les rayons du soleil et ne peuvent s'aérer que d'une façon incomplète Sous chaque rez-de-chaussée se trouve une cave et de nombreux trappons s'ouvrant sous les arcades déparent la voie publique et parfois, laissés ouverts ils pourraient causer de dangereux accidents. On a invoqué souvent des mesures d'édilité à prendre, la plupart des caves ayant du reste une autre ouverture dans l'intérieur des maisons. Mais, comme la meilleure consisterait dans la suppression de ces trappes extérieures et que les avantages de cette mesure n'en compenseraient pas le désagrément, on a dû nécessairement l'ajourner et y renoncer.

Les autres rues sont, pour le plus grand nombre, suffisamment larges et dans une direction qui permet à l'air d'y circuler librement. Quelques unes sont pavées.

Dans la ville, le pavage autrefois employé était celui avec les cailloux roulés, serrés entre eux et liés par une couche de sable, pavage défectueux, désagréable, offensant le pied par les aspérités, les angles des cailloux et qui devait beaucoup contribuer à lui enlever, surtout chez la femme, la finesse de la forme. A ces cailloux grossiers on substitue peu à peu les gros pavés de grés cubiques qui constituent un pavage plus commode, plus élégant et en même temps dur et bien résistant.

La distribution des eaux potables se fait dans chaque quartier par des puits à pompe d'un facile usage. La pente des rues, peu considérable, permet néanmoins l'écoulement des eaux. Mais souvent les pavés mal joints des rigoles laissent entre eux des intervalles où l'eau croupit et où s'amassent des détritus qui donnent à l'air une très-mauvaise odeur pendant les chaleurs de l'été. Si l'on ne peut avoir l'eau en abondance au centre de la ville et si l'on craint de vider les puits en faisant de trop fréquents nettoyages il serait désirable qu'à l'aide de tonneaux, comme on en voit dans toutes les villes, on puisse organiser, pendant les mois les plus chauds de l'année, un arrosage public aussi nécessaire qu'il serait peu couteux. Avec cet arrosage et le bon entretien des rigoles, une amélioration suffisante serait apportée à la propreté de nos rues. Le balayage et l'enlèvement des boues se font du reste assez régulièrement plusieurs fois la semaine.

Dans les faubourgs, les rues ne sont pas pavées et leur entretien n'est assuré, comme pour les routes ordinaires, que par la pierre cassée ou macadam. Mais elles ne sont point toujours, surtout pendant l'hiver, dans un état de propreté suffisante. Elles sont souvent boueuses et parfois même on y rencontre des immondices que l'habitant semble voir d'un œil assez indifférent. Dans les rues où la circulation des voitures est le plus active, c'est souvent comme dans la rue des Dôdanes, une mare boueuse, avec flaques qu'il faut à chaque instant combler.

Les maisons les plus pauvres sont trop souvent basses, humides, mal aérées, percées de fenêtres trop étroites et trop rarement ouvertes et avec un sol mal carrelé d'où suinte une humidité nauséabonde et malsaine. Grossièrement construites pour la plupart et de dimensions restreintes, elles ne sont pas en rapport avec le nombre des personnes qu'elles contiennent. Souvent, détail bien prosaïque, elles manquent de lieux d'aisance et, pour de nombreux enfants, la voie publique naturellement y supplée. On ne trouve aussi d'urinoirs publics dans aucune rue et leur absence a fait se perpétuer, jusque dans la Grande Rue, l'usage bizarre, pour ne pas dire plus, d'uriner contre les colonnes qui soutiennent les arcades. L'établissement d'urinoirs qui parait facile et peu couteux a déjà été tenté plusieurs fois et n'a point réussi. C'est pourtant un des plus importants desiderata qu'on puisse formuler au nom de la propreté, sinon de la salubrité publique.

Toutefois, à part certaines défectuosités, des améliorations réelles se réalisent peu à peu dans notre ville, sous ce rapport de la propreté et de la salubrité, et de véritables avantages rachètent les imperfections signalées. La rue des Bordes bien alignée, grande, large, aérée s'embellit chaque jour. Le faubourg St Jean s'améliore également. Un quartier nouveau parait vouloir se créer et s'accroître du côté de Bourgchâteau. Dans l'intérieur de la ville, de charmantes promenades s'offrent aux habitants qui y trouvent pendant l'été de l'ombre et de la fraîcheur.

La plus ancienne, la promenade des Cordeliers, est plantée de tilleuls séculaires dont les fleurs parfument l'air qu'on y respire; elle se termine par un carré de platanes à l'ombre desquels on peut se délasser sur un gazon bien fourni.

La promenade de la Charité, de date plus récente (1847), plantée de marronniers au feuillage touffu a remplacé un terrain jadis dégoûtant et chargé d'immondices. Il y a une vingtaine d'années à peine, la place des Zéros qui la terminait n'était qu'un cloaque humide et repoussant couvert pendant la mauvaise saison de flaques d'eau stagnante et de boue et pendant les chaleurs de l'été d'amas de fumier dont l'odeur fétide écartait le passant. Depuis, cette place a été comblée peu à peu et la promenade des marronniers prolongée derrière les jardins du faubourg des Bordes (1868) a fait disparaître l'impureté de ces lieux par des plantations d'un agréable aspect.

Outre ses promenades publiques, Loubans possède à ses portes et même dans son intérieur de nombreux jardins privés où les fleurs, les fruits se mêlent aux produits potagers et aux herbages nécessaires à l'alimentation.

Louhans, avec les trois rivières qui l'entourent, a encore, comme nous l'avons déjà dit, le canal de la Sâle par l'intermédiaire duquel les eaux de la Vallière, détournées de leur cours viennent se jeter dans la Seille. Après avoir longé la promenade des Cordeliers, une fois arrivé derrière la rue des Dodanes qui, elle aussi, prend plus d'importance et où s'élèvent depuis quelques années de nouvelles constructions, ce canal offre un aspect moins agréable. Il fournit son eau à l'industrie de quelques tanneurs, teinturiers et chapeliers qui sont venus se fixer sur ses bords. A son embouchure dans la Seille, se trouvait autrefois l'abattoir ou tuerie des bœufs.

Il est souvent dans une partie de son cours le réceptacle d'immondices de toute espèce et, sur ses bords, des fosses d'aisance d'un aspect primitif montrent leurs tuyaux de conduite qui déversent directement leur contenu dans ses eaux. Quand les eaux sont abondantes, le courant, accéléré encore par les turbines d'un moulin placé aux portes de la ville, nettoie rapidement le canal des ordures qu'on y jette. Mais aux époques de forte sécheresse, quand l'eau se maintient basse et peu courante, le canal a présenté parfois l'aspect d'un cloaque allongé d'où s'exhalaient des odeurs fétides et des émanations qui ne devaient point être sans influence sur la salubrité de l'air.

Avant la construction toute récente du nouvel abattoir, on voyait souvent flotter sur la rivière des résidus de la tuerie, gagnant peu à peu le courant et descendant lentement le cours de la Seille. Que de fois nous avons vu des intestins, ventres de veaux ou autres détritus emportés par l'eau s'étaler au soleil, se décomposant au contact de l'air. Que de fois aussi nous voyons encore des corps de bêtes, chiens, chats.. jetés à la rivière en dépit de l'article 122 du règlement de police, suivant le cours de l'eau, venant échouer sur ses bords et s'accrocher aux branchages de la rive ou s'éloignant peu à peu de la ville.

Ceci nous conduit à dire quelques mots de l'abattoir actuel.

L'abattoir.— Construit en 1876 dans le communal des Nièvres, sur la rive gauche du Solnan, le nouvel abattoir est suffisamment éloigné de la ville dont il est séparé par la rivière, et le voisinage d'une eau courante justifie le choix de cet emplacement par le Conseil Municipal.

Sa création a fait disparaître les inconvénients qui étaient attachés à l'insuffisance de l'ancienne tuerie et à l'habitude

des bouchers et charcutiers de tuer et brûler les porcs jusque
sur les places publiques, de tuer chez eux les veaux et les
moutons, de jeter sur leur fumier les détritus de ces animaux et de laisser écouler les eaux souillées dans les rigoles de la voie publique Aujourd'hui l'abatage et le dépèce-
ment dans l'abattoir de tous les animaux qui fournissent la
viande de boucherie sont devenus obligatoires.

Les règles les plus importantes de l'hygiène ont été observées dans la construction de cet établissement; et dans la
pratique une surveillance rigoureuse y est exercée et on
assure la propreté.

L'abattoir comprend outre le pavillon affecté au logement
du concierge-surveillant :

1° Des écuries assez vastes pour recevoir les bestiaux vivants destinés à l'abatage (bouverie, bergerie, porcherie)
avec greniers et fenils.

2° Les cases d'abat ou échaudoirs, où l'on procède à l'abatage et au dépouillement des animaux. Ces cases disposées
autour de la halle principale sont dallées avec pente convenable et munies de robinets permettant les lavages à grande
eau qu'on y pratique incessamment. Elles contiennent pour
les bœufs un système de treuils et poulies qui permettent de
les soulever et de les suspendre pour faciliter le dépouillement et l'habillage; pour les veaux, les moutons, des che-
villes en fer, des crochets... Elles sont largement aérées et
ont la fraîcheur indispensable à la conservation des viandes.

3° Les locaux avec chaudières pour la préparation des
issues, échaudoirs pour les charcutiers, où l'on gratte et
nettoie les intestins..., etc.... Là encore les moyens de lavage sont largement assurés et avec écoulement facile.

Dans tous les services l'eau provenant d'un réservoir alimenté par une pompe élévatrice est distribuée et répandue
par un système de tuyaux et robinets, pour être entraînée

ensuite dans des égouts et dans l'égout collecteur dont la pente est suffisante pour pouvoir la déverser promptement dans la rivière.

Les émanations de l'abattoir, que du reste il n'y avait guère lieu de redouter, sont donc à peu près complètement nulles. Si un peu d'odeur désagréable se dégage parfois de la fosse à fumier, il est facile d'y remédier par un enlèvement plus fréquent.

Il nous reste à parler maintenant des autres établissements qui intéressent encore le médecin hygiéniste, maisons d'éducation, de bienfaisance, hôpital, salle d'asile et de diverses institutions qui sont en rapport avec la pratique médicale.

Maisons d'éducation.— Le collège placé dans le faubourg des Bordes reçoit de la ville et de la campagne de nombreux élèves qui viennent y chercher les bienfaits d'une saine éducation. Des professeurs zélés et instruits y développent la vie intellectuelle et grâce à la surveillance active du principal aucun des détails de la vie matérielle ne s'y trouve négligé.

Les cours y sont spacieuses, les dortoirs bien aérés et toutes les salles d'étude facilement accessibles à l'air et aux rayons du soleil. Chaque année la ville, au prix de lourds sacrifices, a réalisé de très utiles améliorations

Outre son collège Louhans, possède une école communale primaire, une autre école dirigée par des frères de Marie et enfin, pour l'éducation des filles, le pensionnat des dames de St-Maur. Le conseil municipal a décidé en outre l'établissement d'une école communale laïque de filles.

Une salle d'asile fondée en 1857, dirigée par des sœurs de St-Vincent de Paul, reçoit plus de 150 enfants des deux sexes.

Un bureau de bienfaisance dont le budget annuel est d'environ 6,000 fr. secourt les indigents, les infirmes et subvient aux besoins des familles dépourvues de ressources.

L'hôpital. — Depuis plusieurs siècles, la ville de Louhans est dotée d'un hospice où sont reçus les malades indigents.

Le premier qu'elle posséda et qui datait de la fin du 15me siècle était situé, selon la chronique consignée dans les archives, « à la porte de la ville par laquelle on passait pour aller au comté de Bourgogne à l'ombre d'un chateau fort qui s'élevait entre les deux ponts de la Seille et du Solnan ». Il était desservi par des filles dévotes de la ville qui, sans aucun vœu ni profession, servaient gratuitement les pauvres moyennant seulement leur nourriture qui provenait des revenus de l'hôpital.

Anéanti pendant les guerres civiles qui firent peser sur la ville tant de calamités, à la fin du 16me siècle et jusqu'à la prise de Besançon en 1674 « les malheurs de ces temps renversant le sacré avec le profane et violant les lois divines et humaines, après que la ville eût été plusieurs fois ruinée et saccagée, les citoyens tués et mis à rançon et tout symbole de piété dans l'église rompu et brisé, l'hôpital fût aussi ruiné, brûlé et démoli jusqu'aux fondements ». Les habitants de Louhans « dès qu'ils eurent commencé à respirer l'air de la paix » choisirent pour le remplacer une petite maison dans la ville, sur la place de l'église, « sous l'égide de la maison de Dieu » et y mirent quelques lits pour nourrir et soulager les pauvres avec le peu de revenus que l'on pût recouvrer. Mais cette maison était située à la porte de l'église, sur le cimetière, ce ne devait être qu'un hospice provisoire. Son insuffisance et la crainte de la contagion inspirèrent la résolution de construire ailleurs un édifice plus spacieux et plus commode mais la chose ne paraisait pas facile, l'hôpital était extrêmemen pauvre n'ayant pas cent écus de rente, et dans ce petit lieu où il ne se rencontrait pas de personnes riches pouvant faire de grandes aumônes, on ne voyait pas la possibilité de commencer un ouvrage dont l'entreprise demandait des sommes considérables pour le conduire à sa perfection. On ne laissa pas pourtant « appuyé sur la providence divine de commencer et celui qui a tout fait de rien a donné tellement sa bénédiction à cet ouvrage » que l'on a vu en quatre années s'élever, grâce à de nombreux legs et à des dons de toute nature, un superbe édifice (1682) pour un hôpital commode, « avec une grande salle haute et large, ornée au bout d'un autel, dans un chœur spacieux où l'on pût célébrer les saints mystères pour la consolation des malades et les servantes des pauvres ». C'est alors que les sœurs de Ste-Marthe vinrent y établir une communauté. Aggrandi encore le siècle suivant, il devint suffisant pour les besoins de la localité.

Situé sur les bords de l'ancien fossé de la ville devenu le canal de la Sale, trois grands corps de bâtiment le composent : l'un réservé aux hommes situé parallèlement au canal est exposé à l'est, un autre destiné aux femmes, perpendiculaire au premier est exposé au midi, le troisième réservé pour le logement des sœurs et les cuisines est exposé au couchant et s'ouvre sur un jardin spacieux à la fois utile et agréable.

Les salles de l'hôpital sont vastes, hautes et larges, d'une aération facile et d'une propreté remarquable. Elles contiennent 53 lits pour lesquels le revenu de l'hôpital qui est d'environ 30,000 francs est juste suffisant. La disposition matérielle de ces lits, susceptible de certains reproches témoigne d'une hygiène nosocomiale mal comprise. Naguère encore de longs rideaux de laine rouge les entouraient et le malade se trouvait ainsi renfermé dans un espace restreint où l'air se renouvellait difficilement, conservant ainsi les exhalations morbides dont les influences pouvaient être plus ou moins fâcheuses sur la curation des maladies. Aujourd'hui, des rideaux blancs d'étoffe légère et quelques changements ont amélioré cet état défectueux.

L'hôpital n'admet pas les maladies contagieuses, vénériennes, cutanées, ni les incurables ; il ne reçoit pas non plus les femmes en couche. Toutefois, sauf des cas particuliers, des chambres spéciales sont affectées à des maladies graves ou contagieuses ou données à des malades payants.

Enfin des lits sont délivrés aux voyageurs pauvres lorsque la fatigue ne leur permet pas de continuer leur route ; on les y tolère ainsi les quelques jours nécessaires à la restauration de leurs forces épuisées.

Au nord de l'hôpital se trouvent encore la *bégutte* ou salle des morts, les cabanons pour les aliénés (là de grandes améliorations seraient à réaliser quoique le séjour des fous qu'on y renferme n'y soit jamais que provisoire) et des chambres pour le service des bains.

A l'extrémité occidentale du jardin, un nouvel hospice de date récente (1863) et dont le service se rattache au premier reçoit quelques vieillards infirmes de la ville. Le nombre des lits est de 12.

L'hôpital est desservi par des sœurs hospitalières, religieuses de l'ordre de Ste-Marthe, sous le vocable de notre dame des sept douleurs.

Les médecins attachés à l'établissement font alternativement le service de la médecine et de la chirurgie. La préparation des médicaments est confiée à l'une des sœurs ou, en cas de nécessité, à l'un des pharmaciens de la ville.

Chaque année près de 400 malades sont reçus à l'hôpital. La moyenne du chiffre des morts ne dépasse guère 20 ou 25.

Le Cimetière. — Dans une ville d'une population restreinte où les inhumations ne sont pas journalières (le nombre des décès à Louhans est d'environ 110 par an) le voisinage des morts qu'on est toujours tenté de considérer comme nuisible à la santé des vivants ne saurait avoir les mêmes inconvénients que dans les grandes villes, et la proximité du cimetière n'est généralement pas de nature à compromettre d'une façon sérieuse la salubrité publique.

Si je crois utile d'en parler ici, c'est en raison de l'établissement d'un nouveau cimetière et de certaines conditions par trop défectueuses de celui qui servit si longtemps à inhumer nos morts, à côté des dernières maisons du faubourg St-Jean.

Que de fois, chose vraiment déplorable, résultat de sa situation dans un lieu bas si humide, dans un terrain favorable aux infiltrations, on vit l'inhumation se faire dans une fosse envahie par l'eau et le cercueil surnageant sous les yeux des spectateurs émus jusqu'à ce que l'eau eut entouré le corps de celui qu'ils accompagnaient à sa dernière demeure.

On s'étonne qu'en présence de pareilles conditions d'humidité et de ce spectacle qui blessait les sentiments du public, ce cimetière devenu du reste insuffisant ait été si longtemps maintenu et que le projet si souvent formé d'en créer un nouveau n'ait point trouvé une réalisation plus prompte. L'urgence était pourtant manifeste de trouver à une distance un peu moins rapprochée de la ville, dans un lieu élevé, un terrain sec où l'on pût donner aux fosses, sans voir paraître l'eau, la profondeur de 1m 50 à 2m. exigée par les règlements.

Le champ de Bourgcha'eau, choisi par le conseil municipal et dont l'acquisition a été autorisée par décret en date du 3 avril 1879, réunit toutes les conditions désirables d'exposition, d'élévation au dessus des crues de la rivière et d'éloignement des habitations. Il est dans un lieu élevé et à l'exposition du nord nord-ouest. Les vents qui soufflent de ce côté ne sont pas chauds et humides, c'est-à-dire de ceux très favorables aux décompositions organiques et qui accroissent l'influence pernicieuse des émanations et des miasmes.

On devra le planter d'arbres suffisamment espacés, bien alignés, droits et élancés pour que leur feuillage ne maintienne pas trop d'humidité à la surface du sol. On choisira des pins, des cyprès, des ifs ou simplement des peupliers, des trembles et même des bouleaux... qui, disposés de façon à ne point gêner la circulation de l'air, contribueront au contraire à le purifier en absorbant par leurs racines et par leurs feuilles les produits de la décomposition et les gaz délétères.

L'église.— Que dirai-je de l'église dont les projets de restauration surgissent pour disparaître bientôt et dont la reconstruction n'aura qu'un avantage sérieux, celui de faire disparaître les piliers qui masquent la vue du chœur.

L'hygiène n'est guère consultée d'habitude pour la construction de ces édifices. Aussi estimons nous que notre vieille église a besoin seulement d'être rhabillée, comme on dit vulgairement. Laissée telle quelle ou reconstruite, elle restera froide et humide comme elles le sont presque toutes et d'un séjour peu salubre. Les personnes qui y font de longues stations, surtout les femmes délicates et les gens de faible complexion, y trouveront souvent, en même temps que le baume spirituel, le germe de douleurs rhumatismales, d'affections inflammatoires et catarrhales ou autres maladies de refroidissement.

L'hygiéniste qu'intéressent toutes les questions de salubrité aimerait à la voir convenablement aérée, ventilée et chauffée. Il aimerait à voir les dalles humides recouvertes, surtout pendant l'hiver, de nattes de paille ou de tapis; et un bon calorifère le flatterait davantage que ces beaux vitraux coloriés qui ne s'ouvrent jamais et ne permettent point une pénétration suffisante de la lumière et de la chaleur solaire.

Sociétés de secours mutuels.— Deux sociétés de secours mutuels existent à Louhans; celle des pompiers qui compte

50 membres environ et celle de la ville, dont peuvent faire partie tous les habitants et qui est composée de 250 membres, hommes et femmes.

Moyennant une légère rétribution payée par chaque sociétaire, ces sociétés fournissent aux malades l'assistance du médecin, les médicaments qui leur sont nécessaires et compensent l'incapacité de travail et l'absence du salaire journalier par des secours qui permettent aux familles de subvenir aux nécessités du moment.

Le conseil d'hygiène et de salubrité. — Il existe à Louhans, comme dans chaque arrondissement un conseil d'hygiène publique et de salubrité. Ce conseil s'assemble plusieurs fois par an et s'occupe des diverses questions qui ont trait à l'hygiène de la localité.

Le service médical gratuit est exercé dans tout l'arrondissement par des médecins cantonaux chargés de la visite des indigents. Ce que nous avons à dire sur cette branche de l'assistance publique trouvera sa place dans un autre chapitre.

Abordant maintenant les communes des divers cantons, nous ne chercherons point à les décrire, même succinctement. Pour le plus grand nombre, nous nous bornerons à une simple énumération. Sauf dans les bourgs plus importants la population n'y est pas aglomérée, les habitations y sont généralement éparses ou réunies en petits hameaux.

Canton de Louhans. — Le canton de Louhans aujourd'hui le plus populeux de l'arrondissement, renferme 10 communes et 15451 habitants, d'après le dénombrement de 1876. Sa superficie est de 16268 hectares, dont 9800 en terres labourables pour céréales....., etc., 3500 en prés et prairies artificielles, 35 en vignes, 2200 en bois et 20 en terres incultes.

St-Usuges, *Sanctus Eusebius* (2334 habitants, super-ficie 3184 hect.), est après Louhans la plus forte commune du canton; elle fut même un chef-lieu de canton de 1790 à 1802. Située en plaine, elle est arrosée par la Seille et la Servonne, affluent de cette rivière, a des moulins et 3 étangs, dont celui de la Vicheresse qui a 12 hectares de superficie. Le sol est argileux et sablonneux, fertile.

Vincelles, (486 hab. 562 hect.), aussi sur les bords de la Seille, dans une plaine ondulée. Au-dessus du moulin, près de l'église, deux monticules s'élèvent au-dessus de la Seille et paraissent avoir été fortifiés.

Montagny, (624 hab. 951 hect.), a son territoire en plaine qu'arrosent trois biefs qui vont verser leurs eaux dans la Seille; le village est sur une petite éminence à un demi kilomètre de cette rivière.

Châteaurenaud, *Castrum Renaldi* (1491 hab. 1823 hect.), est situé en partie sur le coteau qui domine Lou-hans, d'où l'on découvre au couchant le bassin de la Seille sur une grande étendue et à l'est sur un développement consi-dérable, les montagnes qui forment le premier plateau du Jura. Cette agréable position avait fait donner à ce village, pen-dant la révolution, le nom de Beaulieu, du nom d'un de ses hameaux. Le siècle précédent, la terre avait été érigée en marquisat, et chaque année, le jour de St-Laurent, les habi-tants étaient tenus de porter en grande pompe un gâteau au seigneur du lieu.

On croit d'après une grande quantité de débris d'objets antiques, ruines et vestiges divers, briques, monnaies, fer brûlé, vases, urnes... etc. trouvés dans des fouilles qu'une ville importante existait autrefois dans ce lieu avant la fondation de Louhans et qu'elle aurait été détruite par les guerres et par les incendies.

Châteaurenaud a comme beaucoup de communes un champ qu'on appelle la Malatière, dénomination sur laquelle nous reviendrons ; de nombreuses ruines y ont été trouvées, puits, vieux aqueducs, on suppose que ces débris provenaient de la destruction d'un vaste hôpital ou léproserie qui aurait existé dans cet emplacement.

Au hameau de Brenay on distinguait encore naguère des fragments de la culée d'un vieux pont où venait aboutir une des voies romaines qui traversaient la commune. A Seugny, il y avait deux châteaux fortifiés.

Le territoire de Château-Renaud est arrosé par la Seille, par la Vallière et par un de ses affluents la Blainette. La nature du sol est très-variée, argileuse sur divers points, sur d'autres argilo siliceuse et sablonneuse. La terre est fertile. Au voisinage de Louhans les terrains sont en jardins dont les produits approvisionnent la ville. Les cultivateurs les plus rapprochés la fournissent de laitage.

Ratte (712 hab. 899 hect.) est en plaine, arrosée aussi par la Blainette et par des biefs, des ruisseaux, ceux de l'étang du Villars et de l'étang des claies qui font mouvoir des moulins Le sol argileux et sablonneux convient aux diverses céréales. Cette commune était autrefois une annexe du Fay.

Bruailles (1242 hab. 2236 hect.), entre la Vallière et le Solnan, plaine à sol généralement argileux, avec alluvions dans les vallées des deux rivières. La vallée de la Vallière comprend une grande surface de terrains sablonneux très-riches. Etangs et moulins.

Chapelle-Naude (817 hab., 1906 hect.), petit village en plaine, sur les bords de Sâne-la-Morte; fut appelé du nom de cette rivière, en 1794. Terrains d'alluvion; plusieurs étangs. La rivière, en traversant la commune, y fait une multitude de sinuosités.

Le Solnan, qui coule aux pieds du château de Promby, limite au nord-est le territoire de Chapelle-Naude.

Sornay (1644 hab., 1812 hect.), en aval de Louhans, entre les rivières de Seille et Sâne-la-Morte, sur la rive gauche de la Seille que domine le gracieux coteau de Lusigny, un de ses hameaux. Terrains d'alluvion, prairies, terres sablonneuses et argileuses.

Branges (1935 hab., 2459 hect.), sur la rive droite de la Seille, petit port d'entrepôt; fut chef-lieu de canton de 1790 à 1802. — Plaine mamelonnée, terrain varié, sol fertile, alluvions modernes, belles prairies, sables.

Le bourg est situé sur le bord de la Seille, au pied d'un coteau sur lequel est construite l'église. D'anciens vestiges découverts font croire que ce lieu a dû être habité dès la plus haute antiquité. Une léproserie de St Thomas existait à Branges; les terres en furent données en 1736 à l'hôpital de Tournus où fut fondé un lit pour les malades de Branges. Il y avait aussi un château fort et selon les termes d'un terrier de 1543 qu'on peut consulter encore aux archives de la mairie, les habitants de Branges étaient obligés, lorsque les femmes des seigneurs étaient en couches, de venir, les uns avec des hallebardes, d'autres avec des bâtons, battre l'eau dans les fossés du château pour empêcher les grenouilles de coasser.

Un de nos compatriotes, M. Gaspard de St-Etienne a publié en 1860, dans les mémoires de la société d'histoire et d'archéologie de Chalon-sur-Saône une très-intéressante notice sur le village de Branges, son antiquité et les chartes de ses anciennes franchises. Nous en donnons quelques extraits.

Seigneurie importante, Branges fut d'abord une Baronnie en franc-alleu, et le sire ne relevait que de Dieu et de son épée. Mais dès le 13ᵐᵉ siècle, la plupart des seigneurs du pays se rendirent vassaux du duc de Bourgogne et lui durent l'hommage féodal. La seigneurie de Branges resta ainsi sous la suzeraineté du duc de Bourgogne pour passer ensuite sous celle du roi de France lorsqu'à la mort du duc Charles le Téméraire le roi Louis XI se saisit de son vaste héritage ; puis, comme toute la province, ce pays fut ravagé pendant les guerres civiles et de religion.

Dès le moyen âge il s'était établi autour du château un *bourg* clos, qu'on a pu qualifier du nom de *ville*, et plus tard d'autres dépendances importantes, le *bourg-neuf*, celui de *la Roche*. etc.

Avant le 13ᵉ siècle, les habitants comme ceux de tout le duché et Comté de Bourgogne, étaient tous *serfs et main mortables*, ne pouvant transmettre leurs biens qu'en ligne directe ; s'ils mouraient sans enfants, le seigneur leur succédait bien qu'ils eussent des frères, des neveux, des parents. Mais dès 1256, à peu près à la même époque que furent aussi accordées à la ville de Louhans ses franchises, immunités et privilèges, nous voyons le sire de Branges affranchir les habitants des *bourgs* de la main morte, des corvées, de beaucoup d'autres droits féodaux et leur accorder plusieurs privilèges, cherchant probablement par ce moyen à peupler les environs de son château en y attirant des habitants ; ceux du restant de la Seigneurie *de la terre plaine* demeuraient serfs et main mortables comme devant.

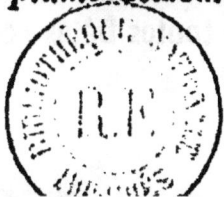

Les détails que l'on trouve dans l'acte de 1256 et dans les terriers de 1538 et de 1602 sont dignes d'intérêts. Nous en reproduisons quelques-uns d'après le travail de M. Gaspard.

Droits et privilèges de la franchises. — La Franchise de Branges, quoique son nom semblerait l'indiquer, n'était pas tout-à-fait un franc-alleu, elle n'était pas entièrement exempte de toutes charges seigneuriales, mais néanmoins jouissait de beaucoup de privilèges et de droits inconnus dans la Terre Plaine. En voici quelques-uns, d'après l'acte de 1256 et d'après les terriers.

1. La Franchise était un *asile* inviolable pour les étrangers poursuivis à cause de dettes ou autres motifs, excepté les cas d'homicide ou de vol.

2. Il était défendu *aux gens du seigneur* soit d'y frapper quelqu'un, soit d'entrer et de loger chez aucun bourgeois ou habitant contre sa volonté, soit de lui enlever aucune chose de force, à peine d'amende et d'expulsion du château pendant un an.

3. *Exemption des droits féodaux* de mainmorte, de corvées, de retenue, de péage, couponnage, passage, avalage, hallage etc.

4. *Exemption de toute dime* dans le vieux bourg seulement.

5. *Droit de vaine pâture*, depuis le 15 août au 11 novembre, dans les bois Lichot, de Chise et de la Chaux, lorsqu'ils n'étaient pas en ban ou en réserve.

6. *Id.* Dans la prairie, après la récolte des foins, ou seulement après celle des regains, dans quelques prés, depuis le 9 octobre au 25 mars.

7. *Droit de bois-mort*, sans usages d'instruments de fer ou autres, dans les trois pièces citées en l'art. 5, même avec faculté d'y prendre de la terre.

8. *Droit de chasser* toutes bêtes à cor et à cris de chiens, et

non autrement, mais avec obligation de proposer au seigneur les belles pièces de gibier à acheter.

9. *Droit de pêcher* dans la Seille, à tous engins, à pied et sans bateau, au moyen de filets n'excédant pas en longueur trois toises de sept pieds et demi, avec défense de prendre des poissons trop petits, comme brochets au-dessous d'un demi-pied de longueur; et encore avec obligation d'offrir au seigneur les gros poissons et les belles anguilles à acheter.

10. *Droit de se réunir* pour bals, danses, prix, parties de plaisirs ou de spectacles quelconques.

11. *Droit de faire naiser* le chanvre dans la Seille devant les moulins, et d'y *abreuver* le bétail.

12. *Droit du crible* au moulin, moyennant une maille chaque fois.

13. *Droit d'élire un prévost*, pour surveiller la viande dans les boucheries.

Charges seigneuriales de la franchise. — Malgré tous les privilèges qui précèdent, les habitants de la Franchise de Branges étaient assujettis aux servitudes et aux devoirs qui suivent :

1. Ils étaient tenus, comme ceux de la Terre-Plaine, au *droit d'indire*, c'est-à-dire de payer double cens et double redevance quelconques : 1° en cas de chevalerie ; 2° en cas de mariage de fille ; 3° en cas de voyage en terre sainte ; 4° en cas d'acquisition de terre ; mais un traité fut fait à cet égard avec le baron *Cl. de la Chambre* sur la fin du XVIe siècle.

2. Ils devaient les *cens* en argent, froment et avoine.

3. Ils étaient sujets *aux épaves* ou confiscation des choses perdues.

4. Aux *lods* pour ventes, réduits aux sixième du prix de celles-ci, au lieu du tiers de la Terre-Plaine.

5. Aux *amendes* de police et de justice, mais réduites à la moitié de celles dues par les Forains et payayables en sols estevenants au lieu de sols tournois, c'est-à-dire 14ˢ 9ᵈ, au lieu de 20ˢ par livres.

6. Au *droit de toise* du frontispice de chaque maison dans le vieux bourg seulement, à raison d'un blanc ou 4 deniers estevenants par toise. Mais ce droit avait cessé d'être exigé depuis le sac de 1478.

7. A la *dîme du vin de provision*, c'est-à-dire à un impôt de 4 deniers pour chaque provision.

8. A *l'entretien des ponts du Bourg*, au moyen du dixain ou dîme du vin vendu en détail.

9. A *la montre d'armes* pour la garde de la foire de Sainte-Magdeleine.

10. Au *guet* en tout temps au vieux bourg, quand il existait, et en outre au *charguet* en l'église, en cas de péril évident, ou lorsqu'il était commandé par le gouverneur de la province ; le tout à peine d'amendes ou de douze deniers.

11. Au *droit de langues* de bœufs ou vaches tués à la boucherie et *du jambon de derrière* des porcs, à l'exception du premier bœuf tué pour le jour de Pâques et du dernier tué en carnaval, comme encore à l'exception de ceux nourris plus de 15 jours à la maison.

12. Au *Treuil* ou *Pressoir banal* ; mais en 1602 les vignes de la Franchise étaient déjà arrachées.

13. Aux *fours banaux*, qui, dans le principe, étaient chauffés et entretenus par le seigneur moyennant un pain par fournée de seigle et deux deniers et un demi-blanc par bichet de froment. Mais déjà en 1538, ils étaient chauffés par les habitants, et le droit du seigneur ne consistait en 1602 qu'en un 24ᵉ pain, ensuite d'un traité avec le baron Cl. de La Chambre.

8° *Charges seigneuriales de la Terre-Plaine.* — Les droits seigneuriaux pesaient bien plus lourdement sur les habitants de la Terre-Plaine, comme on en va juger. En effet, sans compter les *cens* (1), les *épaves* et *le droit d'indire aux quatre cas*, qui leur étaient communs avec les bourgeois de la Franchise, ils étaient assujettis à ceux qui suivent :

1. *La main-morte,* telle que les parents ne pouvaient succéder qu'aux meubles des décédés en Terre-Plaine ; qu'ils n'héritaient aucunement en cas de mort hors d'icelle, mais le seigneur en leur place ; qu'ils ne pouvaient vendre leurs immeubles à aucune personne franche, à peine de confiscation ; que leurs biens appartenaient au seigneur en cas de mort sans enfants ou sans parents communiers avec les défunts, comme encore en cas d'absence et d'abandon de domicile hors de la seigneurie pendant un an et un jour ; que cependant, dans ce dernier cas, ils pouvaient les récupérer par leur retour pendant le délai de dix ans, en payant les frais de séquestre, de réparations, les cens, rentes et dettes quelconques. Ces pauvres serfs furent déboutés, par un arrêt du parlement rendu en 1474, de leur prétention à être francs.

2° *Lods,* au tiers du prix de vente.

3° *Retenue* ou rechapt des fonds vendus à bon marché.

4° *Geline* ou poule de feu, due chaque année à carême-entrant.

5° *Corvées* à bras dues par les journaliers, et à voitures et charrues dues par les cultivateurs, pour exploitation et transport des bois, foins, blés et vins à l'usage du seigneur, telles qu'elles furent réglées par un arrêt du parlement de Dijon, en l'an 1507, et sans préjudice des travaux nécessaires quel-

(1) Outre les cens du seigneur local, les propriétaires de douze soitures de pré, dites en *Nusilly*, dans la prairie de Branges, devaient à l'abbaye du Miroir deux livres de cire par an. Cette redevance, créée par un titre de 1424, fut confirmée par un arrêt en 1719.

quefois pour les *menus emparements, réparations et fortifica-*
tions du château. Mais au reste ces corvéables ne pouvaient
être astreints à aucune corvée pour les officiers, gruyers, receveurs ou autres employés du seigneur.

6° *Dîme* du froment, du seigle, de l'orge, de l'avoine et
des fèves, à raison de la 15e gerbe, dans toute la paroisse de
Branges, excepté sur les terres de la cure, cultivées par le
curé ; mais ce dernier avait, comme on a vu, le 8e de cette
grande dîme, et le prêtre chargé du service de la chapelle
Ste-Catherine et de Ste-Barbe avait la moitié des sept autres
huitièmes, de manière que l'autre moitié seule revenait
au Seigneur (1); celui-ci dîmait aussi *le panis* et *le millet* au
15e boisseau sur les greniers, à l'époque de la St-Martin, ainsi
que le *chanvre* naisé et sec à la 15e masse. Les titres ne
parlent pas de la dîme du maïs et du sarrasin, parce que la
culture n'en a été introduite qu'après 1602, c'est-à-dire de
1613 à 1640 environ, comme l'auteur l'a établi ailleurs ; elle
y prit la place du panis et du millet, et le mode de dîmer
ceux-ci fut probablement appliqué aux nouvelles récoltes,
sans que néanmoins l'auteur de cette notice sache rien de
positif à cet égard pour la localité même de Branges. Le
seigneur de ce lieu avait encore différentes proportions de
dixme à Montret, à Juif et à Savigny-sur-Seille.

7° *Dîme des oisons,* à raison d'un sur dix, mais nulle au-
dessous de dix.

8° Blairie, ou droit de deux gerbes de seigle par feu ou
ménage de laboureur, avec un blanc et demi d'argent et

(1) En 1534, Jean de Lugny et Catherine de St-Trivier, sa femme,
vendirent la moitié de la dîme de Branges, leur appartenant (l'autre
moitié étant propre au chapelain de la *chapelle de Lugny*) à Charles
de Bouton, seigneur du Fai et de Bois-Juban, qui en reprit de fief en
1535. Mais cette moitié fut sans doute rachetée, puisque les terriers de
1538 et 1602 l'attribuent toujours au seigneur.

des œufs, le lundi de Pâques, en valeur de deux deniers, le tout pour salarier *le blayer* ou garde-champêtre ; à défaut de payer ce dernier au jour du terme, on lui devait un dîner de pain, de fèves et de lard ; mais d'ailleurs il était responsable des mésus, sauf son recours contre les mésusants, et il devait livrer au château six fardeaux de *joncs*, la veille de l'Ascension.

9° *Guet* ou *garde* au château, à cause du droit de retraite en icelui.

10° *Charguet* au clocher, encore pratiqué lors des guerres de la fin du XVIᵉ siècle.

11° *Montre et rendue d'armes*, au moins une fois par an.

12° *Voiturage et élévation du signe patibulaire*, lorsqu'il se trouvait tombé.

13° *Amendes* de police et de justice doubles de celles de la Franchise.

14° *Interdiction de la chasse.*

15° *Id. de la pêche.*

16° *Id. des assemblées* ou réunions pour bals, danses, prix, spectacles, etc..., à défaut de permission accordée moyennant finance.

17° *Dime de vin* à la quinzième pinte.

18° *Assujettissement aux tarifs de péage, avalage, pontonnage, passage, hallage, couponnage et ventes* aux marchés et foires de Branges, lequel droit de péage et pontonnage était loué en 1602 moyennant 20 écus (1).

19° *Id. à passer les actes* devant les notaires de la seigneurie; mais cette servitude avait cessé avant 1602, par l'effet d'un édit du roi.

20° *Id. à moudre aux deux moulins bannaux.*

(1) D'après un titre de l'an 1280, le seigneur de Branges avait aussi un droit sur le péage royal de Mâcon, à cause de la navigation de la Seille.

Justice, Délits, Contraventions, Amendes. — Le seigneur de Branges avait la justice haute, moyenne et basse dans tous les lieux composant la seigneurie.

Les amendes au profit du seigneur variaient selon les crimes, délits ou contraventions.

Elles étaient d'une demi-maille ou demi-obole, d'une pougeoise ou d'un gadrain, pour dégât causé par un oison dans un champ ou dans un pré.

Elles étaient d'une maille ou obole entière pour une mère oie trouvée en même délit, comme encore pour vente de viande de mouton ou de cochon le samedi après vêpres et le dimanche ; mais cette dernière amende était appliquée au luminaire de l'église.

Elles étaient d'un denier contre les cabarets qui vendent du vin le samedi après vêpres, ainsi que le dimanche, et de même contre les bouchers qui vendaient de la viande de bœuf les mêmes jours : cependant il y avait exception en faveur des voyageurs, et ces amendes étaient également destinées au luminaire de l'église.

Elles étaient de quatre deniers payables au blayer, pour bêtes prises dans une forêt. Si cette bête était délinquante ailleurs, le dommage devait être réparé d'après l'évaluation faite par des prud'hommes.

Elles étaient de douze deniers ou d'un sol, pour refus de guet et garde au château.

Elles étaient de trois sols, 1° pour coups ou contusions sans effusion de sang....; 2° pour simples coups de poing; 3° pour dommages causés de jour aux jardins, vignes, prés, champs et clôtures....; 4° pour plainte et dénonciation dépourvues de preuves....

Elles étaient de cinq sols pour soufflet ou coup de poing avec la paume de la main.

Elles étaient de sept sols pour vente de viande corrompue, ou de viande de truie comme viande de porc.

Elles étaient de soixante sols: 1º pour blessure avec effusion de sang....; 2º pour coup de pierre....; 3º pour vente à faux poids et à fausse mesure....; 4º pour dommages aux jardins, champs. prés. vignes, et clôtures pendant la nuit ...; 5º pour faux témoignage....; 6º pour dégainement d'épée ou de couteau, sans blessure....; 7º pour adultère, mais seulement à l'égard de l'homme surpris.

Enfin, elles étaient arbitraires, ainsi que la peine corporelle, à la discrétion du seigneur, ou du juge, ou de quatre prud'hommes : 1º pour viol de jeune fille....; 2º pour blessure, avec effusion de sang non suivie de mort....; 3º pour injure à un bourgeois ou autre individu... ; 4º pour jet de pierre contre une personne et au-delà, sans l'avoir atteinte....; 5º pour vente de viande et de vin, ainsi que pour jeux et tenue de jeux, pendant l'office divin, les jours de fêtes et de Dimanches.

10 Au reste les enfants âgés de douze ans et au-dessous, qui avaient commis des délits, n'étaient pas passibles d'amendes.

10 D'un autre côté n'était pas amendable non plus la tierce personne qui châtiait et corrigeait ceux qui diffamaient les gens de bien. « Si un ribaud ou une ribaude, macquereault ou macquerelle, ruffien, ruffienne, dit la version du XVIᵉ siècle, en langage vulgal de la Chartre des franchises de 1256, injurie par aggression aucungs dudit Branges et Franchise, homme ou femme de bien, ou les diffame, et par eulx est batu par manière de castigation, il n'est esmendable envers le sieur. » Autrement, on lit dans le terrier de 1602 : « Si quelque ribaud ou ribaude, ruffien ou ruffienne, garce publique, de paroles injurieuses vient à diffamer un homme de bien, et que quelque autre pour eulx, pour les châtier, les frappe, il ne sera tenu à nulle peine envers le seigneur. »

90 Il existait de sages règlements de police à Branges; notam-

ment à l'égard des marchands, des bouchers, des boulangers et des cabaretiers. Ainsi, les viandes tuées dans les boucheries devaient être visitées par le prévôt nommé par les bourgeois, à peine d'amende. Ainsi les boulangers devaient vendre du pain de bonne qualité, sinon être admonestés sévèrement à l'église, et leur mauvais pain être distribué aux pauvres. Ainsi, il était défendu aux bouchers, à peine d'amende, de tuer et de vendre de la viande le dimanche ou les jours de fête, et même le samedi après vêpres, sinon aux voyageurs et aux malades. Une pareille défense était faite à tous les marchands en général. Cependant, dès le commencement du XVIIe siècle, le juge ne pouvait condamner à une amende arbitraire les bouchers, les cabaretiers et joueurs en délit pendant les offices des dimanches et des fêtes, que lorsqu'il existait un réglement prohibitif.

Une disposition d'une autre nature existait à l'égard du défrichement des bois du seigneur. Si ce baron le permettait 1° deux deniers mâconnais par charrettée ou cadron de foins, lorsqu'on y établissait un pré. ; 2° quatre deniers par muid de vin, si on y plantait de la vigne....; 3° la dîme, la onzième gerbe, si on en faisait une terre labourable.

2e Canton de Beaurepaire. —

Le canton de Beaurepaire qui touche à l'ouest celui de Loubans, s'étend à l'est jusqu'au département du Jura. Il renferme 7 communes et une population de 9431 habitants. Sa superficie est de 12531 hectares dont 7000 environ en terres labourables, 2500 en prés, 2300 en bois, 20 en vignes et près de 200 en étangs.

Beaurepaire en Bresse

(868 hab.) 1034 hect.) situé en plaine, entouré de bois de tous côtés, a plusieurs étangs. Le sol est argileux et sablonneux, quelques

parties marneuses. Le village, dans sa partie située sur la route nationale de Louhans à Lons-le-Saunier, présente un aspect assez agréable. *Beal repaire en Broisse* est cité dans un acte de reconnaissance de fief de 1229. Le château de Beaurepaire réparé à la moderne était anciennement fortifié.

Le Fay (1272 hab., 2045 hect.) en plaine, les principaux hameaux de la commune sont bâtis sur de petites éminences formées par les ondulations du terrain. Etangs, biefs; sol argileux, froid et humide, quelques terrains marneux. La plaine devait être autrefois très marécageuse.

On reconnait l'emplacement et des vestiges de l'ancien château qui était flanqué de 11 tours et dont les caves ou souterrains servaient pendant les guerres du 17eme siècle à renfermer les prisonniers comtois.

Montcony (722 hab., 1061 hect.) sur le bord de la Seille; sol argileux et sablonneux, étangs; bief de la Boissine, maisons éparses dans la plaine; sur le coteau qui domine la vallée de la Seille, l'église et le château dont on remarque l'épaisseur des murs et la forme gothique.

Saillenard (1600 hab., 1768 hect.) dans une plaine boisée. Plusieurs étangs, biefs. Sol argileux et sablonneux, fertile.

Savigny-en-Revermond (2111 hab., 2709 hect.) situé sur les coteaux du Revermond; au bas du village coule la Vallière. Plusieurs moulins sur cette rivière, sur des biefs et sur l'étang de Villeron renommé par le poisson qu'il nourrit. Sol d'une grande fertilité, argileux et sablonneux, quelques parties marneuses; bonnes prairies.

Savigny était considérable autrefois. Il avait forteresse, château, bourg, faubourg, vieille ville, halles et appartenait, selon le procés verbal de délimitation de 1612, à la souveraineté du roi de France. Nous avons pu voir sur son territoire les bornes qu'on appellait *Bornes de France*. A l'est le *fief du roi* formait la limite du duché de Bourgogne.

Un singulier usage existait autrefois dans ce pays. La veille de la St-Jean, les habitants y célébraient la *fête des cornards* et de différents côtés accouraient en groupes nombreux Comtois, Bressans, Bourguignons. La fête avait lieu la nuit à la lumière des torches et des lanternes. Les hommes se réunissaient et se rendaient en procession, au son d'un cornet de vacher, dans un pré nommé le préau, et avec une joie bruyante et des huchements retentissant au loin ils dansaient autour d'une tête de bœuf armée de ses cornes, piquée au bout d'une perche et portée ainsi en guise de bannière par le dernier des mariés.

Sagy (2592 hab., 3392 hect.) situé en plaine, arrosé par la Vallière, la Folatière, la Blainette. Plusieurs étangs existaient dans la commune ; presque tous ont été desséchés. Le sol est argileux et sablonneux. Quelques uns des hameaux sont situés dans des positions agréables.

Sagy était autrefois une importante chatellenie, avec château, donjon, tours. Le bourg fût souvent dévasté et brûlé.

Sous l'ancien régime, de singulières et fort curieuses coutumes existaient aussi dans cette localité. Il y avait un tarif d'indemnités pour les injures et voies de fait. Il en coûtait 3 sous pour un coup de poing, 5 sous pour un soufflet, 60 sous pour un adultère. Si les coupables ne pouvaient payer l'amende ils devaient parcourir, tout nus, le village, *trolabuntur nudi per villam.* Cet usage existait du reste dans bien des villages de la Bresse; mais, dans quelques localités, pour ménager la pudeur des femmes, on leur permettait la chemise *usque ad mamellas, ne appareant naturalia*. A Sagy on n'avait pas les mêmes égards ; d'après les statuts de 1396, elles devaient courir absolument nues ou payer l'amende.

St-Martin-du-Mont (266 hab., 526 hect.) territoire en plaine ; le village ou plutôt l'église que dessert le curé de Sagy est sur une petite éminence ou monticule au bord de la Vallière qui fait mouvoir un moulin et arrose de belles prairies.

3° Canton de Cuiseaux. — Le canton de Cuiseaux qui forme l'extrémité sud-est de l'arrondissement de Louhans touche à l'est le département du Jura et au sud le département de l'Ain. Il renferme 9 communes et 10521 habitants. Sa superficie est de 15751 hectares dont 7000 en terres labourables, 4000 en prés, 3100 en bois, 240 en vignes et 200 en terres incultes.

Cuiseaux (1559 hab., 2126 hect.) dans un joli vallon au pied des montagnes qui forment le premier chaînon des monts Jura, sur la limite du Jura, de l'Ain et de Saône-et-Loire, en vieux style sur la frontière de la Franche-Comté et de la Bresse. Par une assez brusque transition du terrain, le territoire de la commune se divise en deux parties très distinctes : la plaine et la montagne, la première se rattachant à la Bresse par la nature et les produits du sol, la seconde se caractérisant déjà par la différence dans le terrain, la culture et jusque dans les mœurs et le caractère des habitants. Montagnes à l'est, très élevées, notamment celle de Mont-Février, qui le sépare du Jura. Elles donnent naissance à des sources abondantes et saines qui alimentent plusieurs fontaines publiques. Dans la partie basse, aux abords de la ville, sont des terrains d'alluvion, avec cultures très variées; dans la partie haute du territoire, l'étage inférieur du terrain jurassique, plusieurs carrières de pierres à bâtir et à chaux. Quelques sites d'aspect agréable et pittoresque. Industrie agricole. Élève du bétail et de la volaille, froment, maïs... etc, marrons de bonne qualité.

Cuiseaux, ville frontière de Bourgogne, formant enclave dans la Franche-Comté était fortifiée, entourée de murailles et avait quatre portes dont il reste encore une. Elle a souvent éprouvé les effets désastreux des guerres, fut plusieurs fois incendiée et saccagée pendant les guerres de religion et subit encore dans ce même 16eme siècle les fléaux de la peste et de la famine. L'annuaire historique de Saône-et-Loire énumère tous les désastres auxquels elle fut en butte, ainsi que plusieurs places du pays de Bresse. Les habitants durent fuir la ville pour se soustraire aux excès commis par les bandes qui infestaient le pays. Le fameux Lacuzon, partisan franc-Comtois, non seulement pillait la ville et les environs mais il se livrait aux plus barbares cruautés. On montre encore le rocher d'où il faisait précipiter les malheureux habitants qui ne pouvaient lui payer de rançon. Une sculpture qui dans le chœur de l'église décore les panneaux des stalles rappelle un trait de son histoire quand elle tomba au pouvoir des Impériaux. Les habitants se défendaient vaillamment, mais ils se laissèrent persuader par un capucin de St Amour qui vint les engager à se rendre, les assurant qu'il ne leur serait fait aucun mauvais traitement. L'ennemi ne fut pas plutôt introduit dans la ville qu'il y commit toutes sortes d'exactions et de cruautés. Pour rappeler ce fait, l'artiste au milieu de figures grotesques et fantastiques, a représenté un renard affublé d'une longue robe et d'un capuchon de moine, un chapelet dans une patte, ayant l'autre étendue, la gueule ouverte, l'attitude d'un prédicateur. Des poules semblent l'écouter avec attention et se pressent pour l'entendre. Elles ne s'aperçoivent pas qu'il en a déjà saisi une dont on voit la tête sous un des plis de sa robe.

Cuiseaux a un hôpital qui contient 18 lits et qui a environ 8000 francs de revenu.

Flacey-en-Bresse (1141 hab., 1358 hect.), le bourg situé en plaine ainsi que les hameaux. Le territoire est traversé par la Vallière, la Sonnette, la Folatière et des biefs; terrains d'alluvion.

Près de l'église, au Châtel, exista une maison forte, château ou camp retranché, sur un monticule actuellement en culture.

Le Miroir (1085 hab., 1832 hect.) en plaine, arrosé par la petite rivière de Gizia qui traverse le bourg du Miroir où elle reçoit le ruisseau venant de Cuiseaux. Sol en grande partie sablonneux, argileux en d'autres points ; bois et forêts. Volailles très estimées.

Il y avait autrefois au Miroir une célèbre abbaye datant du 12ème siècle, avec une vaste et belle église où l'on voyait de riches vitraux portant de très-curieuses peintures : un diable, sous la forme d'une jeune femme, donnant la discipline à un religieux ; un autre déguisé en renard, levant la queue et d'un souffle impur éteignant la lampe d'un moine en prières. Il ne reste de l'antique édifice qu'une église amoindrie qui tombe en vétusté et dont la démolition est projetée. Les bâtiments de l'ancienne abbaye dont il semble qu'il y a encore des souvenirs de tout genre dans le pays ont été aliénés pendant la révolution de 1793 et renversés de fond en comble.

Frontenaud (1117 hab., 1519 hect.) situé dans une plaine mamelonnée, sol sablonneux, argileux, marneux en certains points ; arrosé par la petite rivière de Gizia et le ruisseau de la Dourlande qui s'y réunit avant de se jeter dans le Solnan qui limite la commune à l'ouest. Quelques sources donnant une très bonne eau. Comme dans presque toute la Bresse, élève des bœufs et porcs gras ; volailles renommées.

La plaine est très-ondulée. Le village et l'église sont sur une petite éminence. La partie de la commune, à l'est, qui domine la vallée où l'on voit le Miroir dépendait autrefois de sa vieille abbaye. C'est là où M. Logerotte a fait construire au hameau dit les Crozes, une belle habitation d'un style à la fois élégant et sévère rappelant le mode italien.

Varennes St-Sauveur (2088 hab., 3016 hect.) sur les bords du Solnan, arrosé aussi par un affluent de cette rivière, le Sevron qui passe près du bourg. Trois étangs ; celui de Niat produit de beaux poissons. Sol très-accidenté, terrain argileux, en certains points sablonneux, terrain blanc. Bœufs et porcs gras, volailles très estimées.

Vestiges d'anciennes constructions féodales.

Dommartin (1276 hab., 1886 hect.), arrosé par le Solnan et des biefs et ruisseaux. Trois petits vallons ouverts du sud au nord découpent son territoire.

Condal (916 hab., 1644 hect.), arrosé par le Solnan qui se grossit du ruisseau de Besançon, le village sur une éminence près de leur confluent. Sol argileux en majeure partie, le reste en sable siliceux.

Joudes (528 hab., 1116 hect.) territoire accidenté,

boisé, avec sources et un petit ruisseau, s'abaissant à l'ouest vers la plaine, s'élevant à l'est pour former le premier échelon des Monts Jura. Terrain déjà de nature calcaire.

Champagnat (811 hab., 1255 hect.), sur le versant du premier plateau du Jura séparé à l'est du déparpartement du Jura par le mont Février qui atteint 612 m. de hauteur. Territoire accidenté aspects pittoresques, roches de Prouillat, vallées, fontaine d'Arbuans. Carrières de pierres, sol calcaire dans la partie haute, argileux et sablonneux en plaine ; bons prés arrosés par les biefs de Louvaret et de Prouillat. Chataignes et marrons renommés, préférables à ceux dits de Lyon.

4° Canton de Montpont. — Le canton de Montpont, entre les cantons de Cuiseaux, de Louhans, de Cuisery, touche du côté du sud à l'arrondissement de Mâcon et au département de l'Ain. Il renferme 5 communes et 7312 habitants. Sa superficie est de 10057 hectares dont 5300 en terres labourables. 2300 en prés, 1500 en bois, 10 en vignes.

Montpont. *Mons pavonis ou Mont-paon* (2731 hab., 3745 hect.) En plaine légèrement accidentée qu'arrose la petite rivière de Sâne-la-Vive, a aussi plusieurs étangs et moulins. Les étangs étaient autrefois très-nombreux dans cette commune, mais la plupart ont été convertis en prés ou mis en culture. Sol argileux. Des quatre châteaux qui existaient anciennement à Montpont, un seul, celui de Dureial, a laissé des ruines apparentes rappelant une maison forte.

Ste-Croix (1322 hab., 2087 hect.) village arrosé par le Solnan et Sâne-la-Morte, dans une plaine coupée par de petits coteaux sur lesquels sont bâtis quelques hameaux. Sol d'alluvions, siliceux et sablonneux, argileux en quelques points, quelques terrains marneux.

Des châteaux et une forteresse ont existé dans ce pays; la hauteur qui domine le bourg a conservé le nom de *Citadelle.*

Sous la révolution, Ste-Croix changea son nom contre celui de *Solnan,* du nom de sa rivière.

Ménetreuil (1000 hab., 1504 hect.) Sol argileux, sablonneux en quelques points, le village est sur un plateau légèrement accidenté, limité au nord par Sâne-la-Morte qui se réunit à Sâne-la-Vive près du hameau de Montjay, formant alors la rivière de Sâne.

Chapelle Thècle (1377 hab., 1658 hect.) Sol d'alluvions et sol argileux, le village sur une éminence au bas de laquelle coule Sâne-la-Vive qui se grossit des biefs de plusieurs étangs.

Sous la révolution, cette commune prit le nom de *Sâne-la-Vive,* sa rivière.

Bantange (983 hab , 1073 hect.) entre la Seille et Sâne-la-Morte. Prairies, terres sablonneuses et alluviales; dans la partie haute de la commune, terres blanches reposant sur l'argile.

Le hameau des Dallemands révèle l'existence d'un ancien château.

5°. Canton de Cuisery. — Le canton de Cuisery qui touche à l'est celui de Montpont, va au sud jusqu'au canton de Tournus et à l'ouest jusqu'à la Saône qui le sépare de l'arrondissement de Châlon. Il renferme 10 communes et

9763 habitants. Sa superficie est de 10789 hectares, dont 5000 en terres labourables, 2800 en prés, 1200 en bois, 90 en vignes et 180 en terres incultes.

Cuisery. (1666 hab. 1129 hect.), près des bords de la Seille, sur le sommet d'une petite colline d'où l'on découvre un vaste et beau paysage; la Seille vient baigner le pied du coteau après avoir serpenté à travers de belles prairies. Sol sablonneux en grande partie, quelques terres argileuses, alluvions dans les parties basses dans la vallée de la Seille, terrains très fertiles.

Ancienne châtellenie royale, Cuisery avait autrefois murailles avec tours et château fort, le châtel du sire de Bagé; et cette petite ville, dans ce pays de Bresse, pays frontière où s'élevaient tant de châteaux et où l'on guerroya tant, dût, dans les 15me, 16me et 17me siècles, subir de grands désastres et être plusieurs fois assiégée, pillée, saccagée. L'histoire de Cuisery est celle de tout le pays. Les guerres des Comtois, les dissensions religieuses y portèrent partout le trouble et la désolation. En 1568, Cuisery était pris d'assaut par les calvinistes et dans le sac de la ville 6 prêtres y furent égorgés. N'était-ce pas aussi à peu près à la même époque qu'à Loubans, des habitants entraînés dans le calvinisme et excités par le fanatisme des haines religieuses, tuaient le curé. Et peu de temps après, les deux villes étaient saccagées par les ligueurs de la Sainte union catholique. La contrée ne put recouvrer la paix qu'après la réunion des provinces limitrophes à la France, qui, éloignant le théâtre des combats et donnant au pays plus de calme et de tranquilité, lui permit peu à peu de se relever de ses désastres.

Cuisery a un hôpital récemment fondé, qui a 12 lits de malades, 4 de vieillards et infirmes, avec un revenu de 9000 francs.

Rancy (613 hab., 576 hect.) sur la rive gauche de la Seille, sol en grande partie sablonneux, belles prairies.

Jouvençon (703 hab., 630 hect.) entre la Seille et la Sâne, sol argileux et sablonneux.

La Genête (827 hab., 1158 hect.) sol argileux et sablonneux. La Sâne se jette dans la Seille à la limite des territoires de Brienne et de la Genête.

Brienne (563 hab., 566 hect.) en plaine, entre la Seille et la Sâne, sol argileux et sablonneux.

Huilly (744 hab., 1211 hect.) sur la rive droite de la Seille, dans une position agréable sur les coteaux qui accidentent la plaine et qui ont vue sur la vallée de la Seille et ses prairies, sur une vaste étendue. Un de ses hameaux, Molaise, autrefois commune, a été réuni à Huilly en 1823. Terrains fertiles, alluvions. Biefs du moulin du Roi et de l'étang de la Folie.

Loisy (1176 hab., 1163 hect.) sur un coteau, près de la rive droite de la Seille. Sol généralement argileux et sablonneux. Dans la plaine, entre Loisy et Simandre, se trouvent plusieurs de ces mottes de terre, tertres ou tumuli, qu'on rencontre du reste très fréquemment dans la Bresse, où l'on a trouvé des armes et des ossements et qui semblent attester que des évènements militaires importants se sont passés dans nos plaines à une époque très-éloignée de nous, du temps des Gaulois.

L'Abergement-de-Cuisery (926 hab., 796

hect) en plaine, sol sablonneux ; tertres ou tumuli faisant suite à ceux des prairies d'Ormes et de Simandre.

Ormes (788 hab., 980 hect.) situé près de la rive gauche de la Saône et sur un petit coteau d'où l'on jouit d'une vue très-étendue. Sol sablonneux, Vestiges d'ancien château, de constructions romaines ; tumuli.

Simandre (1757 hab., 2379 hect.) sur un plateau qui domine la vallée de la Saône. Sources, biefs.

6º Canton de Montrêt—Le canton de Montrêt, entre les cantons de Cuisery, de Montpont, de Louhans, de St-Germain-du-Bois, touche à l'ouest l'arrondissement de Chalon. Il renferme 9 communes et 7220 habitants. Sa superficie est de 12249 hectares dont 7000 en terres labourables, 2000 en prés, 2600 en bois et 90 en terres incultes.

Montrêt (937 hab., 1461 hect.) en plaine mamelonnée qu'arrosent le ruisseau de la Serrée et le bief du moulin de la Bretenière. Sol siliceux et argileux ; quatre étangs. Motte tumulaire ou seigneuriale au hameau du Bordiau ; les barons de Branges y venaient recevoir les hommages et redevances des habitants, tenir leurs assises et rendre la justice.

Montrêt n'est chef-lieu de canton que depuis 1801.

Savigny-sur-Seille (879 hab., 1415 hect.) Situé en partie sur le penchant d'un coteau au bas duquel coule la Seille. Territoire ondulé, étangs, sol argileux et sablonneux.

On indique cette commune et une ligne de démarcation qui pourrait être tirée d'Ormes à Flacey-en-Bresse, comme la limite au midi de laquelle étaient en usage pour la femme le costume Bressan et cette coiffure, petit chapeau de feutre noir de forme spéciale, costume et coiffure caractéristiques qu'on ne retrouve pas, plus au nord.

Savigny a été chef-lieu de canton de 1790 à 1802.

St-André-en-Bresse (203 hab., 486 hect.)

Sol siliceux (terrain blanc) ou argileux (terres fortes), plaine ondulée.

Pendant la révolution St-André changea son nom contre celui de *Francœur*.

La Frette (639 hab., 1122 hect.)

plaine mamelonnée, tous les hameaux sur les éminences que forment les ondulations du sol. Un ancien château fort existait anciennement à l'emplacement occupé par la ferme des Sept-Chênes.

St-Vincent-en-Bresse (902 hab., 1575 hect.)

en plaine, quelques ruisseaux sans importance, plusieurs étangs. Sol généralement argileux, en quelques points sablonneux, carrières de sable et de gravier....

St-Étienne-en-Bresse (1196 hab., 1941 hect.)

arrosé par la Ténarre et par plusieurs biefs qui versent leurs eaux dans cette petite rivière. Sol siliceux et argileux, quelques étangs.

Vérissey (203 hab., 827 hect.)

en plaine, arrosé par les biefs de l'étang Noisy et du moulin Amy.

Juif (626 hab., 1180 hect.)

situé en plaine très boisée, traversé par la Servonne ou bief du Charmois ; quelques petits étangs.

Simard (1583 hab., 2212 hect.) en plaine mamelonnée ; plusieurs étangs.

Dans cette partie de la Bresse des coutumes et usages singuliers ont existé longtemps, mais ont disparu peu à peu depuis ce siècle. C'est de ces côtés, disait M. Ragut, l'archiviste du département, qu'on retrouve le mieux d'anciennes traces de superstition : ces idées, si généralement répandues, d'aversion pour certaines actions consommées le vendredi ; d'horreur pour le nombre 13 ; de croyance aux sortiléges. C'est là qu'autrefois le septième enfant mâle avait le don de guérir, par le simple attouchement, certaines maladies et notamment les plaies pourvu qu'elles fussent au nombre de trois.

Il n'était pas rare de rencontrer, au printemps, une mère agenouillée devant une plante d'aubépine et priant avec ferveur pour l'enfant fiévreux tenu entre ses bras ; ses vœux devaient monter au ciel avec la douce exhalaison de cet arbrisseau dont les branches épineuses rappellent la couronne du Christ.

C'est encore là et du côté de St-Usuges et dans cette partie du Loubannais qu'on conserva longtemps et qu'on retrouve encore quelques traces de cet usage qu'avaient les mères de donner à leurs filles en les mariant, une pièce de toile destinée à leur servir de linceul et que l'on ne devait employer à quelque service domestique qu'en cas de nécessité absolue. Après le mariage, les jeunes gens présentaient aux époux une petite branche d'épines ornée, mais cachée par des fleurs, des fruits et des nœuds de ruban ; à la fin du repas, on dépouillait la branche de ses ornements, en chantant une chanson analogue à la cérémonie, puis les convives emportaient les fleurs et laissaient l'épine aux nouveaux mariés.

A présent, et dans toute la Bresse, les noces se font en—

core assez souvent au son de la viole ou de la musette dont les joueurs précèdent le cortège. Sur le seuil de la porte, on offre aux mariés un gâteau dont ils mangent tous deux; on leur sert à boire dans le même verre, symbole de la vie commune, et pour leur souhaiter une postérité nombreuse on leur verse sur la tête une poignée de graines de millet. Pendant ce temps, et tout le reste de la journée, les jeunes gens poussent des cris de joie, *huchent*, tirent le pétard et le pistolet pendant que se prépare le repas qui sera le plus prolongé possible et que des danses termineront.

Après cette digression sur des usages qu'on retrouve du reste dans plusieurs localités, reprenons avec les documents que nous avons pu trouver dans les divers annuaires du département notre très succincte description des communes qu'il nous reste à énumérer, pour ce qui concerne notre arrondissement.

7ᵉ Canton de St-Germain-du-Bois.

Le canton de St-Germain, que bornent au nord le canton de Pierre, au sud ceux de Beaurepaire, Louhans et Montret touche à l'ouest l'arrondissement de Chalon et de l'est le département du Jura. Il renferme 13 communes et 13017 habitants. Sa superficie est de 21600 hectares; dont 13000 en terres labourables, 4500 en prés; 3200 en bois; 50 en vignes et 250 en terres incultes.

St-Germain-du-Bois (2733 hab., 3033 hect.) situé en plaine, bourg dans une position plus élevée, agréable et très avantageuse par le commerce, très bien desserti par des routes qui irradient de tous les côtés. Après 1793, St-Germain avait pris le nom de *Belle-place*; n'est chef-lieu de canton que depuis 1801 et a acquis depuis cette époque une importance qui ne fait que croître. Sol sablonneux et argileux, territoire arrosé par la Guyotte et quelques ruisseaux provenant d'étangs. Alluvions dans la vallée de la Seille. St-Germain-du-Bois était encore à la fin du 17me siècle, tout entouré de bois, d'où ce surnom qu'il a conservé.

Thurey (1017 hab., 1822 hect.) en plaine ondulée, arrosée par la Ténarre et plusieurs biefs qui y portent leurs eaux.

Devrouze (767 hab., 1464 hect.) arrosé par des ruisseaux, affluents de la Guyotte; moulins, étangs, sol argileux et sablonneux, carrière de gravier, château moderne au hameau de Ronfaud.

Diconne (701 hab., 1594 hect.) situé en plaine, quelques étangs.

Serrigny-en-Bresse (349 hab, 1236 hect.) situé en plaine, biefs, étangs, pays très boisé.

Mervans (1835 hab., 1521 hect.) arrosé par la Guyotte et plusieurs ruisseaux ou biefs; une carrière de gravier anciens étangs desséchés aujourd'hui. Pays autrefois peu salubre, avec terrains marécageux; leur assainissement a fait disparaître les fièvres qui décimaient la population.

Mervans était sous l'ancien régime bourg fortifié, ceint de murs, entouré de fossés avec château fort. Alors que St-Germain n'était qu'un petit village, Mervans était une baronnie importante, baillage avant la révolution et chef-lieu de canton de 1790 à 1802. Si Mervans a perdu depuis, sous le rapport de l'importance locale, il a gagné beaucoup sous celui de la salubrité Il avait eu à souffrir non-seulement des fièvres du pays, endémiques ou putrides; mais la peste même l'avait ravagé au 14me siècle, et d'après la tradition 13 familles seulement avaient échappé au fléau, ce qui avait fait instituer dans la commune la *confrérie des treize.* Il y eut longtemps près du bourg une léproserie d'abord, plus tard un hôpital dont les lits furent ensuite, au 18me siècle, transférés à Chalon et à Tournus.

Serley (1096 hab., 2260 hect.), près de la rivière de la Guyotte, arrosé par divers biefs, plusieurs étangs.

Douhans (477 hab., 1020 hect.), sur les bords de la Brenne qui sépare à l'est son territoire de ceux de Bosjean et du Planois. Sol argileux et sablonneux ; plusieurs ruisseaux qui se jettent dans la Brenne dont les marais sont complètement assainis. Dans ce village, à la Balme, a lieu encore la grande foire de ce nom qui chaque année perd de son importance, mais naguère durait jusqu'à huit jours et était la plus réputée de l'arrondissement et du pays voisin.

Sens (875 hab., 1170 hect.), le village sur une petite éminence, la plupart des hameaux aussi sur de petits côteaux. Son territoire est limité de trois côtés par des cours d'eau : au sud par la Seille qui fait mouvoir les moulins de Sens et Visargent et arrose une grande prairie, à l'ouest par la Brenne qui plus bas se jette dans la Seille, et au nord par la Boissine qui se jette dans la Brenne au pont de l'Etalet. Sol argileux.

Sens a été chef-lieu de canton de 1790 à 1802.

Frangy (1662 hab., 2364 hect.), sur un petit côteau dont le pied est baigné par la Seillette ou Sereine qui se réunit à la Seille près du village. La Seille reçoit aussi la Brenne au hameau de Clémencey. Autres petits cours d'eau, le Thébil la ruisseau du couvent, d'autres biefs ou ruisseaux. Plusieurs moulins, vastes prairies, sol d'alluvions fertile. Engraissement des volailles.

Le Tartre (210 hab., 385 hect.) près de la limite orientale du département, au pied et sur le penchant d'un petit coteau; prairies arrosées par la Seille et le bief du couvent. Vestiges d'un ancien château détruit en 93, sur un tertre d'où la vue s'étend dans la plaine

Bosjean (990 hab., 1859 hect.), arrosé par la Brenne et le ruisseau de la Boissine. Sol argileux, sablonneux, d'alluvions. Au hameau de St-Jean, motte, emplacement d'un château fait avec fossé d'enceinte.

Le Planois (275 hab., 515 hect.), petit village sur les bords de la Brenne qu'il domine : Terres blanches siliceuses et terrain argileux.

8e Canton de Pierre. — Le Canton de Pierre, au nord de celui de St-Germain, touche à l'ouest et au nord l'arrondissement de Chalon et à l'est le département du Jura. Il renferme 18 communes et 13,359 habitants, chiffre de population qui, d'après le recensement de 1876, le place immédiatement après celui de Louhans, après avoir longtemps tenu le premier rang. Sa superficie est de 23,768 hectares dont 14,000 en terres labourables, 4000 en prés, 3200 en bois, 200 en vignes et 300 en terres incultes.

Pierre (2046 hab., 1952 hect.) petite ville, dans la plaine, sur le plateau qui domine la riche vallée du Doubs et n'est accidenté que par de légères ondulations. De date très-ancienne; tire son nom d'un ancien monument sépulchral des Gaulois qui s'élevait dans un endroit qu'on nomme aujourd'hui le hameau de la Perrière, au-dessus d'un amas considérable de pierres informes enlevées depuis longtemps et dont les débris auraient servi jadis à bâtir une partie du village. Bien des vestiges et les recherches archéologiques dénotent l'antiquité de ce bourg. Le pays était sur la frontière des Eduens et dût être longtemps occupé par les Romains. Pierre eut aussi de l'importance au moyen âge et au 15e siècle; il avait plusieurs rues, une forteresse ou château fort resté célèbre dans les annales du pays par les sièges qu'il soutint durant les guerres civiles qui désolèrent la contrée, fut plusieurs fois ravagé par la guerre, et ayant eu même à subir le fléau de la peste eut autrefois un hôpital ou léproserie. A la place de l'ancienne forteresse un château plus moderne a été construit à la fin du 17e siècle, demeure élégante avec un très beau parc.

Maintenant Pierre s'embellit chaque année et prend comme le chef-lieu du canton voisin, St-Germain-du-Bois, de plus en plus d'importance au point de vue commercial par ses marchés nombreux et très-suivis qui ont lieu chaque lundi, le même jour qu'à Louhans, ce qui a dû contribuer, avec la distance qui dépasse 3 myriamètres, a rendre moins fréquents et moins intimes les rapports entre Pierre et le chef-lieu de l'arrondissement.

Le sol de la commune est généralement argileux sur le plateau, quelques parties marneuses et siliceuses, quelques étangs de peu d'étendue; alluvions calcaires dans la vallée du Doubs. L'assainissement de la vallée a été favorisé par un grand fossé qui traverse de l'est à l'ouest, dans sa partie septentrionale, le territoire de Pierre.

La Chapelle-St-Sauveur (1807 hab., 2736 hect.) plaine légèrement mamelonnée, sol argilo-siliceux et sablonneux; étangs, surtout au hameau de la Ranche, dont a eu à s'occuper le conseil d'hygiène et de salubrité de l'arrondissement.

Au bois de la Boucharde on remarque un tertre très-élevé entouré de larges fossés. Au hameau de la Motte il y avait un castel dont on reconnaît encore les fossés d'enceinte. Un hameau de la Malatière existe aussi dans cette commune.

Non loin du village on voit une élégante construction moderne, de date toute récente élevée par M. Massin.

Sous la première République, la Chapelle St-Sauveur avait du nom d'un de ses hameaux, la Masse, pris le nom de *Masse-libre.*

Montjay (787 hab , 1105 hect.) sur la pente d'un petit coteau, territoire en plaine qu'arrosent la Brennée et le bief d'Arbois qui s'y jette, 3 étangs; autrefois de nombreuses mares étaient entretenues dans la plaine par les débordements de la Brenne. Tertres ou mottes du château, du Châtelet, de l'Isle révélant l'existence d'anciens castels.

La Chaux (591 hab., 1100 hect.) situé en plaine, sol en partie sablonneux ; petits étangs.

Dampierre-en-Bresse, *Domna petra, maîtresse pierre* ou *Sainte Pierre,* pierre de bornage ou de superstition (655 hab., 1109 hect.) en plaine, sol argileux et siliceux, territoire fertile qu'arrose la Guyotte à la limite de son territoire; petits étangs.

La Racineuse (534 hab., 712 hect.) plaine mamelonnée que traverse le ruisseau de la Florence qui se jette dans la Guyotte.

St-Bonnet-en-Bresse (1227 hab., 1712 hect.) sur le bord de la Guyotte qui traverse son territoire où elle reçoit des biefs provenant d'étangs ; avait aussi un ancien château et une voie romaine.

Terrans (418 hab., 854 hect.) en plaine, à l'extrémité du plateau de la Bresse, dans une position dominant la vallée du Doubs. Etangs ; dans la vallée du Doubs, terrains d'alluvions.

On remarque dans cette commune le beau château de M. de Loisy.

Charette (798 hab., 1381 hect.) en plaine, sur les bords du Doubs et de la Guyotte, village agréablement situé sur un petit mamelon dont le pied est baigné par le Doubs ; plusieurs étangs.

Frontenard (627 hab., 1231 hect.) La partie principale du village est bâtie sur petite éminence ayant vue sur la vallée du Doubs ; terrains d'alluvions fertiles.

Frontenard était autrefois châtellenie royale et les paysans étaient tenus, dit le terrier, de battre les fossés durant les couches de la dame.

Varennes-sur-le-Doubs (167 hab., 267 hect.) en plaine, sur la rive gauche du Doubs, autrefois annexe de Charette, sol fertile ; Gravières du Doubs.

Lays-sur-le-Doubs (500 hab., 1036 hect.) territoire en plaines et petits coteaux, sur la rive gauche du Doubs qui se divise en plusieurs bras ; sur la limite du Jura. Inondations du Doubs, sol d'alluvions.

Plus considérable jadis, Lays a été détruit en partie par les débordements de la rivière. La *Rote de Bourgogne* formait autrefois, sur cette commune, la limite entre le duché et le comté de Bourgogne. Il y avait maison et ville de Lays, rue des Juifs, rue des Cocus et vie des Allemands. Le seigneur avait le droit de tirer de l'or des sables et des carrières du Doubs.

Fretterans (536 hab., 1026 hect.) *Fratranc*, en plaine, sur la limite du département du Jura, sur la rive gauche du Doubs qui y forme plusieurs bras. Sol sablonneux ou d'alluvions modernes composées de débris siliceux et calcaires, très fertile.

Village plusieurs fois ravagé pendant les guerres du Duché avec les Comtois.

Authumes (666 hab., 1288 hect.) la dernière commune du département de Saône et Loire du côté du Jura, comme elle était autrefois la dernière du duché du Bourgogne du côté de la Franche-Comté. En plaine, quelques tertres peu accentués aujourd'hui. Sol arrosé par les eaux de fontaines formant biefs qui vont rejoindre la Brenne à Torpes. Terrain argileux et froid dans des parties, calcaire, sablonneux, d'alluvion dans d'autres ; bois, étang.

Authumes était autrefois maison forte et ville avec enceinte. Là aussi il y a un champ qui a conservé le nom de la Malatière et où était la léproserie.

Torpes, *aquae torpentes* (1385 hab., 1570 hect.) sur un côteau au bas duquel coule la Brenne qui y formait de nombreux méandres et sinuosités, mais a été assainie. Terrain argileux ; étang de Neuillon.

Bellevêsvre (1068 h., 713 hect.) Le bourg est situé dans un vallon sur les bords de la Brenne. Territoire accidenté, sol argileux, sablonneux, d'alluvions en quelques points ; étangs, biefs.

Bellevêsvre était autrefois une ville, avec murs de fortification, trois portes et double fossé, fut brûlée, saccagée à plusieurs reprises par les Francs Comtois, les habitants passés au fil de l'épée ou dispersés ; en 1657, il n'y restait plus que 16 habitants. Il y eut aussi une léproserie dans cette commune et lors de la grande peste, la Maladière ou champ Maillard était le lieu de sépulture des pestiférés. Il ne reste plus rien de l'ancien château et des tours du vieil hôpital qui existaient à l'époque de la révolution.

Bellevèsvre fut chef-lieu de canton de 1790 à 1802.

Mouthier en Bresse, *monasterium in Brixia* (1660 hab., 3032 hect.) sur les bords de la Brenne, les hameaux bâtis sur les reliefs de terrains que forment les ondulations de la plaine. Biefs, ruisseaux, moulins, deux étangs.

Mouthier fut désolé par les Francs Comtois, tout le pays dépeuplé et en 1657, il ne s'y trouvait plus, dit la chronique, ni prêtres, ni habitants.

Beauvernois (102 hab., 895 hect.) dans un vallon qu'arrosent la Brenne et un ruisseau qui s'y jette ; pays autrefois très-marécageux, terrain d'alluvions. Les vernes, comme dans tous les endroits humides, y poussaient en abondance, d'où peut être son nom.

Tout à fait sur la limite du département du Jura, Beauvernois englobe même dans son territoire une petite commune de ce département d'où une délimitation irrégulière et bizarre, anomalie qu'on a voulu faire cesser lors des travaux du cadastre, en cherchant à opérer la fusion des deux communes. Mais le projet rencontra une vive opposition dans les deux localités, ce qu'on a attribué à un vieil esprit d'antagonisme résultant des anciennes haines qui divisèrent si longtemps la Bourgogne et la Franche Comté et occasionnèrent tant de fureurs dans ces guerres, ces luttes qui partout ont laissé des traces dans notre Bresse, comme on l'a vu dans ce court exposé.

**Vue d'ensemble, Observations gé-
nérales sur chaque canton.** — *Les deux
vallées, transversale et longitudinale, de l'arrondissement.*
— Il nous reste peu de choses à ajouter à cet exposé succinct
et cette description sommaire des 8 cantons et 81 communes
de l'arrondissement de Louhans, et à ce que nous avons dit
de l'aspect général du pays, plaine vaste et fertile, avec ses
ondulations de terrain, ses combes et vallées, ses ruisseaux
et rivières, sa grande quantité de mares et d'étangs qui
donnent au pays un caractère particulier, Nous aurons toutefois à les compléter plus tard par l'étude de l'agriculture
locale et des diverses cultures usitées dans la Bresse.

La ville de Louhans est au centre de l'arrondissement,
u confluent des trois principales rivières dont nous avons
indiqué le trajet. Les villages, hameaux et écarts du canton
ont répartis dans les bassins de ces cours d'eau et sur les
plateaux ou coteaux qui les dominent. La plaine est mame-
onnée ; elle a des terrains d'alluvion étendus, d'importantes
prairies, et un sol varié, sablonneux, argileux, propre aux
diverses cultures agricoles ou maraîchères.

En allant du côté de l'est, dans le canton de Beaurepaire,
n se rapproche des montagnes du Jura. Dans ce canton on
remarque la commune de Savigny-en-Revermont, située
omme l'indique son nom, sur les premiers plateaux du Re-
ermont. Là un magnifique panorama se déroule devant les
eux. On admire les beaux villages du Jura attachés au
nc de la montagne, les collines et les vallées verdoyantes,
s les cours d'eau à nombreux méandres qui donnent à la
ntrée un aspect charmant. Au printemps le regard est
ttiré par une riche prairie, émaillée de fleurs variées,
étendant de Courlans à Sagy, dans la vallée de la Vallière
ui se continue ensuite par St-Martin du Mont jusqu'à
ouhans, et est alors prolongée par celle de la Seille, jusqu'à

Cuisery. Ce qui forme ainsi la grande vallée transversale de l'arrondissement coupant, à Louhans même, l'autre vallée, longitudinale, que nous signalerons dans un instant.

Au sud, du côté de Cuiseaux, le premier chaînon du Jura qui avoisine la Bresse s'élève à une grande hauteur au-dessus de la plaine. Le voyageur qui vient de traverser le bas pays voit la montagne se dresser devant lui. Le sol change brusquement. Ce n'est plus le terrain bas et glaiseux de la Bresse avec ses buissons d'un vert sombre qui entourent tous les champs. C'est ce calcaire de soulèvement appelé terrain jurassique et dont la formation est si curieuse. A partir de cette limite, la nature prend un caractère nouveau, l'aspect se transforme et s'agrandit ; c'est cet entassement de montagnes qui, de chaîne en chaîne, de sommets en sommets parvient jusqu'aux altitudes majestueuses du Mont-Blanc dont, par un temps clair, on aperçoit le sommet couronné de neiges éternelles.

Le chef-lieu du canton de Cuiseaux tient ainsi de la plaine et de la montagne. Il en a les avantages, la fertilité et le pittoresque: au-dessus des champs et des prairies de la Bresse, le spectacle varié de l'amphithéâtre des montagnes dressé devant lui. Les regards fixent avec plaisir la source du ruisseau dont l'eau jaillit des flancs de la montagne au milieu des grosses pierres et s'élance dans la plaine, avec la rapidité d'un torrent, à la suite des grandes pluies et de la fonte des neiges.

Sur ce sol pierreux le climat ne ressemble pas à celui de la Bresse. L'air est beaucoup plus vif et les maladies ont une autre physionomie ; la circulation étant plus active, leur marche est plus accélérée et leur caractère plus aigu.

Dans ce canton les communes du Miroir et de Frontenaud produisent comme presque tout l'arrondissement, de nombreuses volailles, mais plus parfaites et plus renommées encore. On y a remarqué beaucoup aussi, et c'est un hommage que nous tenons à rendre, l'aspect et le type des femmes qui semblent avoir conservé quelque chose d'une antique race, robuste, belle et bien constituée. On a attribué ce fait au passage des Romains : on a reconnu dans la localité les traces d'un camp retranché où ils ont séjourné longtemps. D'autres prétendent reconnaître le type espagnol ; la domination de l'Espagne s'étendait en effet de la Franche-Comté sur les confins de ce pays. Chacun sait ici, je l'ajoute en passant, que si l'on veut avoir une belle et bonne nourrice, c'est dans ces communes que l'on a l'habitude de s'adresser et généralement on est satisfait.

Entre le canton de Cuiseaux et celui de Louhans, nous retombons, avec le canton de Montpont, dans la monotonie de la Bresse. Certaines localités de ce petit canton, notamment Sainte-Croix et Menetreuil, ont été fréquemment le siège d'épidémies dont on a recherché la cause dans la position des habitations, l'humidité du sol et le défaut d'hygiène des habitants. Les communes de Montpont et Chapelle-Thècle sont les plus salubres.

A l'ouest, le canton de Cuisery, et sa petite ville située sur un coteau baigné par la Seille, présentent un aspect plus agréable. Les communes s'étendent à droite et à gauche de la Seille, soit près de ses rives, soit sur des coteaux ou plateaux plus élevés, soit plus rapprochées de la Saône. Les localités situées dans les lieux bas et humides ont toujours été remarquées comme les moins saines.

Au nord-ouest de Louhans, le canton de Montret paraît avoir depuis longtemps, laissé beaucoup à désirer sous le rapport de la salubrité. Le sol est argileux et humide, il y a de nombreux étangs. Les soins hygiéniques manquent ; aussi les maladies y sont graves et fréquentes. La commune de Savigny-sur-Seille a été souvent maltraitée par des épidémies de fièvres, angines, etc...

Certaines communes du canton de St-Germain du Bois sont aussi dans les mêmes conditions assez défavorables. Des améliorations sérieuses ont été réalisées dans d'autres localités autrefois très marécageuses.

Le canton de Pierre, a l'extrémité nord de l'arrondissement, en est sans contredit un des plus riches dans une de ses parties, surtout dans les fertiles terrains des bords du Doubs, dans « le finage. » Le pays est très agricole, la vigne même y a donné de bons produits. La race chevaline en est appréciée.

La ville de Pierre, sur le plateau de la vallée du Doubs, est une des communes les plus salubres du canton. Dans plusieurs autres les étangs existent en grand nombre, et certains hameaux sont complètement entourés d'eaux stagnantes; les fièvres intermittentes y sont en quelque sorte, à l'état endémique. C'est ce que nous avons eu, nous-même, l'occasion de constater, avec le conseil d'hygiène, dans un des hameaux de la Chapelle St-Sauveur. Les fièvres sont aussi très fréquentes dans certaines localités de Torpes, Bellevesvre et Mouthiers, situées près des prairies marécageuses de la Brenne qui ont été pourtant considérablement assainies. Beaucoup d'habitations, du reste, y sont mal aérées et malsaines, les préceptes de l'hygiène n'y sont pas observés et l'alimentation est insuffisante ; ce qui aggrave les conséquences des conditions de l'insalubrité du sol.

J'ai signalé tout à l'heure la grande vallée transversale de l'arrondissement. L'autre est cette vallée longitudinale qui de Mouthiers, par la Brenne et la Seille jusqu'à Loubans, et à partir de Loubans par le Solnan et la Sevron, s'étend jusqu'à Dommartin et Varennes St-Sauveur, près du département de l'Ain, du nord au sud. D'autres petites vallées secondaires ou combes suivent les cours d'eau moins importants.

Voies de communication. — Voyons maintenant ce que sont, dans l'arrondissement, les voies de communication.

La plus importante de nos rivières, la Seille, est navigable depuis Loubans, par Branges et Cuisery, jusqu'à la Truchère, point où elle se jette dans la Saône. Mais les véritables voies de communication sont les chemins de fer, les routes et les chemins.

Chemins de fer. — L'arrondissement de Louhans est traversé par plusieurs chemins de fer. La ligne de Chalon à Lons-le-Saunier ouverte à l'exploitation depuis le 30 avril 1871, et celle de Dijon à St-Amour ouverte le 9 juin 1883, se croisent à Louhans et desservent de nombreuses communes de l'arrondissement.

Au nord de l'arrondissement, il y a encore la ligne de Chalon à Dole, par Pierre, qui date de 1871 et croise, à St-Bonnet, celle de Dijon à St-Amour ; à l'ouest, celle de St-Germain du Plain à Bourg, ouverte en 1878 et qui dessert le canton de Cuisery ; au sud celle de Bourg à Lons-le-Saunier qui a, dans le département, une gare à Cuiseaux. Ces lignes ferrées appartiennent maintenant à la Compagnie P.-L.-M., dont la grande ligne n'est elle-même distante de l'arrondissement que de quelques kilomètres.

Toutes ces voies secondaires, encore récentes puisque la plus ancienne ne date que de 1871, ont incontestablement apporté dans notre arrondissement et dans toute la Bresse un nouvel élément de prospérité. En amenant facilement et à moindres frais, dans une région qui en était complètement privée, la pierre pour les routes, ces lignes ont aidé puissamment à l'entretien et au développement des chemins.

Il manque encore à la Bresse Louhannaise une voie ferrée dans la direction de Mâcon qui relie d'une façon plus directe l'arrondissement de Louhans et son chef-lieu au chef-lieu du département.

Plusieurs projets ont été soumis à l'examen. Le tracé d'une ligne de Tournus à Louhans par Cuisery et la vallée de la Seille jusqu'à Branges a été régulièrement étudié et classé par le Conseil général de Saône-et-Loire. Cette ligne se détacherait à ou près Tournus de la ligne de Paris-Lyon et irait se souder à Branges à la ligne de Chalon à Lons-le-Saunier.

Un tracé plus direct sur Mâcon, pour lequel aussi des études sommaires avaient été faites à la suite des vœux émis par le Conseil général et la Chambre de commerce de Mâcon serait celui de Louhans à Mâcon par Montpont, Romenay dans le département de Saône-et-Loire, St-Trivier, Pont-de-Vaux, Feillens et St Laurent dans le département de l'Ain. Il relierait mieux encore la Bresse louhannaise au chef-lieu du département et abrégerait notablemen la distance par voie ferrée de Louhans à Mâcon ; celle de Lons-le-Saunier à Mâcon serait ainsi diminuée de 20 kilomètres. Les relations commerciales de Mâcon avec la Bresse louhannaise et la Comté seraient plus faciles ainsi que le transport des bois du Jura, des pierres pour les routes et constructions, etc. Cette ligne aiderait puissamment à la prospérité des pays traversés.

Routes et chemins. — I. ROUTES NATIONALES. Les routes nationales sont exclusivement entretenues par l'État à l'aide de ressources en argent. Elles sont au nombre de 3 dans l'arrondissement de Louhans où elles ont un développement total de 48 kilomètres 545 mètres. Ce sont :

1º la route Nº 78 de Nevers à St-Laurent, qui dans l'arrondissement a une longueur de 33 kilomètres 188 mètres, et dessert St-Etienne en Bresse, Montret, Branges, Louhans, Châteaurenaud, Ratte, Le Fay et Beaurepaire ;

2º la route Nº 83 de Lyon à Strasbourg qui n'occupe qu'une longueur de 6 kilomètres 397 mètres dans l'arrondissement et dessert Joudes, Champaguat et Cuiseaux ;

3° la route N° 75 de Chalon-sur-Saône à Sisteron qui dessert, dans l'arrondissement, Cuisery, Brienne et la Genête sur une longueur de 8 kilomètres 360 mètres.

Ces routes ont une largeur moyenne de 14 mètres.

Leur dépense annuelle d'entretien est d'environ 20.000 francs.

L'entretien a lieu en pierre de Messia ou de St-Amour sur la totalité, sauf aux abords de Loubans, où en raison de la grande circulation on emploie le grès de Vincelles ou de Laives. La traverse de Loubans est pavée sur 540 mètres.

La fréquentation par jour varie entre 120 et 190 colliers, mais elle tend à diminuer par suite de l'ouverture de nouvelles voies ferrées.

Il existe très peu de plantations sur les routes nationales ainsi que sur les divers chemins, l'initiative des ingénieurs ayant jusqu'à présent fait défaut ou le terrain principalement argileux ne se prêtant pas bien aux plantations de routes.

II. ROUTES DÉPARTEMENTALES, CHEMINS VICINAUX. Les anciennes routes départementales ont été déclassées par décision du Conseil général en 1880 et sont à présent comprises sous la désignation de chemins vicinaux. Ces chemins sont entretenus par le département et les communes à l'aide des ressources en argent et en nature. En matière de travaux neufs, l'État et le département contribuent à la dépense dans la proportion déterminée par la loi de 1880.

Les chemins vicinaux se divisent eux-mêmes en 3 grandes catégories :

1° Chemins de grande communication, comprenant les anciennes routes départementales, déclassées par décision du Conseil général.

2° Chemins de moyenne communication ou d'intérêt commun.

3° Chemins de petite communication ou vicinaux ordinaires.

La première catégorie est entretenue par le département et les communes dans une proportion de 50 p. 0/0 de la dépense totale d'entretien. Pour la deuxième catégorie, cette proportion est réduite à 33 p. 0/0 pour la part du département, celle des communes étant alors de 67 p. 0/0. Quant à la troisième catégorie elle est exclusivement à la charge des communes.

A. CHEMINS DE GRANDE COMMUNICATION. Les chemins de grande communication (y-compris les routes départementales déclassées) sont au nombre de 18 comprenant une longueur de 396 kilomètres. Ce sont les suivants :

Chemin n° 11 de Cuiseaux à Saint-Trivier.
— n° 12 de Louhans à Pont-de-Vaux par Montpont,
— n° 13 de Louhans à Pierre par St-Usuges,
— n° 21 de Louhans à Beaufort.
— n° 23 de Louhans à Dole par Belleyesvre,...
— n° 24 de Beaune à St-Germain du Bois par Serrigny, Mervans, Serley (ancienne route départementale n° 4).
— n° 29 de Pierre à Neublans.
— n° 30 de Louhans à Lons-le-Saunier par Savigny en Revermont, Le Fay,...
— n° 32 d'Ouroux à Pont de Vaux (ancienne route départementale n° 1).
— n° 39 de Cuisery à Cuiseaux par Montpont, Varennes, Dommartin,...
— n° 40 de Louhans à Bourg par Bruailles, Ste-Croix, Varennes, etc...
— n° 44 de St-Germain à Bellevesvre,
— n° 58 de Cuisery à Louhans par Sornay (ancienne route départementale n° 2).
— n° 63 de Navilly à Louhans par Mervans, Simard (ancienne route départementale n° 6).

Chemin n° 64 de Loubans à Cuiseaux (ancienne route départementale n° 6).

— n° 65 de Chalon à Lons-le-Saunier par Thurey, St-Germain, Sens (ancienne route départementale n° 7).

— n° 73 de Verdun à Bletterans (ancienne route départementale n° 12).

— n° 87 de St-Germain à Savigny en Revermont).

Les dépenses annuelles d'entretien s'élèvent à 185,000 fr. y compris 63,000 francs de prestations.

La largeur de ces chemins varie entre 6 et 12 mètres.

La fréquentation moyenne est comprise entre 50 et 120 colliers par jour. Les chemins les plus fréquentés sont les chemins n°s 12, 21, 30, 32, 58, 63, 64 et 65 (de 90 à 120 colliers).

B. CHEMINS DE MOYENNE COMMUNICATION OU D'INTÉRÊT COMMUN. Ces chemins, au nombre de 15, présentent une longueur totale de 177 kilomètres ;

Chemin n° 1 de Baulanges à Montpont.

— n° 12 de Louhans à St-Amour par Frontenaud, Dommartin, etc...

— n° 18 de Pierre à Neublans.

— n° 35 des Gallands (Sagy) à Maîtrecamps (Le Fay).

— n° 37 de St-Germain du Bois à Bellevesvres.

— n° 40 de Ratte à Bletterans.

— n° 50 de Montpont à Ste-Croix, Bruailles...

— n° 56 de Montret à Thurey et Lessard

— n° 60 de Louhans à Beaudrières par Branges, Savigny, St-André, St-Vincent...

— n° 75 de Branges à Tournus par Savigny, Huilly.

— n° 78 de Thurey à Beaurepaire par Simard, Saint-Usuges, Montagny, Ratte...

— n° 103 de Pierre à Lays sur le Doubs.

Chemin n° 104 de Thurey à St-Bonnet.
— n° 105 de St-Vincent à Cuisery.
— n° 106 de Savigny-sur-Seille à Montrêt.
Tronçon n° 62 de Villegaudin à Simandre.

La largeur de ces chemin est comprise entre 6 et 8 mètres. Leur fréquentation moyenne varie entre 25 et 60 colliers par jour. Le plus important est celui de Loubans à Beaudrière. Leur dépense annuelle s'élève à 62 000 francs, y compris 27.500 francs de prestations.

En résumé ces deux catégories de chemins présentent un développement de 573 kilomètres exigeant une dépense de 247.000 francs environ, y compris 90 500 francs de prestations, ce qui représente environ une dépense de 43 centimes par mètre courant.

La fourniture d'entretien se compose de pierres de Saint-Amour, Messia et Tournus. En raison de la cherté des matériaux leur consommation est limitée en moyenne à 20 mètres cubes par kilomètre, chiffre juste suffisant pour compenser l'usure journalière ; mais la qualité des matériaux rachète un peu ce défaut. Néanmoins l'épaisseur de chaussée est très réduite et descend parfois au-dessous de 12 centimètres.

C. CHEMINS VICINAUX ORDINAIRES. Les chemins vicinaux ordinaires, entretenus exclusivement par les communes, présentent un développement de 1273 kilomètres dont 900 environ à l'état complet d'entretien, le surplus en construction ou classés.

Les dépenses annuelles pour les parties à l'état d'entretien peuvent être évaluées à 132.000 francs, soit 15 centimes environ par mètre courant.

La largeur de ces chemins est en moyenne de 6 mètres, leur épaisseur moyenne en empierrement est de 10 centimètres. L'entretien se fait au moyen des mêmes matériaux que ceux des grands chemins; aucun comptage n'a encore été fait pour en constater la circulation, opération du reste sans intérêt.

La loi du 12 mars 1880 a permis aux communes sinon d'achever du moins d'avancer, d'une manière satisfaisante, le réseau vicinal.

Tous les chemins vicinaux de l'arrondissement sont d'une manière générale, dans un état de viabilité satisfaisant.

III. CHEMINS RURAUX. Les cultivateurs ont encore pour desservir leurs champs et leur exploitation les chemins ruraux dont une législation récente et des mesures complémentaires à prendre pourront améliorer la situation. Beaucoup sont boueux et presque impraticables en hiver. Presque tout est encore à faire pour assurer sérieusement leur entretien.

VI

L'habitant de la Bresse Louhannaise. — Ethnographie. Constitution et tempérament.

Nous nous sommes rendu compte des conditions telluriques et météorologiques de la région qui est l'objet de notre étude, nous connaissons suffisamment le sol que nous habitons. L'homme se ressent, avons-nous dit, du milieu qui l'environne, des influences combinées du sol, de l'air et des eaux, des impressions extérieures qui, sans cesse, agissent sur sa personne. Sa constitution générale en reçoit nécessairement l'empreinte et ses caractères physiques ou moraux en sont plus ou moins affectés. Il reste à envisager l'habitant sous ses aspects physiologiques et morbides, dans son tempérament, ses habitudes, ses mœurs, sa constitution, ses maladies ; car, comme le disait Hippocrate, celui qui veut chercher convenablement la connaissance de la médecine et de l'hygiène doit non-seulement considérer ces influences dont nous parlons ; il doit connaître aussi « le genre de vie auquel les habitants se plaisent davantage, savoir s'ils sont amis du vin, grands mangeurs et paresseux, ou s'ils sont amis de la fatigue et des exercices gymnastiques, mangeant beaucoup et buvant peu. »

Et de la connaissance de toutes les conditions de l'existence des habitants il y aura lieu de déduire, relativement à leur hygiène, certaines considérations qui trouveront place dans un chapitre ultérieur.

Ethnographie. — Il nous serait difficile, et ce serait prétentieux de notre part, de faire ici un chapitre d'Ethnographie locale et de rechercher dans l'historique du passé les influences ethniques qui ont pu s'exercer sur notre population.

Je me bornerai à de très courtes observations.

Voisine de la Franche-Comté et se rattachant à la Bourgogne, elle doit participer à la multiplicité et à la diversité d'origines de la race.

La plus grande partie de la Bourgogne et de la Bresse était comprise, du temps des Gaulois, dans la république des Éduens, peuple qui tenait le premier rang dans la Gaule Celtique; il y a lieu de croire qu'au milieu des caractères d'une race croisée, on doit voir prédominer ceux de la race celtique. Il est probable aussi qu'ici comme en beaucoup de contrées l'ethnographe verrait des individus qui tiennent plus spécialement du Celte et du Kimris. Nous serions du reste sur la limite indiquée par Broca qui arrête, pour notre région, les pays Kimris au sud et à l'Ouest de la Côte-d'Or et du Jura. Les Celtes étaient brachycéphales (races à tête courte, région antérieure du crâne large et saillante); Les Kimris, dolichocéphales (boîte crânienne ovale, allongée, la plus grande longueur l'emportant environ d'un quart sur la plus grande largeur).

L'étude de l'indice céphalique permettrait peut-être, avec le goût et les moyens de l'observation, de se faire sur ce point une idée plus exacte. Mais, depuis l'antiquité jusqu'à nos jours, tant d'invasions ont passé, tant de croisements divers ont dû s'opérer qu'on risquerait fort de se perdre à la recherche d'une caractéristique prédominante.

Franchissons donc l'espace des temps et arrivons aux faits d'observation actuelle qui nous donneront, pour l'étude que nous nous sommes proposée, des conclusions moins aléatoires.

Constitution et tempérament. — Si l'on se reporte aux descriptions que divers hygiénistes ont voulu donner des habitants de la Bresse, nous nous trouvons en face d'une peinture assez navrante. Mais, depuis, les localités se sont notablement assainies et l'amélioration de la santé publique a modifié les traits d'un tableau qui peut paraître maintenant outrageusement exagéré et n'a conservé, en effet, que quelques apparences de vérité.

« Les habitants de la basse Bresse, dit l'hygiéniste Lévy, sont de petite stature, souvent affectés de déformations, soit du tronc, soit des membres ; une peau fine et blafarde, des formes molles et sans reliefs musculaires ; des tissus sans vigueur et sans élasticité, abreuvés de fluides aqueux, et qui gardent l'empreinte du doigt qui les presse ; des cheveux plats et une teinte claire, une barbe rare ; un œil terne et dont le regard tombe avec tristesse, une expression d'idiotisme et d'apathie ; le cou maigre et allongé, la poitrine resserrée, le ventre gros et saillant ; le pouls mou et petit, une peau toujours sèche ou couverte d'une transpiration habituelle qui débilite ; une démarche lente et pénible, une voix gutturale et rauque, aux sons paresseusement articulés : tels sont les habitants d'une partie de la Bresse à la fleur de leur âge. Frappés au berceau par une cause d'insalubrité qu'ils endurent avec une résignation inerte, ils n'ont connu ni l'enjouement de l'enfance, ni l'alacrité de la jeunesse ; valétudinaires jusqu'à la tombe qui, pour eux, s'ouvre de bonne heure, ils restent étrangers aux passions généreuses, aux jouissances vives comme aux douleurs aiguës de l'âme ;

également incapables de regrets et d'espérance, enfants déshérités de la nature qui ne leur a donné qu'un air délétère et des aliments sans force, il faudrait les plaindre entre tous s'ils avaient conscience de leur misère »

Nous devons remarquer que cette peinture n'a trait vraisemblablement, comme l'indique l'auteur, qu'aux habitants de la *Basse Bresse,* située plus au sud de notre arrondissement dans le département de l'Ain, dans les Dombes, avec un sol plus plat, plus humide, plus marécageux et autrefois surtout bien plus malsain encore. Il est à croire pourtant que toutes les parties de la Bresse où abondaient les étangs et les marécages devaient autrefois se ressentir plus ou moins de la même influence.

Nous avons trouvé aussi dans un auteur franc-comtois une esquisse comparée de l'habitant de la Bresse, et de celui des montagnes du Jura. Dans ce tableau également peu flatteur pour nous, le Bressan est représenté « avec un facies particulier qui le fait distinguer au premier abord ; ses épaules, généralement larges, portent une tête grosse sur un cou gros et court ; ses cheveux, plats, sont blonds, châtains ou roux, ordinairements peu fournis ; sa figure est blafarde, plate, et sans énergie ; ses yeux généralement ternes. Ses mouvements sont lents et souvent cadencés ; sa parole s'échappe molle, inarticulée. Son intelligence est en général peu développée. Il est sédentaire, peu industrieux et vieillit promptement. »

A côté de ce tableau où, malgré toute la dose de modestie que nous puissions avoir, nous avons peine à reconnaître nos compatriotes de la Bresse, et qui nous paraît représenter plutôt le Bressan des temps passés vivant dans des plaines plus marécageuses, le montagnard Comtois est représenté sous un aspect qui contraste avec le précédent : « sa taille est bien proportionnée ; sa charpente osseuse est souvent fortement accusée extérieurement ; ses cheveux sont généralement noirs ou bruns et sa barbe peu fournie ; sa physionomie est fine, expressive, souvent railleuse ; son teint est coloré et ses yeux ordinairement noirs ou bruns sont très vifs ; il a de l'imagination et de l'intelligence. Sa parole, sans être vive, ne laisse pas d'avoir un certain charme lorsqu'il ne succombe pas à ses habitudes railleuses Ses mouvements, quoique lents, sont très sûrs et accomplis avec force. Ajoutons qu'il est tenace dans ses projets, peu actif, léger par caractère et souvent insouciant. »

La comparaison n'est point à notre avantage. Sans vouloir nous laisser glisser sur la pente opposée, cherchons toutefois à donner au tableau que nous voulons faire une expression un peu moins fâcheuse. On nous trouvera même encore relativement très sévère et nous nous en excusons tout d'abord.

L'aspect extérieur et la constitution sont loin d'être les mêmes et varient selon les individus. Nous ne pouvons rechercher qu'une caractéristique d'ensemble qui paraisse quelque peu exacte et assez communément observée.

D'une façon générale, les habitants de la Bresse Loubannaise sont d'une constitution médiocrement vigoureuse, de taille moyenne, de peu de corpulence et d'un tempérament mixte qu'on peut dénommer lymphatico-sanguin mais où paraît dominer l'élément lymphatique ; le tempérament bilieux est moins fréquent qu'autrefois; de même que les affections paludiques du foie.

Le teint est peu coloré, le système pileux n'est guère développé, les cheveux et la barbe sont blonds ou châtains plus souvent que noirs, les membres en général assez grêles et d'une fibre peu ferme, les gencives peu saines, les dents mauvaises et vite altérées, tombant de bonne heure avec grande tendance à la salivation.

Il est incontestable que c'est l'humidité trop souvent per-

sistante de l'air et du sol et certaines autres conditions défavorables comme une nourriture peu fortifiante qui ont déterminé chez eux la prédominance si commune du système
lymphatique ; et ce lymphatisme si fréquent, si visiblement
apparent surtout chez les enfants, apanage malheureux de
trop nombreuses organisations, a bien ici la source que l'hygiène lui attribue. C'est un type enté sur l'organisme humain par le vice persévérant d'influences extérieures telles
que l'humidité du lieu, l'air malsain, l'insalubrité de l'habitation, l'insuffisance et la mauvaise qualité de la nourriture
en y joignant encore la puissance de l'action héréditaire.

Si la constitution lymphatique est ici commune comme
toutes les causes qui favorisent son développement, on rencontre évidemment aussi de nombreuses formes de tempéraments. On voit, comme partout ailleurs, des gens plus ou
moins sanguins, nerveux, bilieux, c'est-à-dire avec accen-
tuation plus ou moins marquée, selon les individus, de certains systèmes organiques, ces tempéraments pouvant, du
reste, et c'est un des but de l'hygiène, être modifiés, changés
améliorés d'après les conditions de l'existence.

Le séjour dans les champs, au soleil et à l'air libre, devrait
provoquer plutôt le tempérament sanguin, ce tempérament
opposé en quelque sorte au tempérament lymphatique. C'est
pourtant ce dernier qui est surtout prédominant, résultat
auquel participent nécessairement ces conditions que nous
avons indiquées, telles que la manière de vivre, les circonstances topographiques et le climat.

Les nuances varient du reste encore avec la position sociale, le degré d'aisance ou de misère. Ainsi à côté de
quelques tempéraments sains, robustes et vigoureusement
sanguins, ou de ce tempérament mixte et suffisamment sain
supportant aussi assez bien la fatigue et que nous appelons
lymphatico-sanguin, à côté de ces autres tempéraments

comme le bilieux encore assez fréquent dans les parties malsaines de la Bresse, ou le nerveux, plus rare, qui forment les autres types de tempéraments, on voit des constitutions plus défectueuses. La tendance aux scrofules n'est malheureusement point rare, surtout chez les individus, chez les enfants mal logés, mal nourris et qui ont le plus souvent à souffrir de l'humidité de l'air et du sol.

L'influence de la constitution lymphatique entraîne une diminution de l'énergie vitale et une faiblesse ou insuffisance des systèmes musculaire et nerveux qui vont se manifester dans les allures lentes et le caractère apathique de bon nombre d'habitants. Chez beaucoup, la physionomie manque d'animation et une parole faible et traînante coïncide avec cette lenteur de la démarche et des mouvements, qui, dans le langage de la ville, fait appliquer vulgairement aux individus trop mous l'épithète de *Bressans*. Ce défaut d'activité diminue certainement le degré de résistance des individus à l'action des agents physiques et des causes morbifiques, et le plus souvent il donne aux maladies dont ils sont atteints un caractère très marqué de langueur et d'adynamie que le médecin constate et contre lequel il a fréquemment à réagir.

Ayant assisté souvent aux conseils de révision, il m'a toujours semblé, d'autre part, que chez un grand nombre de jeunes gens le développement corporel était un peu tardif, un peu au-dessous de la moyenne habituelle de précocité, et se prolongeant de plusieurs années même au delà de 20 ans accomplis, d'où de plus nombreux ajournements à l'année suivante pour complexion délicate et faible.

La puberté arrive, terme moyen, pour les filles de 14 à 16 ans. Quand elles sont jeunes, les femmes de la Bresse ont une apparence qui plaît, des formes un peu molles mais gracieuses et une figure agréable. Il y a dans leur habitus extérieur, sous cet air de morne nonchalance, quelque chose qui séduit d'abord mais n'est point toutefois suffisamment rehaussé par la vivacité du regard et l'express'on de la physionomie. Le même défaut d'animation se traduit encore par la voix toujours plus ou moins trainante, sortant d'une bouche à peine entr'ouverte et ordinairement dépourvue de finesse et de moelleux.

Du reste, même prédominance habituelle du système lymphatique se traduisant par plus d'abondance dans le tissu cellulaire, des formes plus arrondies, une peau fine, blanche ou pâle, les joues toutefois souvent plaquées de rouge et une structure assez délicate qui n'est pas sans avoir un certain charme et trouver des admirateurs Mais cette beauté qui, chez le plus grand nombre, n'est qu'une douce langueur due au peu d'activité de la circulation, n'a souvent qu'une durée éphémère. La femme s'use et se transforme vite. Souvent, à la fleur de l'âge, après un premier accouchement, la femme de la Bresse a perdu cette grâce et cet attrait qui sont la caractéristique de son sexe.

VII

Vêtements en usage dans la Bresse
Maillot du nouveau-né.

L'ancien costume bressan, réputé jadis par son cachet d'originalité, mais dont on abandonne graduellement la tradition, se présentait en effet avec quelques allures spéciales qui méritent d'être rappelées.

Chez la femme, la taille de la robe était en général très courte. Placée à peu de distance au-dessous des seins elle soutenait plus aisément ces organes à qui tout corset était inconnu.

Puisque nous avons prononcé le nom de corset, de cette pièce de l'habillement des femmes, à laquelle toutes, du moins à la ville, attachent une si grande importance ; qui du reste s'il a ses inconvénients a aussi ses avantages, et qui n'est en réalité contraire à l'hygiène que si au lieu de contenir et de soutenir, il comprime et sert à amincir outre mesure la taille, — hâtons-nous d'ajouter qu'il commence maintenant à se propager même dans nos campagnes. Depuis quelques années, nos jeunes paysannes portent le dimanche, par mode et par coquetterie, ce corset baleiné avec lequel elles ne cherchent point encore à trop serrer leur taille, pour en tirer avantage. Mais les femmes plus âgées n'ont qu'un simple corsage, court et peu serré, faisant partie de la robe et embrassant la poitrine.

Les jours de fête un tablier de soie, quelquefois noire, le plus souvent violette ou de couleur très voyante, surmonté d'une bavette et s'attachant à la ceinture, complète le costume bressan : c'est ce qui se voit encore assez communément, en allant au Sud, du côté de Montpont, Varennes, Romenay. Des fichus croisés au-devant de la gorge la mettent à l'abri des intempéries de l'air. Les jours ordinaires tout le haut du corps est protégé par des camisoles amples aux épaules et descendant jusqu'à la ceinture.

A présent, du reste, la mode qui pénètre partout, aidée par les procédés de la fabrication moderne, et la facilité des transports qui mettent à la disposition de tous des étoffes et des articles de vêtement à bon marché transforme l'habille et fait disparaître le pittoresque d'autrefois. Si le luxe de la richesse ne peut envahir nos campagnes la mode commence néanmoins à avoir ses tributaires jusque dans les moindres villages ; et bientôt partout l'on s'habillera, je pourrais dire presque on s'habille déjà, de la même manière, en obéissant à ses caprices, tout en les traduisant d'une façon plus ou moins gauche et avec une coquetterie plus ou moins lourde.

Mais puisque l'hygiène, ici, nous préoccupe plus que la mode, pénétrons plus avant dans les détails de la toilette féminine en ne gardant que juste le degré de réserve nécessaire.

Une habitude fâcheuse et qui est générale un peu partout à la campagne, c'est cette accumulation de jupons que supporte leur taille et qui forme un bourrelet pesant et disgracieux à la base du thorax. Comme l'ont fait remarquer plusieurs hygiénistes, cette manière de surcharger la partie inférieure du tronc et le bassin, provoquée surtout par l'absence du pantalon, peut avoir pour effet d'amener à la longue un développement exagéré avec abaissement de l'abdomen, abaissement auquel les femmes des campagnes ne sont que trop exposées déjà par suite de la position courbée que nécessite leur genre de travaux. Nos campagnardes feraient donc bien, au lieu de se couvrir de quatre à cinq jupons, de se familiariser avec l'usage du caleçon ou du pantalon de toile ou de coton, qu'elles ne réservent, et les jeunes seulement, que pour les occasions de fête, bal ou cérémonie. Elles éviteraient ainsi une cause de refroidissement car les robes et les jupons, ouverts par le bas et flottants pour ainsi dire, laissent agir sur les parties inférieures le froid et l'humidité ; et par suite elles seraient moins sujettes aux nombreux dérangements de la menstruation et à toutes ces affections de l'utérus, si nombreuses et si variées, dont elles se plaignent si fréquemment, se croyant toujours, comme elles disent, *attaquées de la matrice* et allant chez des commères et matrones de village se la faire *raccrocher*.

Mais revenons à notre description de l'habillement des femmes et à ce complément, la coiffure, qui en était autrefois la caractéristique très curieuse. La coiffure du pays qui tend ainsi à disparaître avait une forme des plus bizarres. Les cheveux peu abondants, du reste, étaient tout simplement lissés et relevés avec une disposition dépourvue de tout artifice et peu propre à flatter le regard. Une *coëffe* ou *capelle*, espèce de bonnet orné de quelques dentelles, de disposition et de couleur blanche ou noire, variant avec la localité et même de commune à commune, remontant plus en avant (*capelle*) ou placée en arrière (*coëffe*) était et est encore dans une certaine mesure la coiffure habituelle et de cérémonie.

Plus rare est l'ancien chapeau bressan, d'une confection identique à celle de nos chapeaux noirs, formant une large plaque arrondie bordée de dentelles noires et surmontée d'une petite forme de huit à dix centimètres de largeur ; mal constitué au point de vue de l'hygiène capillaire, il avait du reste, s'il était original, le grand défaut de dénuder souvent et de bonne heure le sommet et le derrière de la tête.

Dans quelques villages, notamment dans le canton de Cuiseaux, à Frontenaud, Varennes, etc..., les jeunes filles portent la coiffe gracieuse rejetée en arrière et attachée sous le cou avec un ruban de couleur très voyante ; et les femmes se contentent souvent, comme coiffure, d'un mouchoir replié de couleur généralement blanche, se nouant sous le cou.

Enfin, pour le travail, les femmes ont ordinairement un simple calot, serré sur la tête avec des tresses, et les plus jeunes le bonnet que les dames emploient à la ville comme bonnet de nuit. Durant l'été, pour se préserver de l'ardeur du soleil, elles emploient encore le chapeau de paille à larges bords, ainsi que la *capeline* ou *capulet*, en toile ou coton, introduit dans nos campagnes depuis quelques années.

Le costume des hommes est assez simple.

Un pantalon, un long tricot en grosse laine blanche pour le travail, vêtement de corps fort hygiénique, ou encore un gilet à manches, de *trési* ou de *tirelaine*, et par dessus, même les dimanches et jours de fêtes, une blouse de toile bleue qui rappelle le *sagum* des Gaulois, la casquette ou parfois même le bonnet de coton blanc ; durant l'été un chapeau de paille comme coiffure de travail, et pour ses jours de toilette un chapeau rond en feutre, tel est son habillement.

Pour économiser le vêtement, pour le garantir des contacts malpropres et le préserver de l'usure, le cultivateur se sert souvent du tablier de cuir qui couvre le devant du corps et des jambes et se termine en haut par une courroie circulaire qui donne passage à la tête.

Relativement au linge de corps, à la chemise, qui peut être de toile ou de coton, nous ajouterons seulement ici un simple conseil, à l'adresse surtout des gens de campagne, qui par leurs travaux sont plus sujets à la transpiration, c'est que les chemises de coton ou de calicot sont plus chaudes que celles de toile qu'ils emploient communément, qu'elles se refroidissent moins vite lorsqu'elles sont mouillées par la sueur dont l'évaporation brusque est une cause de refroidissement, et qu'elles devraient par conséquent leur être substituées. Le coton n'a qu'un inconvénient, c'est, chez les personnes qui ont des démangeaisons à la peau, de l'inflammation, d'augmenter la chaleur et l'irritation ; mais cet inconvénient est loin d'être général.

Le col de la chemise que nos Bressans portaient, autrefois surtout, large et très relevé, avait l'avantage de protéger le cou que l'absence de cravate expose souvent aux inflammations de la gorge, très fréquentes chez les cultivateurs.

Les sabots sont la chaussure habituelle consacrée par un long usage et des avantages évidents en raison de la nature humide et boueuse du terrain et du mauvais état des chemins ruraux. Avec cette chaussure de bois, *on porte*, selon un dicton bressan, *son parquet avec soi*.

Les sabots sont souvent fabriqués à la maison même, où le fermier fournit à des ouvriers ambulants la matière première, c'est-à-dire quelques bûches de bois. Du côté de Sainte-Croix, de Varennes..., l'art du sabotier est arrivé à un degré de perfection aussi simple que remarquable. Faits en bouleau blanc, ces sabots dits *bressans* ne sont ni fumés, ni vernis comme ceux des autres cantons. Leur forme est simple, sans prétention. Ils sont d'une grande légèreté, emboîtent bien le pied, et fermant plus sûrement l'accès à l'eau ou à la boue, ils conservent aux extrémités leur chaleur naturelle et leur empêchent de prendre l'humidité du sol.

A la campagne, tout le monde porte des sabots et l'habitude en est si grande que chaque paysan peut faire, les ayant aux pieds, de longues marches sans se fatiguer. Il ne met ses pieds dans les sabots, que revêtus de chaussons de laine ou de cuir, quelquefois avec une semelle de paille qu'il tresse lui-même et qu'il peut renouveler à volonté. Il ne se sert ni de bas, ni de chaussettes ; on doit pourtant leur en recommander l'usage, car non seulement ce serait un moyen de protection contre le froid, bien utile surtout chez les enfants mais ils auraient encore l'avantage de rendre moins dur le contact de la chaussure et de préserver les pieds des cors et durillons toujours si fréquents chez nos cultivateurs.

En été, d'épais souliers de cuir ou de fortes bottes, les dimanches et jours de marché, remplacent de temps à autre les sabots. Ces chaussures sont généralement très dures. Les gens de campagne feraient bien de les frotter plus fréquemment d'huile ou de graisse pour les empêcher de se durcir et de blesser les pieds.

Vêtement du nouveau-né, maillot.

— Quelques mots maintenant sur le vêtement du nouveau-né.

Son premier costume se compose d'un ou plusieurs bonnets pour couvrir sa tête, d'une petite chemisette, de deux drapeaux de toile entourant le corps, ramenés en haut sur les bras qui sont ainsi emprisonnés, et en bas sur les jambes et les pieds. Ces drapeaux ou langes sont maintenus par un maillot en coutil, à boucles, et lacé de haut en bas, prenant ainsi les bras et les membres inférieurs jusqu'au mollet; puis, à la campagne du moins, lorsqu'il fait froid, quand on lève les enfants, on les enveloppe dans la couverture du berceau, avec le petit oreiller qui s'y trouve et sur lequel repose sa tête. A la ville, l'enfant emmailloté est placé sur un long coussin formant matelas et oreiller et maintenu par un lange de flanelle ou de coton sur ce coussin qui fait corps avec le maillot.

On ne donne guère aux enfants la liberté de leurs bras qu'à l'âge de cinq ou six mois.

Voilà le maillot dont la pratique est si populaire, du reste, dans la plupart des localités.

C'est contre cet usage que bien des hygiénistes se sont

élevés avec véhémence. On lui reproche d'emprisonner étroitement le corps et les membres de l'enfant, d'obliger les membres à une extension forcée et continue et à une immobilitée absolue, de comprimer le thorax et de porter ainsi atteinte au développement de la poitrine et des membres, et de prédisposer à des conformations vicieuses.

Si les reproches n'ont point manqué, — et ils sont en partie justifiés en ce qui concerne la pratique d'un emmaillotement rigide et trop longtemps prolongé — le maillot a néanmoins trouvé ses défenseurs. On objecte à ces critiques que le maillot, et ce sont là les vraies raisons qui militent sérieusement en sa faveur, assure au nouveau-né, qui en a tant besoin, une température meilleure et plus uniforme, et en même temps plus de tranquillité aux parents qui, le plus souvent, empêchés, par les travaux du ménage ne peuvent avoir continuellement l'œil sur leur enfant. On ajoute que nous avons tous vécu notre premier âge dans ce maillot et que nous en sommes sortis ni moins forts, ni plus mal tournés, et qu'il n'est pas démontré que les déformations soient moins rares dans les pays où le maillot n'est pas en usage.

Plusieurs médecins se bornent à demander que les bras de l'enfant soient toujours libres. Cette méthode peut avoir ses avantages.

Mais l'éducation à *l'anglaise* qui consiste à élever les enfants du premier âge dans une longue robe ou sac de laine fine, sans aucun autre lange ou vêtement qui les serre et les entoure, si elle a aussi ses avantages, n'est point exempte de sérieux inconvénients. Elle peut réussir avec des enfants vigoureux, mais avec de petits êtres chétifs ou débiles, en est il de même et la mortalité ne serait-elle point plus grande encore.

Nous ne cherchons pas à dégager davantage la vérité qui paraît être dans un moyen terme. Nous aurons peut être du reste, à revenir sur ce sujet, quand nous développerons quelques considérations relatives à l'hygiène de l'enfance.

VIII

Habitations rurales. — Annexes de l'habitation. Chauffage et éclairage.

Nous nous attachons surtout, dans cette étude, à faire ressortir l'influence qu'exerce sur les individus l'état des lieux qu'ils habitent. On comprend que cette influence doit se faire sentir, plus particulièrement, lorsqu'il s'agit de l'habitation du travailleur.

A la campagne, comme à la ville, il y a beaucoup à faire pour remédier à l'insalubrité d'un grand nombre de logements et il y a là une question qui intéresse, au plus haut degré la santé publique et la prospérité générale du pays.

Le logement est-il sain, propre, bien aéré, le père de famille est heureux, après une journée bien remplie, de se retrouver au milieu d'enfants bien portants, et son domicile est alors, pour lui, un lieu de repos agréable. Est-il, au contraire, sombre, humide, malpropre, trop étroit, y règne t-il un air lourd et vicié, il s'attache moins à cet intérieur malsain qui ne lui offre, presque forcément, au lieu du bien être, de la santé et de la bonne humeur qu'un aspect misérable et des visages tristes et maladifs. Aussi le cabaret épuisera-t-il, souvent alors, bien des ressources qui devraient être réservées pour les besoins du ménage.

Les conditions plus ou moins favorables ou fâcheuses

de l'habitation ont toujours une importance extrême. L'air des champs est plus vif et plus pur que l'atmosphère des villes, plus propre à stimuler les diverses fonctions de l'organisme. Il est à désirer que le campagnard, par toutes les conditions de son existence, n'en neutralise point les avantages, qu'il ait souci de la salubrité de sa demeure et qu'il sache en écarter les influences fâcheuses qui peuvent détruire les heureux effets d'une journée passée au milieu des champs et en plein air.

Si le cultivateur se lève matin, il se couche généralement de bonne heure. Il passe toute la nuit dans son logis, il y prend ses repas, il s'y livre, dans la saison pluvieuse, à l'exécution de divers travaux. La femme y fait le ménage et y garde près d'elle ses enfants en bas âge. Est-il besoin d'insister davantage sur l'importance d'une hygiène domestique bien entendue pour tout ce qui concerne l'habitation.

Dans le Louhannais, et en général dans toute la Bresse, les maisons ne sont pas groupées et agglomérées comme dans les villages des pays montagneux. En quelques points pourtant, rapprochées suivant un certain alignement elles constituent de petits bourgs ; c'est le le chef-lieu de la commune, autour de l'église. Mais le plus souvent, elles sont réparties en de nombreux hameaux plus ou moins distants les uns des autres. Un grand nombre même sont disséminées sur le sol, éparpillées çà et là et complètement isolées.

Basses et humides pour la plupart, situées parfois à peine à fleur du sol, quelquefois même un peu au-dessous, et dépourvues de caves, assez mal éclairées, plus mal aérées encore, elles présentent presque toutes de mauvaises conditions hygiéniques.

Non seulement les cahutes des pauvres, mais la plupart des maisons, autrefois, étaient couvertes en chaume, méthode qui fut vraisemblablement pendant de longs siècles en usage dans le pays car, dans ses Commentaires de la guerre des Gaules, César que nous avons déjà cité une fois à propos de la Seille ou de la Saône nous rapporte que, déjà, les chaumières des Gaulois étaient couvertes de paille « casæ quæ more gallico stramentis erant tectæ. »

Le nombre de ces toitures en chaume diminue de plus en plus. Elles ne sont plus guère employées que pour de petites maisons ou pour les bâtiments d'hébergeage, parce qu'elles garantissent mieux les fourrages et maintiennent aux écuries plus de chaleur ; mais elles ont l'inconvénient de nécessiter de fréquentes réparations et d'accroître de beaucoup le danger des incendies.

Presque toutes les constructions récentes sont couvertes en tuiles. Les murs ne sont plus construits en pans de bois ou en pisé, comme autrefois, mais ordinairement en maçonnerie ; ce que nous constatons avec plaisir, non seulement à cause de la solidité, mais de l'hygiène. De bons murs en pierres, cimentés par des mortiers hydrauliques, c'est ce qu'il y a de mieux ; car il faut se garder, surtout dans les bas murs, d'employer des matériaux qui laissent pénétrer trop facilement l'humidité, cause fréquente de l'insalubrité de la demeure comme elle l'est déjà de l'insalubrité de l'air.

Le plancher dans les maisons pauvres est souvent sans carrelage ; c'est une terre battue et serrée, rendue ainsi moins perméable, mais ne pouvant enlever l'humidité du sol. Et que de fois, il arrive encore de voir l'eau employée aux usages domestiques transformer en boue l'un des coins de la chambre et devenir ainsi une nouvelle cause d'humidité.

Souvent, dans d'étroites chaumières, une seule chambre sert tout à la fois de cuisine, de salle à manger et de chambre à coucher pour toute la famille. Les poules ou d'autres volatiles, quelquefois même de jeunes porcs semblent s'y donner de fréquents rendez-vous, envahissent l'unique chambre et y apportent de nouveaux éléments de malpropreté.

Les constructions nouvelles, hâtons-nous de le dire, se ressentent toutefois déjà d'un certain degré d'aisance qui commence à se propager dans nos campagnes. Elles sont plus propres et plus saines. L'orientation au midi et surtout au levant est la plus fréquente ; c'est celle qui est préférable dans nos contrées souvent froides et humides. Le plancher est ordinairement en carreaux du pays.

L'exploitation comporte généralement deux bâtiments placés parallèlement séparés par une cour ; l'un, la maison d'habitation, occupé par les fermiers ou le propriétaire exploitant ; l'autre, le bâtiment d'hébergeage, occupé par le bétail et divisé en plusieurs étables, pour les bœufs, les vaches, les veaux, avec une écurie pour les chevaux et des granges. Au-dessus du bâtiment d'hébergeage est le fenil, de même que le grenier occupe aussi tout le dessus de la maison d'habitation qui, c'est la règle à peu près absolue, ne comporte pas d'étage ; lorsque par exception, il y en a un, l'habitation bourgeoise est appelée communément le château.

A chaque face de la maison, la récolte du maïs, suspendue en bouquets ou *nœuds*, sous de larges avant-toits, donne à la ferme un assez gracieux aspect. A côté sont des hangards ou *voyaux* pour les voitures, attenant à l'habitation, des toits ou *tecls* pour les porcs et le poulailler pour la volaille. La paille est réunie après la récolte, en meules ou paillis au milieu des cours où se trouvent aussi les fumiers, disposition sur laquelle nous aurons à revenir.

Le rez-de-chaussée de la maison d'habitation se subdivise en plusieurs compartiments : *l'uïau* (chambre de ménage), la *chambre du poêle* et la chambre à coucher. Chacune de ces pièces, les deux premières surtout, méritent une description spéciale.

L'*utau* sert de cuisine, souvent aussi de chambre à coucher ur les maîtres. C'est là aussi que la famille et les serviteurs se réunissent pour prendre leurs repas. Cette pièce ordinairement grande et spacieuse, n'a pas les inconvénients des autres chambres. Elle présente en général deux portes. L'une d'elles est la porte d'entrée : elle était, dans l'ancien ystème, brisée en deux parties, dont la supérieure, habituellement ouverte, servait de fenêtre. L'autre porte, placée en face donne sur un petit jardin. L'air, dans cette pièce, trouve donc un accès facile et peut se renouveler aisément.

Au milieu de l'utau est une longue table avec ses bancs, pour le repas de la famille. On y voit aussi un dressoir ou raisselier où s'étalent quelques assiettes et plats, la *mée* ou pétrin pour faire le pain, quelques chaises ou escabeaux, l'horloge à poids et à long balancier, souvent un ou plusieurs lits quand la famille est nombreuse et des armoires pour chaque ménage. A l'évier sont les seaux auxquels chacun va boire au bassin ; au-dessous d'autres vases pour le boire des cochons et des vaches, il en résulte le plus souvent, autour, une humidité persistante et quelquefois d'odeur peu agréable ; sous le conduit de l'évier, dans la cour, un creux d'eau corrompue où viennent parfois barboter des canards.

A côté de l'utau est la *chambre du poêle* qui, ordinairement aussi, sert de chambre à coucher. Nous y trouvons une disposition des plus vicieuses. Le plus souvent, en effet, elle ne reçoit l'air et la lumière que par une seule fenêtre très petite, parfois même enchâssée dans le mur et ne pouvant s'ouvrir. L'hiver, c'est la chambre des veillées. Huit ou dix personnes se groupent autour d'un large poêle de fonte chauffé jusqu'au rouge et prodiguant à tous sa lourde chaleur. L'unique ouverture est close pour ne pas laisser pénétrer l'air froid du dehors ; la température est très élevée, étouffante ; l'air est desséché, corrompu. Les gens de la

veillée sont là, dans cette étuve, la peau chaude, la face
rouge, la respiration bruyante, et semblant jouir d'un engourdissement qui ne peut que leur être funeste. Puis, vers
dix heures ou onze heures, après avoir subi cette chaleur
mal réglée dans laquelle ils se complaisent, les uns se couchent dans cette chambre à l'atmosphère viciée, d'autres
sortent pour regagner leur gîte et passent de cette étuve à
l'air plus ou moins froid du dehors ; d'où souvent des maux
de gorge, des bronchites, des fluxions de poitrine, maladies
très fréquentes dans nos localités. Les plus heureux sous
l'influence de cette lourde chaleur prennent des céphalalgies
opiniâtres qui souvent persistent malgré les soins du médecin, car ils méconnaissent la cause qui les produit et ne
veulent s'y soustraire. Ils accusent le sang, n'admettent pour
ces maux de tête qu'un seul remède, la saignée, et viennent
la réclamer quand leurs occupations les appellent à la ville ;
moins souvent qu'autrefois, il faut le reconnaître, car le médecin ordinairement s'y refuse sachant parfaitement que
cette saignée ne pourrait qu'être palliative et que le vrai remède serait dans l'adoption de conditions hygiéniques
meilleures et dans les conseils salutaires qu'il s'efforce de
de donner mais ne sont point toujours écoutés.

Que de maladies chroniques sont ainsi favorisées par les
mêmes causes et surtout par l'impureté de l'air, cet aliment
respiratoire, le *pabulum vitæ* : anémie, chlorose, débilité,
scrofules, rachitisme, phtisie, etc., maladies aussi graves
que fréquentes, dont le germe héréditaire ne se serait peut-
être point développé sans ces mauvaises conditions de respiration délétère. Si les adultes qui travaillent au grand air
tout le jour, peuvent neutraliser plus ou moins ces fâcheuses
influences, leur action est néanmoins des plus sérieuses sur
bon nombre d'entre eux et surtout sur les femmes et sur les
enfants.

Les lits eux-mêmes présentent souvent une structure particulière qui aggrave les mauvaises conditions hygiéniques de la chambre. Ils sont élevés et surmontés, pour la plupart, aux quatre coins de quatre colonnes ou poteaux servant de points d'appui à d'épais rideaux de serge ou de tiretaine qui vont gagner le plafond de la chambre ou s'attacher à un ciel en bois sur lequel on entrepose divers petits instruments de culture ou de ménage.

L'intérieur des lits se compose d'une paillasse très ample faite avec les paillottes du maïs qui me paraissent du reste d'un usage assez sain, quelquefois mais rarement d'un matelas ; le plus souvent, par dessus la paillasse, est une *coûtre* ou lit de plumes fait avec les plumes des oies, canards ou poulets, ou simplement avec du ballot d'avoine ; enfin les draps et des couvertures généralement trop épaisses et trop chaudes. Le lit, en somme, est encore assez soigné, mais, comme on le voit, d'une façon défectueuse.

Plusieurs personnes couchent dans le même lit ; quand la famille est pauvre et nombreuse, c'est même un encombrement qu'on ne peut s'imaginer. J'ai vu souvent le père, la mère, une petite fille en occuper la tête ; au pied, placés en sens inverse quelquefois encore d'autres petits enfants.

On a soin, durant la nuit, de ne pas écarter les rideaux, et on reste ainsi, pendant sept ou huit heures, enfermé, calfeutré dans cet espace clos presque hermétiquement et où se trouvent à peine, pour tous ceux qui l'occupent, quelques mètres cubes d'air ne pouvant se renouveler que d'une manière imparfaite et presque nulle. D'ordinaire malsaine et vicieuse, cette disposition produit, en temps d'épidémie, des effets désastreux. Ajouterons-nous encore, pour compléter le tableau, que le dessous du lit sert souvent d'asile à une poule couveuse et que la couvée y garde assez longtemps son domicile dans la froide saison.

C'est ainsi que l'on rencontre souvent, dans l'habitation rurale, tous les inconvénients de l'agglomération et de l'encombrement accrus par l'insuffisance de l'aération. Aussi reconnait-on, dans ces conditions, au moins autant à la campagne qu'à la ville, l'influence contagieuse et à laquelle il est difficile de se soustraire, de certaines maladies, comme les fièvres éruptives et l'angine couenneuse, qui s'y propagent toujours d'une façon aussi intense.

Faut-il ajouter ici, empiétant sur le chapitre que nous consacrerons plus loin aux considérations d'hygiène que l'aération des chambres est d'autant plus indispensable qu'elles sont plus étroites et les habitants plus nombreux ; et que le renouvellement de l'air par la ventilation est surtout nécessaire pour les chambres de malades, car de leur corps et de leur respiration s'exhalent des miasmes nuisibles pour eux-mêmes et souvent contagieux pour les autres.

Je me bornerai à dire que, pour obtenir une aération suffisante, il suffit d'ouvrir largement et fréquemment les portes et les fenêtres pendant quelques minutes, plusieurs fois dans la journée, de façon à produire un courant d'air contre lequel on aura soin d'abriter les personnes présentes, par les rideaux du lit, s'il s'agit d'un malade, ou même par une simple serviette jetée sur la tête.

Nous avons vu ce qu'est actuellement le logement d'un grand nombre de nos cultivateurs. Pour en suivre la description jusque dans ses annexes les plus intimes, dirons-nous qu'il n'y a généralement pas ce petit local retiré qu'on appelle *communs* ou *lieux d'aisances*, ou s'il existe, ce n'est qu'à l'état primitif : un trou en terre, une planche sur deux supports, et un abri contre le regard, formé par des rangées de tiges de maïs ou de fagots, c'est à dire toujours insuffisamment clos, mal couvert, ne satisfaisant pas les convenances et ne garantissant pas des intempéries de l'air. Aussi est-ce le plus souvent en plein air que, le jour et la nuit, les gens de la campagne vont satisfaire leurs besoins, c'est ce qu'ils appellent du reste *aller sur les champs*. Qu'on nous pardonne tous ces détails que nous avons dû donner, quelque peu attrayant que soit le sujet. L'hygiène ici n'est-elle point en cause ? N'y a-t-il pas danger pour la santé quand, pendant la nuit, bien des gens de la campagne, jeunes ou vieux, hommes ou femmes, quelquefois convalescents ou malades, vont ainsi, à peine couverts, exposer au froid, à l'humidité, aux brouillards, dans ce réduit en question ou en plein air, ce qui revient au même, leur corps chaud encore de la chaleur du lit et peut-être en transpiration ? Est-ce que des maladies ne peuvent pas être produites par cette déplorable habitude ? Est-ce que de légères indispositions ne peuvent pas devenir des maladies plus graves ? Pour conclure, n'y aurait-il pas avantage à avoir, toujours, à proximité de l'habitation, un petit cabinet, bien couvert, tenu avec propreté et avec une fosse couverte et vidée de temps en temps ?

Puisque nous passons en revue toutes les causes d'insalubrité qui se trouvent au sein ou à côté de l'habitation du paysan, nous voyons encore, accumulé aux alentours, à sa porte même, tout ce qui peut souiller le sol et vicier l'atmosphère : tas de fumier, dépôts d'immondices, fouillés par les poulets, les canards et les porcs ; fossés d'eau verdâtre, flaques de purin que délaie et entraîne l'eau pluviale ; toute une série de débris humains destinés à faire de l'engrais, matières en décomposition pouvant devenir pendant les chaleurs de l'été des foyers d'infection miasmatique.

Nous avons déjà parlé des nombreuses mares qu'on rencontre dans la Bresse : la plupart, destinées à abreuver le bétail sont au voisinage même des habitations et n'ont souvent qu'une eau croupie sur un fond vaseux. Souvent à sec en été, elles dégagent alors de l'odeur et des miasmes dont l'influence peut devenir malfaisante en raison de la proximité des maisons.

Enfin, au pourtour même des hameaux, le mauvais état des petites routes, des charrières, des chemins non classés ou ruraux sont encore autant d'éléments d'insalubrité. Vrais bourbiers durant la mauvaise saison, si l'on ne peut leur attribuer une influence délétère, ils agissent puissamment, du moins, par leur humidité dont on a peine à se garantir.

Annexes des habitations rurales; logement des animaux domestiques.

— L'habitation du cultivateur est quelquefois contiguë aux étables et écuries des animaux domestiques. Mais, le plus souvent, dans les fermes, comme nous l'avons dit, le bâtiment d'hébergeage est en face, de l'autre côté de la cour.

Le voisinage des étables a-t-il des inconvénients sérieux? Les fumiers dont la masse en travail de fermentation est, à quelques pas, dans la cour, sont-ils nuisibles à la santé? L'hygiéniste dit : oui, dans une certaine mesure.

Il y a là une source de miasmes de nature animale et d'effluves de végétaux en décomposition. Il est difficile de croire, en effet, qu'il n'y ait pas, dans certaines conditions, un caractère de nocuité, peut-être une influence pour la production de fièvres ou autres maladies.

Le plus souvent on n'enlève les litières des étables et les excréments qui les souillent qu'une fois la semaine. Les urines et le purin s'écoulent, s'infiltrent, saturent le sol et peuvent de proche en proche contaminer l'eau des mares et jusqu'à l'eau des puits. On ne peut nier qu'il n'y ait là des causes d'insalubrité qui appellent l'attention.

Enfin les domestiques de ferme ont leurs lits dans l'étable même. L'air qu'ils respirent pendant la nuit est des plus impurs, mêlé de matières organiques et de produits fermentescibles qui ne sont point parfois, l'observation l'a démontré, sans fâcheuse influence sur leur santé.

Dans presque toutes les fermes, par surcroît d'inconvénient les étables sont basses, étroites, mal aérées, humides, chargées de vapeurs chaudes et putrides s'exhalant de la respiration des animaux, des litières et des flaques excrémentitielles. Elles donnent asile à de la volaille, aux pigeons. Les murs et le plancher supérieur sont dans un état de malpropreté repoussant qu'entretiennent du reste de funestes préjugés. En effet la plupart des cultivateurs sont persuadés que le bétail n'a rien à craindre de l'altération de l'air mais seulement de la froidure ; ils regardent une couche de fumier épaisse et durcie sur le corps de leurs animaux comme un moyen de santé, un préservatif contre les mouches et un indice d'engraissement. Ils respectent les toiles d'araignées non seulement parce qu'elles enlacent dans leurs filets les insectes tourmentants mais encore parce qu'elles pompent *le venin des étables*. Dans les communes où l'on pratique quelque peu l'élevage des chèvres, ils sont satisfaits de pouvoir placer un bouc au milieu du bétail *pour absorber les miasmes et se charger des causes des maladies*. Enfin la présence des pigeons dans l'étable est aussi pour eux une garantie de santé pour le bétail.

On conçoit que ces ridicules et funestes croyances ainsi que les pratiques routinières qui en dérivent peuvent être la cause de sérieux inconvénients. Il est nécessaire de réagir contre elles et d'arriver à améliorer et assainir le logement des animaux, où l'on semble s'être complu jusqu'à présent à favoriser la corruption de l'air. Des soins de propreté, d'aération neutraliseraient l'influence débilitante de ces foyers d'infection, garantiraient de leurs fâcheux effets la santé de l'homme et des animaux et feraient éviter tout au moins certaines de ces maladies de la peau, communes aux animaux et à l'homme, comme la teigne et les gales ou prurigos parasitaires.

Nous ne saurions trop insister sur ces conseils de la plus simple hygiène.

Chauffage des habitations. — Le cultivateur se chauffe surtout avec du bois fourni par les ressources du pays.

Pendant longtemps l'usage des cheminées fut général et on rencontre dans nos compagnes beaucoup de ces cheminées antiques, hautes et larges, autour desquelles peuvent trouver place tous les membres de la famille. Dans quelques fermes, mais bien rares à présent, on voit encore ce foyer d'un usage primitif, au milieu même de la pièce principale de la ferme ; les gaz et la fumée qui proviennent de la combustion du bois sortent par une ouverture pratiquée à la partie supérieure, au-dessus de l'âtre, mais ne s'échappent qu'incomplètement, laissant dans la pièce de la fumée dont la présence peut déterminer des maux de tête, de l'irritation des voies aériennes et de la toux.

Les cheminées communes, à manteau élevée, chauffent bien mais ont l'inconvénient de trop brûler de bois. C'est un moyen de chauffage très salubre mais qui perd beaucoup de calorique. Aussi l'usage du poêle en fonte, quoique moins gai et moins sain, tend-il à remplacer peu à peu la vieille cheminée. Avec ce mode de chauffage, le combustible est moindre et la chambre s'échauffe rapidement.

Les poêles, surtout ceux de fonte, ne sont cependant pas dénués d'inconvénients. Chauffés jusqu'au rouge, ils peuvent déterminer des malaises, des maux de tête, des vertiges, quelquefois même de plus sérieux accidents par le dégagement d'oxyde de carbone. Ces inconvénients sont surtout à craindre dans la *chambre du poêle*, où il n'y a pas une ventilation suffisante.

En tous cas, les poêles dessèchent trop l'air de la pièce qu'ils sont destinés à chauffer et peuvent le rendre, par conséquent, irritant pour les poumons. On ferait bien, pour remédier à cet inconvénient, de propager cette habitude bien connue de mettre sur le poêle un vase rempli d'eau, afin de maintenir à l'air un degré d'humidité convenable.

Comme combustible, à côté du bois qui tient le premier rang, le charbon de terre et le coke sont destinés à prendre une place de plus en plus importante, étant moins coûteux et pouvant produire, à masse égale, une quantité de chaleur beaucoup plus considérable que le bois. Par le mélange de coke au bois on obtient un chauffage mixte assez apprécié.

L'usage du thermomètre, instrument peu coûteux, mériterait d'être répandu dans les campagnes, ne serait-ce que pour mesurer à certains moments, la température de la chambre du poêle dans les longues veillées d'hiver. Le chauffage ne devrait pas dépasser, dans l'intérêt de la santé, 17 à 18 degrés centigrades. Au delà l'action de la chaleur est débilitante, amène la prostration ou l'engourdissement et elle peut prédisposer aux congestions vers la tête et aux fluxions des organes. Une température moindre serait donc plus avantageuse. En somme, une chaleur de 12 à 15°, c'est ce que le chauffage doit arriver à produire, pendant les froids de l'hiver, dans les pièces de l'habitation. A défaut du thermomètre, il y a un moyen simple, assez précis et à la portée de tous. Tant que l'on voit dans l'air la vapeur d'eau rejetée par la respiration, la température est inférieure à 12 degrés. Ce n'est qu'à ce point là qu'on ne voit plus son haleine.

Eclairage. — Louhans est la seule ville de l'arrondissement qui soit éclairée au gaz. Et encore, n'y a-t-il que l'éclairage public et quelques boutiques des arcades. Son prix maintenu à un taux exagéré a arrêté le développement de ce mode d'éclairage.

Dans les maisons on se sert soit de l'huile, soit du pétro'e, soit de la bougie, rarement de la chandelle.

A la campagne, on brûle surtout de l'huile végétale, soit dans ces petites lampes portatives analogues à un chandelier surmonté d'une pomme, soit dans cette vieille lampe d'un modèle fort ancien, formée d'un vase plat en cuivre, qu'on suspend par un crochet à un clou de la cheminée ou à une poutre ; la mèche baignant dans l'huile brûle par un bout sur le bord d'un bec horizontal. C'est un éclairage primitif, peu coûteux et pouvant encore suffire à bon nombre d'habitants des campagnes, surtout ceux qui se couchent presque aussitôt qu'ils ont terminé leurs travaux. Ces lampes, lorsqu'elles *filent*, ont l'inconvénient de donner de la fumée, épaisse et fétide, qui prend à la gorge.

On commence à brûler de l'huile de pétrole et de l'huile de schiste dont le prix peu élevé coïncidant avec un fort pouvoir éclairant facilite la propagation. Mais leur emploi n'est point sans danger en raison de l'action même des rayons calorifiques de cette lumière sur les yeux qu'elle fatigue et peut congestionner, et surtout en raison des accidents que peut produire ce mode d'éclairage, dont la valeur hygiénique est donc loin de valoir celle de l'huile.

On ne saurait trop répéter, pour ceux qui se décident à faire usage du pétrole, qu'ils doivent prendre beaucoup de soins pour éviter les explosions et les causes d'accidents, de brûlures, d'incendie.

IX

Alimentation. — Régime alimentaire Boissons.

Nous arrivons maintenant à l'examen du régime alimentaire, du mode d'alimentation et des particularités qu'il présente dans nos campagnes.

Nous venons de voir comment tous les avantages de la vie passée au grand air, au sein même de la nature et loin des agglomérations urbaines, étaient trop souvent neutralisés par la méconnaissance des règles de l'hygiène, les conditions défectueuses de l'habitation et les causes d'insalubrité que l'insouciance de l'habitant laisse s'accumuler autour de lui.

Trouvera-t-il, dans son genre de nourriture, l'élément nécessaire pour réagir contre toutes ces causes d'affaiblissement de son organisme et le soutenir dans la réparation quotidienne des forces dépensées dans les rudes travaux de l'agriculture? Nous sommes encore, hélas, en présence de sérieuses défectuosités. Elles sont le résultat de la proportion trop minime des aliments tirés du règne animal, de la prédominance de ceux d'origine végétale, et, comme conséquence, d'un régime alimentaire trop souvent insuffisant.

Nous allons passer en revue successivement les divers aliments qui composent la nourriture du cultivateur. Si nous entrons à cet égard dans de trop longs détails, ce n'est qu'en raison de l'intérêt usuel qui s'y rattache.

Le pain étant la partie fondamentale de l'alimentation, commençons par les céréales et les produits qui en dérivent.

Céréales. — Le *blé* est, en Bresse, la plus importante des récoltes. Une partie est vendue ; une autre et non la moindre maintenant, est moulue et sert à faire le pain.

Parmi les autres récoltes, le *seigle*, le *maïs*, le *sarrazin*, l'*orge*, l'*avoine* donnent aussi des farines dont le mélange peut concourir à la fabrication du pain. Longtemps elles furent, surtout celles de seigle, de maïs et de sarrazin, presque exclusivement employées à cet usage.

Pain. — Il n'y a guère que quelques années que le pain de froment, pur ou mêlé d'un peu de seigle, est devenu le plus communément consommé dans nos campagnes.

Le *blé* est la céréale par excellence. Il contient, composition moyenne, pour 100 parties, 14 de matières azotées, 60 d'amidon, 7 de dextrine, 1 à 1 1/2 de matières grasses, 2 de cellulose, 2 de matières minérales et 14 d'eau.

Sa farine, comparée aux autres, se prête merveilleusement à la panification. Disons toutefois que, chez nous, à la campagne, le pain même exclusivement fait avec la farine de b'é pourrait être meilleur.

Sa fabrication est en effet très défectueuse. On emploie une farine mal blutée et contenant beaucoup trop de son. Le levain dont on se sert est souvent trop vieux et acide. La cuisson n'est pas soignée et est insuffisante. Toutefois le paysan qui n'a pas perdu l'habitude des lourdes *flammusses*, le trouve à sa guise et a le pain qu'il veut, c'est-à-dire un pain qui *tienne au ventre*. Mais s'il est plus dur et plus compact, il n'est pas plus nourrissant et il est plus indigeste. Que l'on est loin du bon pain de Paris, qui a si bonne apparence, si bon goût et qui se digère si bien !

On fait du reste à la campagne trop de pain à la fois, et

les fournées se trouvent espacées de huit à quinze jours et même trois semaines. Aussi, s'y développe-t-il, encore assez fréquemment, des moisissures, et il peut alors déterminer de l'embarras gastrique, des coliques et même de graves irritations intestinales.

Le *pain de seigle*, autrefois très en usage, ne peut remplacer qu'imparfaitement le pain de froment. La farine qui provient des grains de seigle est moins riche en matières azotées, en gluten, que celle du blé : elle contient près du double de dextrine, d'où la consistance un peu gluante du pain. En raison des moindres proportions de gluten, la farine de seigle subit moins bien la panification, sa pâte lève mal et donne un pain moins léger et moins poreux, c'est-à-dire plus compact.

Toutefois ce pain a des qualités nutritives encore assez marquées. C'est un pain bis, frais, assez savoureux, et il a du reste sur celui du blé, l'avantage de se dessécher beaucoup plus lentement, ce qui permet de le conserver plus longtemps. Mais c'est surtout aux personnes ordinairement constipées qu'il conviendrait plus particulièrement. Aussi le recommande-t-on volontiers à bon nombre de dames des villes, aux hommes de bureau et professions très sédentaires et même aux valétudinaires. Il est en effet quelque peu relâchant, mais on remarque que c'est surtout pour ceux qui ne sont pas habitués à son usage. Enfin quelques coquettes des villes en mangent volontiers, espérant ainsi se procurer un beau teint, être plus belles et plus fraîches

On mélange souvent, dans les fermes, les deux farines de froment et de seigle pour la confection du pain, de même que le mélange des deux semences forme le produit connu sous le nom de *méteil* ou *la mélange*.

Le *pain de méteil* ou *de mélange* tient des deux pains

précédents. Il est loin d'avoir la blancheur du pain de froment, mais il est savoureux et très nourrissant et se conserve frais plus longtemps, ce qui n'est pas à dédaigner à la campagne.

Un mélange assez fréquemment employé et du reste très recommandable est celui d'un huitième environ de farine de seigle avec celle de froment. Il rend en effet le pain de froment plus frais et lui donne plus de goût. C'est ce qui se fait dans la plupart des pains de ménage.

Avec l'*orge*, autre céréale cultivée dans le pays, on obtient une farine dont le mélange avec celle du froment peut former aussi la base d'un pain excellent, si l'orge est moulue avec les procédés de mouture perfectionnés. Mais, avec les anciens procédés, la matière ligneuse de l'enveloppe, très abondante broyée avec le grain, donnait au pain des propriétés si désagréables qu'on appliquait à l'homme mal élevé le vieux dicton : grossier comme du pain d'orge.

Privée de son écorce, l'orge est assez souvent employée en potage, bouillie dans l'eau et le lait, comme le riz.

Rappelons aussi que l'orge sert à la fabrication de la bière.

Ergot de seigle, Ergotisme. — Dans les années pluvieuses on remarque sur les épis de quelques graminées, principalement sur ceux du seigle, un grain noir nommé *ergot*, dont la forme est ordinairement courbe et allongée; il déborde beaucoup la balle qui tient lieu de calice.

Si l'ergot est en grande quantité dans le seigle, il faut nécessairement l'enlever par le trieur, pour ne pas le laisser dans les grains dont la farine servira pour le pain ; car son usage alimentaire a déterminé des épidémies meurtrières d'une maladie connue sous le nom de *convulsion céréale* ou *ergotisme*. Aux environs de Lyon, dans le Dauphiné et dans une partie de la Bresse, en 1854, 55 et 56, cette maladie s'est montrée assez fréquente et grave.

Cette sorte d'empoisonnement produit tantôt des vertiges, des spasmes et des convulsions ; tantôt elle est caractérisée par la gangrène sèche des membres.

Toutefois l'ergot, employé comme médicament, rend de grands services contre les hémorrhagies utérine et pulmonaire et dans les accouchements pour augmenter les contractions de la matrice.

Avoine. — L'*avoine* sert à la nourriture des animaux. Elle donne de bonnes jambes et du feu au cheval. C'est après le maïs, dont nous allons parler, la céréale la plus riche en matières grasses.

Le gruau d'avoine est employé pour préparer des tisanes mucilagineuses, adoucissantes et nutritives et des potages pour les enfants.

Maïs. — Le *maïs*, *blé de Turquie*, ou *turquis*, quoique très abondamment cultivé dans notre Bresse, est loin toutefois de l'être suffisamment pour les besoins et l'on a recours encore, dans une large mesure, au maïs d'importation.

En raison de la forte proportion de matières grasses contenues dans le maïs, 7 à 9 p. 0/0 (c'est sa céréale la plus riche à cet égard), il est d'un usage précieux, non seulement pour la nourriture de l'homme, mais pour l'engraissement de la volaille et des animaux domestiques.

Sa farine est douce et agréable au goût. Elle n'est pas susceptible d'une puissante fermentation, mais on la panifie néanmoins et on en fait d'énormes pains ou *flammusses*, d'un jaune blanc ou safrané suivant la nature du maïs employé. Ces *flammusses* qu'on nomme aussi *gâteaux* sont assez fades, ont peu de saveur ; elles sont peu levées, lourdes, parfois visqueuses, assez indigestes et produisant souvent un sentiment de sécheresse dans l'estomac et la gorge.

La farine de maïs, délayée dans du lait, disposée dans des

vases à larges dimensions et cuite à la chaleur du four constitue une autre préparation, *millet* ou *millasse* dont chaque individu ingère de formidables quantités. Souvent, dans mes visites à la campagne, il m'est arrivé de voir attablés autour d'une *millassière* profonde de quelques pouces et larges de deux pieds, quatre ou cinq individus y plongeant à tour de rôle, leurs cuillers dans un rhythme cadencé, et dans l'espace de quelques minutes en faire disparaître le contenu.

Ce millet surcharge un instant l'estomac mais se digère ensuite avec facilité. Comme le riz des Chinois, il exigerait des repas plus rapprochés ; mais du reste, son usage, assez restreint dans les campagnes, n'y peut devenir journalier en raison du mode de cuisson qui exige la chaleur du four.

Enfin avec la farine du maïs préalablement desséché et torréfié au four, on fait une troisième préparation qui n'a pas les inconvénients des deux autres et dont l'usage, plus généralement adopté, est répandu non seulement dans nos campagnes, mais dans toutes les villes voisines, sous le nom de *gaudes*. C'est une bouillie épaisse que l'on prépare en jetant la farine dans une marmite renfermant de l'eau que l'on a fait chauffer et la délayant au moyen d'une poche ou grosse cuillère en bois façonné, jusqu'à ce que le mélange soit parfait et ne présente pas de grumeaux. On y ajoute un peu de sel. Les gaudes sont ensuite servies chaudes, dans des assiettes ou écuelles, en bouillie plus ou moins liquide ou épaisse, moins épaisse pourtant qu'en certains pays comme dans les Pyrénées, où lorsque le mélange est bien cuit, on le verse sur la table nue pour être découpé ensuite pendant le repas et divisé par tranches.

On mange les gaudes, le plus souvent, en les additionnant de lait mais sans le délayer dans la bouillie. Les gens aisés ajoutent parfois aussi un peu de beurre ou lorsqu'on les a

laissé refroidir, les font griller au four ou cuire dans la
casse avec du beurre. On pourrait encore les préparer comme
dans quelques localités, surtout à la ville, à la graisse, au
lait ou au bouillon.

Nos gaudes sont à peu de choses près, la *polenta* des
Lombards, le *millas* du Tarn et l'*escaulon* des Landes. Elles
constituent une préparation qui plaît au goût et se digère
facilement. Elles sont excellentes en tant qu'aliment accessoire, mais d'une valeur nutritive trop médiocre pour être
la base de l'alimentation Elles relâchent le ventre, procurent des garde-robe faciles et les constipés des villes se
trouvent bien de leur usage

Dans la marmite où s'est faite la cuisson des gaudes, il
reste une croûte, qui, dans les fermes, est généralement
destinée aux cochons. Les enfants pourtant s'en montrent
très friands et chaque matin ils se disputent à qui râclera la
marmite.

Ce n'est point le seul mets que le maïs donne aux enfants.
Lorsque l'épi du maïs présente encore, avant la complète
maturité, des grains tendres et faisant le lait sous l'ongle,
ils en font en le grillant sur la braise, le *rôt* qu'ils trouvent
délicieux. Ils s'amusent aussi, avec les grains de maïs, lorsqu'ils sont très secs, à les faire éclater sur les cendres
chaudes, près du foyer, sous le nom de *dames*.

On a prétendu jadis que l'usage des gaudes occasionnait la
gâle, assertion fausse, absurde qui, dans l'état actuel de nos
connaissances ne supporte plus la discussion. La gale, il est
vrai, est encore assez fréquente chez nous ; mais, là comme
ailleurs, elle ne reconnaît pour cause que la malpropreté et
la contagion.

Mais, une influence qu'on ne nie guère aujourd'hui, c'est
celle de l'alimentation par le maïs ou plutôt par le maïs
altéré sur la production d'une terrible maladie la *pellagre*.

Toutefois cette maladie si commune dans certains pays à maïs, comme dans les Landes et la Lombardo-Vénétie, est inconnue chez nous et cette immunité, selon l'opinion acceptée par divers observateurs, s'expliquerait par les bonnes conditions de conservation où l'on place le maïs, par l'usage de la torréfaction au four et la prédominance des gaudes sur le millet et les flammusses.

Nous ne voyons point, en effet, que nos préparations de maïs soient attaquées par ces moisissures spéciales, notamment la moisissure rouge, transformant comme à Bergame, en 1866, ce que la crédulité populaire attribuait à une influence miraculeuse, les bouillies de maïs exposées à l'air en *polentas sanglantes*, couleur rouge de sang.

C'est surtout, du reste, chez les populations agricoles les plus misérables que sévit la Pellagre; et nos cultivateurs ne sont point dans ces conditions de misère, de nature à favoriser ses manifestations.

Sarrazin. — Le *sarrazin* ou *blé noir* est employé également à divers usages alimentaires et il sert aussi, en grande quantité, à l'élevage, surtout de la volaille.

Sa farine pétrie et panifiée, très mal toutefois, en raison du défaut de gluten, donne un pain ou flammusse noire, pesante et compacte, dont la mie est peu cohérente, mais dont la saveur légèrement sucrée n'est pas désagréable à quelques personnes qui aiment à l'associer au miel sous forme de tartines.

Quoique humide et compacte, cette flammusse se digère assez facilement et ne produit pas, comme celle du maïs, de brûlot au gosier. On dit qu'elle passe plus vite, mais cause plus de vents que le pain de seigle. Son usage du reste, tend à disparaître, et si on en fait encore dans quelques ménages, c'est plutôt en souvenir de l'alimentation ancienne et comme curiosité.

Avec la farine de sarrazin on peut faire aussi une bouillie, gaudes de couleur grise ; gluante et visqueuse, elle est bien moins usitée que celle de *turquis* qui sert constamment de base à l'un des repas de la journée. On la conseille parfois aux personnes qui ont le ventre paresseux. Quelques dames en prennent encore dans l'espérance de se rendre la peau plus fraîche et plus blanche.

Autrefois dans toute la Bresse, plus spécialement maintenant du côté de Romenay et dans le département de l'Ain, on faisait beaucoup usage de *gauffres* de sarrazin. En ajoutant à la farine de sarrazin une quantité égale de farine de maïs ou un peu de farine de fèves on les rendait plus agréables et plus nourrissantes. On mangeait les gauffres en guise de pain, dans beaucoup de nos communes. Fines et légères, elles sont très bonnes au goût. Mais leur usage dans la Bresse Louhannaise, s'est perdu peu à peu et tend à disparaître en tant qu'usage journalier, même dans les campagnes les plus reculées où ce mode alimentaire s'était surtout perpétué jusqu'à présent.

Pendant de longs siècles, ce furent le seigle, le maïs et le sarrazin qui formèrent la base de l'alimentation des Bressans. Le blé qui forme la principale nourriture de presque tous les peuples, était vendu et réservé à la consommation des villes. Cependant ces autres farines qui, pétries et panifiées, le remplaçaient dans le mode alimentaire de nos campagnes sont loin d'avoir les avantages de celle du blé qui, surtout par la proportion plus grande de matières azotées qu'il contient, montre sa supériorité sur les autres céréales et forme à coup sûr l'aliment le plus précieux, le plus salutaire, le plus convenable, le plus conforme à la nature de l'homme. Leur fécule ne subit qu'une fermentation incomplète et ne saurait aussi, sous ce rapport, être comparée à celle du froment qui est d'une assimilation si facile. Heureusement avec les progrès de la société moderne, le sort matériel et les conditions d'existence des cultivateurs se sont considérablement améliorés, comme pour toutes les classes laborieuses ; et le blé reste, en partie au moins, dans notre Bresse, pour la consommation des gens qui le cultivent.

Sa farine sert encore à d'autres usages que le pain et nous devons ajouter quelques mots.

De longue date elle est employée à faire la *bouille* de farine blanche pour les enfants du premier âge. C'est une bonne préparation dont l'usage est très répandu, mais dont il ne faut pas abuser, car prise en trop grande abondance, elle fatigue l'estomac et le tube digestif.

On fait aussi des *crêpes* qu'on appelle dans le pays des *matefans* ou *male faim* (*mactare famem*, tuer la faim), mets assez agréable à la condition d'être léger et bien frit, mais lourd et indigeste avec les dimensions épaisses que leur donnent parfois les paysans du Louhannais. Dans quelques localités du département de l'Ain, au contraire, on excelle pour leur fabrication, et ce mets, si grossier en apparence, devient une feuille légère, mince, et même délicate et assez appréciée.

Enfin le bon marché du blé rend plus fréquente aujourd'hui la consommation de sa farine, pure ou mélangée avec d'autres, sous toutes les diverses formes que l'on connaît, *gauffres, crêpes*, dont nous venons de parler, et par son association au beurre, sous forme de *gâteaux, galettes, pognons, brioches* et autres *pâtisseries*. Mais, le plus souvent, ces dernières préparations sont, nous devons le constater, assez lourdes et mauvaises pour l'estomac, et pour les enfants, surtout, cause de bien des indigestions.

Racines féculentes, herbes potagères et légumineuses. — Quelques plantes encore, des pommes de terre, des raves, différents légumes vont compléter, avec le laitage, le régime habituel des habitants de nos campagnes.

La *pomme de terre* se digère avec facilité, mais c'est un aliment qui renferme assez peu de matières nutritives comme l'indique sa composition : fécule 20 0/0 ; matières azotées 1,6 ; matières grasses 0,1 ; substances sucrées, 1 09 ; eau 74.

Elle se conserve assez longtemps, exige peu d'apprêts et se prête aux préparations culinaires les plus variées. Mêlée aux viandes, elle en modère les qualités trop stimulantes. Simplement cuite à l'eau, elle est pour l'habitant des campagnes et pour l'ouvrier des villes, une nourriture saine et peu coûteuse. Si on l'assaisonne d'un peu de lard ou de graisse elle devient plus nutritive et répare mieux les forces.

La pomme de terre, même d'usage quotidien, ne cause ni dégoût, ni satiété. Elle est la ressource importante de bien des ménages et se trouve toujours sous la main, car sa culture est très répandue dans le pays. Elle a encore cet avantage qu'il faut citer, celui de contribuer dans chaque ferme à l'élevage des porcs et autres animaux domestiques. C'est une moisson souterraine qui rend les plus grands services.

Parmi les autres légumes, les *raves* sont surtout durant l'hiver un renfort pour l'alimentation des Bressans Vers le milieu du 16e siècle, un compatriote de la Bresse, professeur de belles lettres aux écoles de Lyon, en fit dans un poëme latin « *rapina seu raporum encomium* » l'éloge le plus pompeux ; ce qui dût contribuer beaucoup à donner aux Bressans cette vieille réputation de *mangeurs de raves*. Nos voisins les Comtois en font un terme injurieux qu'ils emploient souvent à notre égard et vont même jusqu'à dire, pour caractériser la lenteur d'allures et le défaut d'activité de beaucoup de nos paysans, qu'ils ont du jus de raves dans les veines.

Les *carottes, choux, courges* sont aussi très employés dans l'alimentation, surtout dans la soupe, ainsi que d'autres légumes, *haricots, pois, fèves, etc.*, cultivés dans le pays.

Frais ou secs, les légumes sont assez nourrissants, contenant beaucoup de fécule, mais ont l'inconvénient, surtout chez les personnes faibles et délicates, de fatiguer l'estomac, de causer des vents et parfois des coliques. *Legumina omnia*, dit Hippocrate, *flatuosa sunt, et cruda, et cocta, et fricta, et macerata, et viridia.* Ils ne devraient être qu'un auxiliaire de l'alimentation.

Leurs propriétés, leur digestibilité, leur pouvoir nutritif varient du reste suivant les espèces de légumes, souvent même suivant les individus.

L'*asperge* que l'on cultive beaucoup pour l'exportation, aux environs de Louhans, est un aliment sain, de digestion facile, mais nourrit peu. Le *céleri* se digère mieux, s'il est cuit, crû il est plus stimulant. L'*artichaut* cuit est un aliment doux, de facile digestion et assez nourrissant ; il convient même aux convalescents ; s'il est crû, il est lourd, indigeste et peut fatiguer les estomacs délicats.

Le *chou* convient aux estomacs robustes ; mais il dégage trop de gaz et produit parfois des coliques. Le *chou-fleur* se digère assez vite, mais il est peu nourrissant. La *carotte*, le *navet* ne sont ni bien nourrissants ni bien digestifs.

La *chicorée*, l'*oseille*, les *épinards* s'associent bien aux viandes, mais n'ont presque aucun pouvoir nutritif. Les épinards et la chicorée se digèrent assez vite ; l'oseille est excitante et certains estomacs doivent y renoncer.

Les *haricots verts* sont un excellent légume bien nourrissant et de digestion facile de même que les *pois verts*, quoiqu'ils donnent naissance à plus de gaz.

A l'état de *légumes secs*, les pois, les haricots, les fèves sont de digestion plus difficile et donnent bien davantage encore lieu aux flatuosités. La manière la plus saine de les manger, c'est sous forme de soupe ou de purée, associés avec de la viande.

Parmi les végétaux qui se mangent crus, le *radis*, broyé par de bonnes dents et mâché avec soin, est un aliment frais, apéritif et agréable, mais il nourrit peu. Le *radis noir* est un puissant apéritif, mais d'une difficile digestion.

Les *salades* avec leurs condiments sont des auxiliaires pour faciliter la digestion ; bien digérées par les estomacs robustes, elles sont le plus souvent indigestes pour les estomacs délicats, malades, et pour les convalescents. Le *cresson* et la *chicorée* conviennent plus particulièrement aux individus disposés aux maladies des gencives et aux affections scorbutiques

Champignons. — Les *champignons*, recherchés surtout à cause de leur parfum si apprécié par les gens de la ville, n'entrent point dans la consommation des campagnes. Ils ont pourtant un fort pouvoir nutritif ; et certaines années, dans la saison qui leur est propre, ils sont très abondants dans nos localités, surtout :

L'agaric champêtre ou *mousseron* que l'on trouve dans les prés, reconnaissable à la couleur rose clair des franges de son chapeau, le seul vendu sur nos marchés ;

Le *cèpe* ou *bolet*, abondant dans les bois, champignon dont le dessous du chapeau est garni de tubes ;

La *chanterelle*, très abondante aussi dans les bois, de couleur jaune, à chapeau sinueux, moins savoureuse que les précédents.

Nous ne voulons citer que ceux-là et le *champignon de couche*, dans les espèces comestibles, car leur aspect est très caractéristique et permet d'éviter la confusion. En effet les erreurs sont à craindre et elles sont dangereuses. C'est cette crainte qui restreint leur usage, et fort heureusement, car les procédés indiqués pour distinguer les champignons comestibles des vénéneux pendant la cuisson (tel que l'emploi d'une cuiller d'argent qui doit noircir dans ce dernier cas) n'ont aucune valeur. La seule précaution que l'on puisse indiquer consiste à les faire bouillir, coupés en tranches minces, dans de l'eau salée et de les bien laver encore avant de s'en servir. Un seul champignon vénéneux peut rendre tout un plat dangereux ; il ne faut donc manger que ceux que l'on aura appris à bien connaître.

Fruits. — Les fruits sont un accessoire de l'alimentation, dessert ou complément des repas.

Mûrs et de bonne qualité, c'est une nourriture fraîche, saine et savoureuse. Ce n'est que leur abus, ou l'usage en proportion exagérée des fruits verts qui déterminent, surtout chez les enfants, des indigestions et des dérangements intestinaux, tels que coliques, diarrhée, dyssenterie. Mais, d'une façon générale, les fruits se digèrent avec la plus grande facilité et il n'y a rien à craindre de leur usage modéré.

En tête des meilleurs fruits nous plaçons les *fraises*. De toutes, celles des bois sont les meilleures, surtout pour les convalescents et les malades Mais il n'y faut pas mêler la crème, la fraise a besoin d'un condiment spiritueux comme une addition de vin et de sucre.

Les *cerises* sont saines, rafraîchissantes ; le *bigarreau* trop ferme se digère moins aisément.

Les *groseilles* plus rafraîchissantes sont encore plus laxatives ; leur abus amènerait facilement la diarrhée. Il faut se méfier surtout des groseilles vertes.

Les *prunes* jouissent à tort d'une mauvaise réputation ; bien mûres, elles se digèrent assez bien. Les pruneaux forment un aliment à la fois nourrissant et laxatif et convenant à tous les régimes.

Les *abricots* et surtout les *pêches* sont des fruits très savoureux et en général assez légers pour l'estomac.

Les *raisins* sont rafraîchissants et laxatifs.

Le *melon* est d'une chair froide et se digère assez mal ; il lui faut des condiments, du poivre et il est utile de boire un verre de vin après l'avoir mangé.

Les *pommes* et les *poires* fatiguent rarement les organes digestifs Elles se digèrent assez bien surtout si elles sont cuites, et sont souvent une ressource précieuse pour les estomacs débiles et convalescents.

Les *noix* mangées en trop grande quantité sont indigestes ; il ne faut en user qu'avec modération.

La *châtaigne* (on en récolte dans notre arrondissement aux environs de Cuiseaux) est un fruit qui contient beaucoup de fécule. Lorsqu'elle est cuite d'une manière suffisante, elle constitue un aliment excellent et de digestion facile.

Mais je m'arrête dans cette énumération. Les fruits doivent surtout être considérés comme un accessoire agréable ajouté aux repas.

Lait, laitage. — Le laitage forme une série d'aliments salutaires. Il est bon toutefois d'en user avec modération, ou du moins de n'en point faire le fond exclusif ou principal de l'alimentation, car pour la force qu'exige le travail journalier, aux champs comme à la ville, il faut des aliments plus plastiques et plus réparateurs.

Le *lait* est l'aliment, par excellence, du nouveau né. Par les matériaux qu'il contient, matières azotées (albumine, caséine), sucre, matières grasses (beurre) c'est pour lui un aliment complet. Pour les grandes personnes il n'est plus assez substantiel. Aussi l'emploie-t-on rarement seul. On le mêle aux gaudes, au café... aux soupes maigres.

Des falsifications ou altérations dont il est l'objet, la plus commune est celle de l'addition de l'eau. Aussi le commissaire de police a-t-il entre les mains le *lacto-densimètre* et le *galactomètre* dont il se sert assez fréquemment.

Quelques laitières ne se contentent pas d'y ajouter de l'eau. Les unes moins scrupuleuses ont écrémé le lait avant de le livrer à la consommation et ajouté un peu de farine ou d'amidon, des infusions d'orge ou de riz pour lui rendre sa densité.

A Paris, dans le but de mieux conserver le lait, on tolère l'addition au lait, du bicarbonate de soude à faible dose ayant pour effet de saturer les acides et d'empêcher ainsi le lait de se cailler. La solution employée par les laitiers et qu'ils nomment *liquide conservateur* est ainsi composée : Eau 905 grammes, bicarbonate de soude 95 grammes, Mais la tolérance est limitée à 1 centilitre de ce mélange pour 2 litres de lait, soit au maximum 48 centigrammes par litre. Hâtons-nous d'ajouter qu'à Louhans et dans toutes nos localités on peut se procurer le lait assez frais pour que nous n'ayons pas à conseiller cette pratique.

La *crème* est réservée en majeure partie pour la fabrication du beurre ; mais elle fait très bien toutefois dans la soupe maigre et certaines sauces.

Le *beurre* s'emploie surtout en cuisine pour assaisonnement. Il abonde sur tous nos marchés, ainsi que les œufs, pour l'exportation sur Dijon, Paris, Lyon, Genève, etc. Il n'est, il faut le reconnaître, que de médiocre qualité. Aussi est-il coté, dans les villes où on l'exporte, à un prix inférieur ou très moyen. Cela tient vraisemblablement à la médiocre qualité de certains fourrages, à l'alimentation insuffisante des vaches laitières et surtout à l'ancienneté de la crème avec laquelle il n'est fait généralement qu'une fois la semaine. Toutes les ménagères savent, à Louhans, que l'on trouve meilleur celui qu'elles achètent aux femmes de Sornay par exemple, qui le font au moins deux fois par semaine, qu'à celles plus éloignées qui ne viennent que le lundi au marché.

Le *fromage* a des propriétés plus nutritives. Aussi forme-t-il avec un morceau de pain ou de flammusse de turquis la base de certains repas des habitants de la campagne, notamment du déjeuner. Beaucoup d'entre eux le préfèrent aux légumes.

On ne consomme guère que deux espèces de fromage : — le *fromage blanc* ou *frais*, à la pie qui est fait avec le caillis du lait, est presque entièrement formé de caséum et ne me paraît avoir que des avantages ; on l'assaisonne de sel, de poivre et même ail, échalotte, ciboule ; le *fromage fort* ou fermenté, qui excite l'appétit, peut stimuler et faciliter la digestion s'il n'est point pris en trop grande quantité, mais a l'inconvénient de toutes les substances irritantes.

Viandes — Nous arrivons maintenant aux aliments plastiques ou animaux c'est-à-dire à ceux qui réparent le mieux les organes et pourvoient si bien aux dépenses de la force, *maximum alimentum sub minima mole*, la viande. Et ici s'offre un des desiderata les plus importants aux yeux du médecin hygiéniste.

Pour le plus grand nombre des habitants de nos campagnes en effet, la viande fraîche est un mets de luxe qui n'apparaît sur leur table qu'à de bien rares intervalles. Leurs bœufs bien engraissés vont nourrir les habitants des villes, et le lot qui leur reste est bien minime. Et c'est à peu près partout le sort des cultivateurs. Quoiqu'il y ait quelques localités rurales où l'on tue et débite une fois par semaine une mauvaise vache ou une *tourie*, dans bien d'autres il n'y a aucune trace de boucherie. La plupart des campagnes, dans les diverses régions de la France, ne sont pas mieux privilégiées que notre Bresse, et dans beaucoup, c'est douloureux à constater, on pourrait, comme en Bretagne, selon un statisticien original, diviser les paysans en deux catégories, ceux ne mangeant jamais de viande et ceux n'en mangeant que cinq ou six fois par an, le jour des grands pardons. Il en est ainsi dans nos villages. Dans la plupart des maisons on n'en mange guère que le jour de la fête communale ou pour quelques cérémonies, réunions de famille, noces... et le jour du *renard*, pour terminer les moissons. Si la consommation annuelle de la viande est, d'après les dernières statistiques faites en France, de 70 kilog par habitant des villes, elle ne doit guère atteindre que 6 à 7 kilog. pour celui des campagnes. On n'est que médiocrement en progrès sous le rapport de cette manifestation de l'aisance et du bien-être.

Dans cette pénurie, au point de vue de la consommation, d'aliments animalisés, c'est surtout du *porc salé* dont on fait le plus grand usage. Le *lard* vient renforcer quelquefois le maigre pot-au-feu du cultivateur, à la ferme, plus rarement chez le manouvrier. Chaque ferme tue un porc pendant l'hiver et c'est même alors l'occasion de faire un repas, le *repas de cochon*, où l'on réunit les membres de la famille, quelques voisins et amis. La viande et le lard sont salés, pour être employés, de temps à autre, dans le courant de l'année surtout lors des grands travaux.

Le lard est un aliment fort et nourrissant, mais sa digestion est difficile, et il ne convient guère qu'aux personnes robustes et laborieuses. Grâce à son arôme développé, il se prête à l'ingestion d'une grande quantité de pain et de légumes abondants. Associés aux légumes, chou, pomme de terre, carotte, qui corrigent son âcreté par l'abondance des alcalins qu'ils renferment, il leur cède en même temps sa graisse et fait une soupe excellente que l'hygiène approuve et dont l'expérience consacre la valeur. C'est le mets de prédilection des paysans et des ouvriers.

Les salaisons ne sauraient toutefois suppléer à l'usage de la viande fraîche, de la bonne viande de boucherie qui, malgré les Pythagoriciens et leurs adeptes modernes, les *Légumistes*, sera toujours par excellence l'aliment réparateur des forces.

Les *viandes rouges*, comme celles de bœuf, de mouton, sont les plus nourrissantes, et celles par conséquent qui conviendraient le mieux à nos travailleurs, surtout lorsqu'ils se livrent à de grandes fatigues et à des travaux très pénibles. Elles ont des propriétés bien plus nutritives que les *viandes blanches*, le veau, l'agneau... On a, du reste, l'habitude d'amener les veaux trop jeunes sur nos marchés. On les tue souvent avant l'âge de 6 semaines ; la chair alors est pâle, peu dense, peu ferme, molle, humide, à moelle fluide, elle n'est guère que de la gélatine et ne possède pas les qualités fortifiantes de la bonne viande de boucherie. Aussi malgré sa réputation d'être un aliment léger, facile à digérer, il ne me semble pas mériter la faveur dont il est l'objet de la part de certains estomacs. Il ne faut point trop en vanter l'usage.

Rien ne répare et ne soutient mieux les forces des ouvriers que la bonne viande, surtout celle de bœuf. On le sait bien en Angleterre où l'on arrive à faire donner à l'ouvrier par une nourriture réparatrice la plus grande somme de travail. La consommation moyenne de la viande par an et par habitant, étant donnée la population toute entière, y est de 82 kilog., tandis qu'en France, elle n'atteint pas, moyenne générale, plus de 20 à 25 kilogr., et encore, nous venons de le dire, ce dernier chiffre se réduit presque à rien dans nos campagnes où existe le régime végétal presque exclusif avec ses propriétés affaiblissantes incontestables.

Volailles. — La volaille, si abondante dans notre Bresse, n'est pour nos campagnards qu'un aliment de luxe et de malade. Ils l'élèvent non pour la manger mais pour lui faire donner des œufs et pour la vendre.

Il faut reconnaître, du reste que si la chair en est très agréable, très fine, très délicate, elle ne nourrit que médiocrement et le fermier en trouve meilleur profit sur nos marchés si bien approvisionnés en poulets fins, chapons et poulardes très renommés, de même qu'en oies, canards, pigeons...

La chair de ces derniers volatiles, plus noire, est plus nourrissante que celles des volailles à viande blanche, comme le poulet, mais aussi, elle est de digestion moins facile.

La graisse des volailles est un aliment calorifique qui convient parfaitement dans nos pays. Son usage à la ville est très apprécié.

Les *œufs* occupent un très bon rang, parmi les aliments azotés, sous le rapport de leur puissance nutritive. Ils sont d'autant meilleurs et faciles à digérer qu'ils sont plus frais. Cuits mollets et mangés à la coque, ils fournissent un excellent aliment, même et surtout pour les enfants, les malades et les convalescents.

C'est une des grandes ressources du pays qu'on trouve dans toutes les maisons, mais dont l'usage, comme celui des volailles, est très restreint dans l'alimentation du paysan qui préfère les porter au marché.

Gibier. — Le *gibier*, aliment passager, n'est qu'une médiocre ressource. S'il tient une bonne place dans l'art culinaire, l'hygiène ne s'en occupe qu'accessoirement. C'est un aliment très nourrissant sous un petit volume ; son usage immodéré ou prolongé serait échauffant et entraînerait la constipation. Ce sont les oiseaux à long bec qui sont de moins facile digestion.

On rencontre surtout, en Bresse, le lièvre, la perdrix, la caille, la grive, le merle, la bécassine, la bécasse, le pluvier, le vanneau, ainsi que différents autres oiseaux de passage.

Poissons. — J'ai peu de chose à dire des poissons, aliments en général faciles à digérer, peu nourrissants, ce qui se traduit par l'expression vulgaire : c'est de l'eau figée.

Malgré le nombre de nos rivières, la pêche en est peu fructueuse. Ils n'entrent point dans l'alimentation de la campagne, et ceux que fournissent nos rivières n'augmentent que peu les apports provenant de la pêche des étangs.

On trouve assez abondamment sur nos marchés la *grenouille*, dont la chair est, surtout en automne, grasse, délicate, blanche, tendre, approchant de la chair du poulet. Elle convient très bien, ainsi du reste que celle du brochet, de la carpe et des autres poissons, sauf celle de l'anguille et de la tanche, aux malades et aux convalescents.

Les œufs du barbeau et du brochet sont très indigestes.

Condiments, sel. — Les assaisonnements ou condiments ajoutent à la saveur des aliments et stimulent les fonctions digestives Disons, pour terminer ce qui a trait aux aliments que le sel est toujours de première nécessité. C'est un des principes constituants de notre corps, il est absolument indispensable à l'homme. C'est un aliment minéral. Mêlé à presque tous nos mets, il les assaisonne agréablement, produit une bonne impression sur les organes du goût et active les sécrétions des sucs digestifs. Tous les animaux le recherchent, et parfois le cultivateur doit arroser d'eau salée les fourrages de ses bestiaux.

Régime alimentaire. — D'après le mode d'alimentation que nous venons d'exposer en ajoutant dans un but de vulgarisation les renseignements qui ont pu nous paraître utiles, nous voyons et c'est une remarque sur laquelle nous avons dû insister, que le régime alimentaire, à la campagne est souvent insuffisant, comme nourriture animalisée, surtout à l'époque des grands travaux où la dépense de forces exigerait des aliments plus plastiques et plus réparateurs. Un régime dont les aliments végétaux et féculents forment la base donne à la constitution moins d'énergie et prédispose aux dyspepsies flatulentes. Le sang moins riche rend les réactions moins puissantes et les refroidissements plus faciles. Le nombre des repas doit être en rapport avec le régime et la nature des travaux et la somme des aliments doit être d'autant plus grande que leur richesse plastique est moindre. Cette vérité trouve d'autant plus son application à la campagne que le travail en plein air est bien fait pour augmenter l'appétit et favoriser la digestion d'une masse alimentaire plus considérable.

Les cultivateurs bressans font pendant l'hiver 3 repas et pendant l'été 4 repas par jour: le matin, au déjeuner gaudes surtout pendant l'hiver, et l'été, orge ou fromage blanc avec le pain ou la flammusse de turquis ; à midi au dîner, soupe et légumes, quelquefois omelette d'œufs et farine ; à quatre heures, *goûter* supplémentaire, pain ou flammusse et lait ou fromage, fruits ; à huit heures, *souper*, soupe ou gaudes, légumes, fromage, quelquefois salade.

Pendant le repas, les femmes ne se mettent jamais à table. Elles restent assises à part, l'écuelle sur les genoux, ou le plus souvent debout et font le service. Même la maîtresse de céans, dans la ferme, ne déroge pas à cette règle. Elle craindrait de passer pour faire la dame et être traitée de paresseuse. Elle est debout comme les autres, veillant à ce que chacun soit servi, tandis que les hommes, et jusqu'aux petits bergers prennent place à la table, par rang d'âge ou avec un ordre hiérarchique de fonctions.

Boissons. — La plupart des paysans ne boivent guère que de l'*eau* à leurs repas.

Nous nous sommes, dans un chapitre précédent, déjà occupé de cette question de l'eau, de ses qualités comme

eau potable et des causes d'insalubrité pouvant résulter de
son altération ; nous avons montré comment l'eau des puits
pouvait être contaminée par des infiltrations de voisinage,
nous avons à revenir encore sur cet important sujet.

L'eau potable, dans notre région, est à peu près constamment fournie par les puits. Aussi, comme les eaux de puits
en général, elle est loin de réunir toutes les conditions avan-
tageuses d'une bonne eau. Il y a là au point de vue de
l'hygiène, de très sérieuses préoccupations et nous croyons
utile de reproduire, ici, quelques considérations qui nous
paraissent d'un grand intérêt.

On a remarqué d'abord que l'eau des puits soumise à une
immobilité à peu près complète, et n'ayant en raison de la
profondeur où elle est placée que le contact d'un air confiné
n'est pas suffisamment saturée d'air. D'autre part les sulfates
et phosphates calcaires qu'elle contient presque toujours en
abondance la rendent moins propre à la cuisson des légumes.
Elle a souvent aussi un goût terreux par suite de l'alumine
qu'elle tient en dissolution à la faveur de l'acide carbonique.

Ceci est relativement peu de chose, il y a plus important
encore.

Par la situation des puits dans la cour des habitations, les
eaux sont sujettes à être souillées par les infiltrations des
divers détritus de l'économie domestique, eaux ménagères,
de lavages, eaux pluviales entraînées avec le purin des
fumiers et sur un terrain contaminé par les déjections des
habitants pour lesquels, avons nous dit déjà, les fosses
d'aisances sont un objet de luxe à peu près inconnu.

L'attention des hygiénistes est depuis quelque temps
vivement attirée sur l'influence de toutes les souillures de
l'eau alimentaire qui peuvent se produire d'une façon en
quelque sorte inaperçue par des infiltrations lentes et insen-
sibles Il devient évident qu'elles contribuent puissamment

au développement et à l'extension de certaines épidémies, comme celles de fièvre typhoïde, par exemple, qu'on observe souvent localisées dans une ferme, un hameau ou à la ville, dans un quartier ou un groupe de maisons.

Les faits de propagation par les eaux qui servent de boissons aux habitants sont aujourd'hui nombreux et bien connus, aussi nous semble-t-il indispensable à notre tour d'attirer à cet égard toute l'attention des habitants et de chercher à réagir contre l'apathique routine que les gens de campagne poussent quelquefois trop loin au grand détriment de leurs intérêts et de leur santé.

Nous avons déjà rappelé les mesures d'hygiène spéciale, relatives à la construction des puits, à l'étanchéité de leurs parois jusqu'à une certaine profondeur, à leur situation hors de l'atteinte de tout voisinage suspect et à leur nettoyage de temps à autre. Il ne faut négliger aucune des mesures qui peuvent être efficaces pour avoir toutes les garanties de salubrité de l'eau, et les plus grands soins doivent être apportés dans le choix de celle destinée à l'alimentation. A moins de s'exposer à de sérieux dangers, il faut éviter celle soupçonnée d'une contamination possible, susceptible d'un mélange de matières organiques, et où l'on redoute la présence de ces *infiniments petits* dangereux, *baccilles ou microbes*, germes des maladies infectieuses.

Reprenons maintenant notre étude sur l'usage de l'eau et des boissons alimentaires, du moins de celles particulièrement employées dans le pays.

Après avoir montré les dangers qu'elle recèle, nous pourrions à présent, avec tous les hygiénistes, vanter les avantages de l'eau pure et fraîche, tomber dans les redites, et répéter avec Hoffmann, Tourtelle et tant d'autres, que les buveurs d'eau mangent ordinairement beaucoup, digèrent bien et parviennent à une grande vieillesse, exempts des infirmités auxquelles sont sujets les autres hommes. Mais il en est de l'eau comme des autres choses les plus salutaires ; elle fait du bien tant qu'on en use sobrement ; elle peut être nuisible si on en abuse.

Prise en quantité excessive, elle remplit l'estomac, le distend, délaye le suc gastrique, l'empêche d'agir efficacement sur les aliments introduits, et peut ralentir ou troubler les digestions. Nos paysans savent ce que c'est que les *indigestions d'eau* et cette expression revient souvent dans leurs appréciations sur les causes des malaises ou maladies. C'est surtout chez les sujets dont l'appareil digestif a peu d'énergie que ces inconvénients se produisent et dans la saison des chaleurs qui énervent les fonctions d'assimilation. Il survient alors des nausées, des renvois, des vomissements, quelquefois aussi des crampes, de la diarrhée ou même un flux dysentérique.

Un autre accident non moins fréquent et non moins fréquemment invoqué dans l'étiologie des maladies est celui produit par l'ingestion d'une trop grande quantité d'eau froide ou glacée dont les effets peuvent être quelquefois bien graves, *saisy glacé* dans le langage vulgaire, refroidissement général du corps suivi de phénomènes nerveux ou de congestions et de phlegmasies intérieures, se traduisant du côté des organes digestifs par l'embarras gastrique, les vomissements spasmodiques, la diarrhée, la cholérine, la dysenterie, la gastro-entérite proprement dite et même la péritonite aiguë; et du côté des organes respiratoires par la pleurésie, la pneumonie, la bronchite, l'hémoptysie...

N'insistons pas davantage. L'eau certainement est la boisson la plus naturelle et la plus salubre, mais elle a aussi ses inconvénients. Notre organisme demande d'autres boissons.

Il faut à l'homme des *boissons fermentées* et à défaut de

vin nos ancêtres avaient déjà leur *cervoise* qui leur donnait de la force et de la gaieté. Dans toutes les professions qui exigent une grande dépense de forces comme dans les situations qui affaiblissent le ressort et l'énergie de l'économie l'emploi des boissons alcooliques ou fermentées, du vin, de la bière, des liqueurs toniques est de première nécessité.

Le *vin* est bien la boisson la plus franchement fortifiante et la mieux appropriée, sans doute, aux besoins du travailleur de la campagne comme de la ville. C'est encore plus contre ses altérations que contre son abus qu'il y a à se mettre en garde.

Bien qu'on y récolte plus de pommes que de raisin, on ne consomme pas de *cidre* dans la Bresse ; on a essayé d'en faire dans les années de récolte abondante, il était assez plat et fort peu généreux.

Avec les fruits âcres des buissons, en macération dans l'eau, notamment avec les prunelles ou *peloxes* fruits du prunellier ou Épine noire, on fait, et c'est assez usité dans nos campagnes, des boissons fermentées appelées *piquettes*. Elles sont loin de valoir celles que font nos voisins des côtes vigneronnes avec la grappelure non pressée, ou avec les marcs de raisin que le pressoir n'a pas entièrement dépouillés de tout le sucre et de tout l'alcool qu'ils contiennent. Cette piquette de raisin ou de marc n'est point dépourvue d'agrément, elle est aigrelette, plus tonique que les piquettes de fruits et désaltère bien ; c'est néanmoins la boisson du pauvre. De tout temps, comme a dit Percy, les riches ont bu le vin et les pauvres la piquette. On lui reproche comme à toutes les autres piquettes de ralentir la digestion et de disposer à la diarrhée.

Il est du reste peu de fruits avec lesquels on ne puisse faire de la piquette ; ainsi les *sorbes* ou *cormes*, fruits du sorbier, les *nèfles*, les *mûres sauvages*, etc... Mais la plus en usage en Bresse est celle que l'on fait avec les *prunelles*, quelques *sauvageons* et des baies de *genièvre* en quantité plus modérée. La prunelle, on le sait, n'est guère mangeable que lorsque les premières gelées l'ont dépouillée de sa saveur âpre. La boisson que l'on en tire est, elle aussi, d'autant plus agréable au goût et d'autant plus saine que l'on a employé des prunelles ayant ainsi perdu par le froid la plus grande partie de leur âpreté.

On pourrrait faire également avec les cerises, les groseilles rouges et autres fruits des boissons fermentées ou *vins sucrés* de toutes sortes.

La *bière* mériterait d'être plus répandue, et plus nombreux devraient être les établissements qui la fabriquent. La seule brasserie qui existait dans l'arrondissement de Louhans n'existe pourtant plus depuis quelques années. L'orge et le houblon y croissent très bien, comme dans presque tous les pays. La bière est une excellente boisson et des plus nutritives. Toutes les céréales, le seigle, le sarrazin peuvent être employées à sa fabrication. En Italie, en Turquie, on fait même de la bière de maïs et de bonne qualité. Si le vin vient à manquer un jour, il faudra bien n'être point au dépourvu. Déjà à l'heure actuelle, il n'y a guère à la campagne que les petits propriétaires, les gens jouissant d'une certaine aisance qui font du vin leur boisson habituelle du repas.

On avait essayé pourtant, dans quelques communes de la Bresse, il y a 25 ou 30 ans, bien avant le phylloxera, de faire des plantations de vigne. Elles donnaient un vin léger mais non désagréable ; cet usage, si les circonstances du sol et du climat s'y étaient prêtées, si les ravages du phylloxera n'avaient enrayé partout les progrès de la culture de la vigne, aurait permis aux habitants d'avoir à peu de frais la boisson la plus fortifiante et la plus nécessaire.

Maintenant, ce n'est que les jours de marchés, de foires ou

de fêtes que le plus grand nombre des gens de campagne boivent du vin. Et encore quel vin, le plus souvent! Peu importe, ces jours-là, les cabarets regorgent de monde. C'est là où la plupart des marchés se terminent, consacrés par les plus copieuses libations ; et l'on peut dire avec raison que nombre de Bressans ne boivent du vin que lorsqu'ils peuvent en abuser.

Quelques mots encore sur les *boissons aromatiques*, café, thé... et nous terminerons, par l'eau-de-vie et l'alcoolisme, ce que nous avions à dire des boissons.

Le *café* donne une boisson agréable, savoureuse, et des plus utiles. Dans les saisons froides et humides il aide l'organisme à réagir contre les influences déprimantes de l'atmosphère ; c'est en même temps par l'excitation qu'il produit un véritable spécifique contre l'action débilitante des chaleurs.

Nos cultivateurs portent avec eux, au champ, pendant les grands travaux de l'été, pour satisfaire leur soif, une cruche d'eau dans laquelle ils ont mis quelquefois tremper un morceau de pain grillé. L'addition, à fort peu de frais, d'un peu de café noir, en diminuant la fadeur de l'eau, la rendrait à la fois plus agréable et plus salutaire.

Déjà l'usage du café, à l'eau ou au lait, pris le matin à jeun, il est vrai avec grande adjonction de chicorée, se répand à la campagne. A la ville, depuis longtemps, on déjeune communément le matin avec du café au lait qui, peu à peu, arrive à se substituer aux gaudes. Les femmes, en général, en usent avec prédilection. Il entretient la liberté du ventre et, pour beaucoup de personnes, remplace l'emploi d'un laxatif. Le café noir, après le repas, auxiliaire de la digestion partout si apprécié, entre aussi dans les habitudes.

Le *thé*, comme boisson alimentaire, n'est pas en usage dans nos localités. Il reste encore comme un remède pour le peuple. Ce serait pourtant, dans nos pays humides et brumeux, une boisson des plus utiles ; et son usage, en infusion, le matin par exemple, avec un peu de lait serait des plus avantageux pour le tempérament lent et lymphatique de l'habitant de la Bresse.

On essaie d'invoquer contre lui cette excitation particulière du système nerveux et des douleurs d'estomac qu'il produit chez quelques personnes, inconvénients plus marqués avec le thé vert qu'avec le thé noir qui est surtout à conseiller. L'habitude aidant, ces symptômes finissent le plus souvent du reste à disparaître et par ne pas se reproduire.

Le thé, stimulant, d'une suavité sans égale lorsqu'il est de choix, convient parfaitement aux personnes replètes, lymphatiques, plus disposées à l'inertie qu'aux exercices, aux constitutions catarrhales et rhumatisantes si fréquentes chez nous, aux personnes qui font, pour une grande portion, entrer dans leur alimentation journalière des substances grasses ou farineuses.

Il est très efficace dans les fatigues d'estomac, dans les paresses de digestion qui succèdent aux excès de table ou aux veilles prolongées. Comme le café, pris le matin à jeun, c'est, pour beaucoup de personnes qui en font usage, un utile laxatif entretenant et réglant la liberté du ventre.

L'usage du thé, comme celui du café est partout déjà très répandu et tend à devenir universel. Sa consommation est considérable, surtout en Hollande, Belgique, Russie, Amérique du Nord, Angleterre.

Ces boissons qui excitent si convenablement les facultés intellectuelles sont de beaucoup préférables aux liqueurs alcooliques qui finissent par abrutir. Souhaitons que leur emploi se généralise de plus en plus dans nos localités.

L'usage de l'*eau-de-vie* n'a pas encore pris dans nos campagnes les proportions qu'il prend ailleurs, comme dans les pays du Nord, par exemple. Nous nous bornerons à dire de son rôle qu'elle n'est utile que si elle est prise en quantité modérée. On ne sait que trop qu'il n'en est point toujours ainsi.

C'est surtout les jours de fêtes, foires ou marchés que l'on prend l'habitude de boire et le goût du cabaret. Là, comme le dit Borie dans ses considérations sur l'usage et l'abus des eaux-de-vie et des autres liqueurs fortes, se succèdent les plus étranges consommations. Le vin succède au café, le sirop au vin, l'eau-de-vie au sirop, la limonade, la bière... c'est un mélange indescriptible des liquides les plus surpris de se suivre dans le même palais, de se rencontrer dans le même estomac. Aussi l'ivresse n'est point rare et, par sa répétition, elle a ici comme partout ailleurs, ses fâcheuses conséquences, dont les plus communes sont l'accroissement de la gêne et de la misère, et des préjudices plus ou moins graves pour la santé.

L'alcoolisme ne fait point toutefois dans nos localités, comme en certains pays, de grands ravages et de nombreuses victimes. Avec l'extension que prennent partout la production et la consommation de l'alcool il viendra, hélas ! assez tôt avec ses terribles atteintes portées à la famille et à la santé.

X

Le Villageois : Usages, habitudes, mœurs ; — Préjugés, superstitions et charlatanisme ; — Instruction, langage et patois de la Bresse Louhannaise. — L'habitant de la Ville.

Nous avons montré déjà, en ce qui concerne les habitudes, ce qu'étaient le tempérament moyen des habitants que nous avons trouvé plutôt faible que fort, plutôt lymphatique que sanguin, l'alimentation que nous avons vu trop souvent insuffisante, les vêtements dont l'ancien type devient de plus en plus rare, et qui prennent maintenant, ici comme partout, l'aspect moderne, les habitations que nous avons rencontré généralement éparpillées sur le sol ou réunies en hameaux peu considérables, toujours, du reste, assez défectueuses au point de vue de la salubrité.

Dans la manière de vivre, de se nourrir, se vêtir, se loger, il y a déjà les marques principales des conditions de l'existence. Ainsi pour l'emplacement des habitations, ce que recherche surtout le cultivateur, c'est le contact avec quelques voisins, la réunion en petits hameaux, ou à défaut, un *écart* où l'on trouve la convenance pour les aisances, c'est-à-dire le puits, le jardin, la chenevière, l'enclos, la mare, ce qu'on appelait autrefois le *meix*, par opposition au *curtil*, qui est une habitation avec son enclos, située dans l'enceinte du village ou près d'autres habitations. Ces noms se sont encore conservés dans beaucoup de nos localités.

Il est certain que les habitudes, les mœurs locales reçoivent et gardent un cachet particulier de ce fait de l'isolement, de l'éparpillement des maisons sur le sol. La population dite agglomérée dans l'arrondissement de Louhans n'est, en effet, sur 87.000 habitants, que de 15.000 d'après le recensement de 1881, de 23 000 d'après le recensement de 1886, chiffre réellement exagéré. En tout cas la proportion est relativement peu considérable. La population agglomérée n'existe que dans 4 ou 5 petites villes comme Louhans, Cuisery, Cuiseaux, Pierre et une quinzaine de bourgs à maisons contiguës, plus ou moins bien alignées et ayant en général des marchés hebdomadaires (1).

En considérant les mœurs ou pratiques usuelles des habitants dans la conduite ordinaire de la vie, nous assumerions une tâche particulièrement difficile aujourd'hui, si nous avions en vue d'en donner une description complète et rigoureuse. A travers les nuances fugitives ou si peu marquées qui différencient maintenant les habitants des diverses localités et même des diverses provinces, alors que chaque jour les causes les plus diverses en modifient les traits, comment en saisir le véritable caractère? Il est certain que les progrès de notre siècle si mouvementé ont pourtant modifié considérablement les habitudes locales ; que l'émigration si fréquente de la campagne à la ville, la facilité si grande des voies de communication, la fusion des deux éléments urbain et rural, le développement graduel de l'instruction ont enlevé

(1) Louhans et Pierre ont leur marché le lundi ; Cuisery, Montret, Flacey-en-Bresse, le mardi ; Frangy, St-Bonnet-en-Bresse, Simandre-Dommartin, Frontenaud et Beaurepaire, le mercredi ; Montpont, Varennes-St-Sauveur, La Chapelle-St-Sauveur, le jeudi ; Bellevesvre, Mervans, le vendredi ; St-Germain-du-Bois, St-Vincent-en-Bresse, Savigny-en-Révermont, le samedi ; Charette et Frontenard, le dimanche.

aux mœurs, aux coutumes locales, beaucoup de leur caractère primitif. Il arrivera même que dans le tableau que nous voulons essayer de tracer, peut-être sera-ce souvent des traits qui se perdent que nous semblerons chercher à fixer.

Nous n'avons pas à nous occuper ici des institutions administratives qui règlent la vie publique, nous voulons seulement essayer de donner une idée des mœurs et coutumes qui constituent la vie privée des habitants, c'est-à-dire de ce qui est relatif à la vie de famille, au degré d'instruction de ses membres, aux habitudes et distractions de la vie.

Dans le chapitre consacré à la monographie des communes nous avons déjà signalé quelques coutumes anciennes et de singuliers usages qui ont existé longtemps et dont on retroue encore quelques traces dans certaines localités de la Bresse (voir plus haut, Branges, Savigny-en-Revermont, Sagy, Simard). On aurait pu les suivre autrefois, avec leur bizarre originalité, dans toutes les circonstances de la vie, depuis la naissance jusqu'à la mort.

Les détails que nous avons à ajouter présenteront peut-être encore quelque intérêt. Quoiqu'il en soit nous n'avons eu en vue, dans cette étude, que cette pensée exprimée par un économiste distingué. « C'est rendre service à notre pays que de l'aider à se connaître lui-même : on ne s'amende et se perfectionne qu'à cette condition ».(Baudrillard).

Usages, mœurs, habitudes.

— L'isolement dans la vie champêtre fait naître le désir assez naturel de se rassembler, de temps à autre, entre habitants des divers hameaux.

C'est d'abord le dimanche, réunion générale au village. L'accomplissement ou le prétexte des devoirs religieux en fournit l'occasion. Les gens aiment à venir, pendant ou après la messe, causer entre eux, aux abords de l'Eglise et de la mairie, de tout ce qui les intéresse, parler du cours des denrées, apprendre les nouvelles et oublier ensuite au cabaret toutes les peines de la semaine.

Le même sentiment les a fait rester fidèles à ces veillées d'hiver qui continuent à réunir dans une ferme, le soir, les habitants des maisons voisines. Tandis que les femmes raccomodent ou tricotent leurs bas ou encore filent l'œuvre au rouet ou à la quenouille, vieille pratique qui tend à devenir de plus en plus rare, les hommes se livrent à quelque autre travail, teillent le chanvre, égrènent le maïs ou les haricots, décortiquent les grains de courge ou souvent encore jouent aux cartes, surtout à la *tapette*, la *partie*, la *quadrette* ou la *bête*, le café que chacun boira à la fin de la veillée, ou le tabac pour le lendemain.

On aime, en saisissant les occasions de rapprochement à rompre la monotonie des habitudes journalières. De là aussi ce besoin de courir les foires et marchés, les maîtres pour suivre les cours ou y mener le bétail, les ménagères pour y vendre les poulets, les œufs, le beurre ; les jeunes pour y rechercher les occasions de plaisir, les jeunes filles la danse et les jeunes gens la danse et la boisson. Chacun trouve toujours, pour avoir le motif ou le prétexte de s'y rendre, quelque chose à y faire, vente ou achat. Mais on est heureux surtout de se trouver avec ceux des villages voisins. Jusqu'au soir les auberges et cabarets regorgent de monde. Tous y paient plus ou moins leur tribut à la dive bouteille et au plaisir, et plus d'un court le risque d'y laisser une partie du profit de la journée. Autrefois plus qu'aujourd'hui, hâtons-nous de le dire, l'excitation du vin avait souvent pour conséquence une ivresse quelque peu turbulente et des rixes fréquentes au sortir du cabaret. Ces batailles qui souvent avaient lieu entre jeunes gens de communes différentes sont bien plus rares aujourd'hui. Le principal écueil des foires c'est la dépense et consécutivement une diminution des moyens de la lutte contre les difficultés journalières de la vie.

Le compte est facile à faire et il a déjà été fait plus d'une fois. Quand trois ou quatre personnes par famille vont à une quarantaine de foires par an, c'est une perte de 150 journées environ, sans compter l'argent follement dépensé. On a peut-être économisé quatre sous en achetant du sel, du savon, des sabots ou quelques écuelles ou assiettes qu'on a payés un peu moins cher que chez le marchand du village. On en a dépensé quarante au cabaret ou davantage.

Les femmes, en général bonnes ménagères et soucieuses des besoins du ménage s'efforcent bien d'atténuer ces conséquences fâcheuses de la présence aux foires et de la dépense qui en résulte. Elles attendent leur mari et s'attachent à ses pas pour le faire rentrer de bonne heure ; puis, à la maison, elles redoubleront d'économie pour que le ménage et la famille en souffrent le moins possible.

Les foires ne sont pas la seule occasion de distraction ou de plaisir. Il y a les fêtes de village. Pas plus à la campagne qu'à la ville on ne dédaigne les longs dîners, les divertissements, les danses. On ne se fait pas scrupule d'aller aux fêtes des localités voisines. Partout on y boit largement, on se rattrape un instant des privations et des misères de la vie.

Des réjouissances ont lieu aussi à la fin des moissons, dans presque toutes les fermes. C'est ce qu'on appelle *prendre le renard*. On conserve encore volontiers ce vieil usage qui consiste à surmonter la dernière voiture de blé d'une croix formée d'épis mêlés de fleurs et de rubans. Les filles et les garçons suivent le char en chantant et en huchant. Le soir, après avoir donné la dernière main à la besogne de la ferme il y a naturellement repas et danses et expansion de gaieté plus ou moins bruyante.

A l'entrée de l'hiver, le jour où l'on tue le porc pour les

besoins du ménage est l'occasion du dîner que l'on appelle le *repas du cochon*. On invite ordinairement parents, amis et voisins, et sous prétexte de manger les débris de l'animal, on dévore plusieurs aunes du boudin, des fromages à la tête, des fricassées, du rôti. Parfois la moitié du cochon a passé dans les victuailles.

La bûche de *Noël* n'a point perdu l'habitude de donner des bonbons aux enfants. Ils placent toujours leurs souliers aux coins de la cheminée et ils y trouvent le lendemain les dragées, les pralines et les papillottes du petit Jésus et quelquefois une attrappe s'ils n'ont pas été sages. Autrefois le père de famille chantait alors avec sa femme et ses enfants ces Noëls Bressans, analogues à ceux de Guy Barosay. Maintenant en revenant de la messe de minuit on mange force gaufres et matefans pour faire *réveillon*, mais on ne réveille plus, comme au temps passé, les bestiaux pour les faire manger. Il est vrai qu'on n'ajoute plus foi non plus à cette vieille croyance que pendant la célébration de cette messe tous les animaux se mettaient à genoux dans l'étable et causaient entre eux à minuit. Personne du reste, si l'on en croit les vieux dictons plaisants du pays, n'eût jamais voulu chercher à s'en assurer ; c'aurait été s'exposer à être battu par eux ou à mourir dans l'année.

Le vieil usage des *étrennes* du premier de l'an n'est pas très en pratique à la campagne, ce qu'il faut plutôt attribuer à la médiocre aisance et aux longues misères des paysans qu'aux instructions des pères de l'église et aux décisions des conciles qui les défendaient autrefois comme cérémonie païenne.

On ne fête plus guère non plus le *jour des rois* par le repas du *Roi boit* ou le tirage de la fève dans la brioche traditionnelle.

L'usage des mascarades du *carnaval* qui étaient autrefois très en faveur parmi la jeunesse, se perd de plus en plus. Pourtant on se réunit encore, le mardi gras, plusieurs ménages d'un hameau, on mange les marrons, boit le café, et vieux et jeunes dansent ; c'est, disent-ils, *pour écraser les moussillons*, afin de n'être point piqués et distraits par eux de leurs travaux champêtres.

Le mercredi des cendres, on continue encore quelquefois les amusements de la veille, et on les termine par le jugement et la condamnation d'un homme de paille appelé kari mantran (carême entrant) espèce de mannequin qu'on promène en le faisant sauter dans une couverture et qu'on brûle ensuite ou jette à la rivière, en signe de fin de toutes folies.

Les gens de campagne faisaient autrefois partout de grands feux d'épines et même de fagots le premier dimanche de carême qu'on appelle encore pour cette raison le *dimanche des Brandons*. On a conservé encore cet usage en beaucoup de villages. La jeunesse forme autour des feux, des danses, des rondes. On enlève et agite en l'air les tisons enflammés (*brandons*) en chantant et poussant des cris de joie. Quand le feu a cessé de donner de grandes flammes, on saute par dessus les tisons. Les jeunes filles s'évertuent à traverser le foyer. Celles qui ont pu le franchir sans accident se marieront dans l'année. On attribue l'habitude de ces feux à l'usage où l'on était jadis de détruire, au moyen du feu, les nids de chenilles. Certains érudits regardent les feux des Brandons et ceux de la St-Jean par lesquels on célébrait le solstice d'été comme des restes des coutumes religieuses des Gaulois transmises de siècle en siècle, en se transformant et perdant leur sens primitif. Toujours est-il que dans quelques localités on allume encore ces jours-là des feux de joie dans le but d'avoir récolte abondante de chanvre, de fruits. Du côté de Montpont on appelle ces feux les Reugnes, et l'on chante en dansant autour : *reugnes, reugnes, autant de pommes que de feuilles.*

Le dimanche après la mi-carême, c'est-à-dire trois semaines après le dimanche des brandons, on se livre encore surtout à la ville, à quelques réjouissances en signe de joie de ce qu'il ne reste plus qu'une moitié de carême à s'écouler. Ce sont des cavalcades, la saison étant déjà plus propice, des bals parés et masqués.

Le dimanche des rameaux, les enfants suspendent aux rameaux de buis qu'ils portent ce jour, des gâteaux, fruits, rubans.

Le jeudi saint a lieu à l'église la bénédiction des enfants qui y sont conduits en grande pompe et grande toilette. C'est aussi promenade à tous les autels pour visiter les *paradis.*

Le jour de *Pâques*, on distribue aux enfants des œufs teints de diverses couleurs, les œufs *bardollés.* C'est un ancien usage assez commun partout et qui provient sans doute de l'abstinence des œufs qu'on pratiquait autrefois avec cette extrême sévérité qui réglait les repas du carême.

L'usage des *mais* persiste. Le premier jour du mois de mai on place en signe d'honneur à la porte ou sur la cheminée de la maison où demeurent des jeunes filles, des bouquets de fleurs, du lilas, une branche de cerisier ou par dérision, à d'autres moins en faveur, à celles dont la vertu est soupçonnée, des branches de verne, des verges, des figures grotesques, des marmousets ou ces baboins dont on se sert dans les champs, comme épouvantail des oiseaux.

Le mois de mai, le mois des fleurs est aussi le mois de Marie, et les autels de la Vierge sont ornés des plus belles fleurs et de verdure. Déjà du temps des Romains, le mois de mai était consacré à Cybèle : des feuillages, des rameaux, des arbres verts décoraient les fêtes de cette déesse, dont la statue était placée dans de petites niches ou oratoires qu'on ombrageait de branches d'arbre, plus particulièrement dans ce mois consacré à la déesse.

On fait grand cas de la rosée de mai, meilleure que toute autre pour blanchir la toile, et du beurre de mai qu'on garde pour l'appliquer comme topique vulnéraire.

Certains usages particuliers existent encore actuellement pour les diverses circonstances de la vie, le baptême, les mariages, les décès et dans la célébration des fêtes locales.

Pour les baptêmes, notamment à Loubans et dans les bourgs, le parrain et la marraine, en sortant de l'église, jettent des dragées, quelquefois même de la menue monnaie aux enfants qui courent et crient en suivant le cortège. S'ils se montrent peu généreux, les enfants les poursuivent en criant et hurlant : *parrain, marraine, enfant fouirous.* Déjà il y a quinze siècle, du temps du poète Ausone, on jetait des noix au peuple à la naissance des enfants, *spargc marite nuces.*

Les *mariages* aussi donnent lieu presque toujours à quelques-unes de ces pratiques originales et curieuses qui se reproduisent depuis des siècles.

Lorsque le prétendant veut se faire agréer, ou lorsqu'i vient de l'être, il est d'usage qu'il se rende avec son père ou son parrain au domicile de sa future et y renouvelle plusieurs fois ses visites jusqu'à ce que les conditions soient réglées. Chaque visite dure plusieurs heures et ne finit guère avant minuit. Le futur donne ses promesses dont le montant varie selon la fortune. C'est généralement cent francs dans un porte-monnaie. Lui ou sa mère feront aussi à la future le cadeau d'une robe pour le jour de son mariage, et dont elle se servira ensuite pour les grandes occasions, les jours de grande fête, et pour les deuils qui ont lieu dans la famille.

Deux ou trois jours avant le mariage, les parents viennent chercher le trousseau et l'armoire de la jeune fille. On plaçait autrefois sur le devant de la voiture la quenouille chargée de rubans, avec le fuseau et l'œuvre. Le départ a lieu au son de la viole ou de la musette.

Le jour du mariage, les jeunes gens de la noce tirent de nombreux coups de pistolets. Le menetrier précède toujours le cortège.

Lors de la cérémonie religieuse c'est l'époux qui passe au doigt de sa femme l'anneau de mariage. Il prend le plus grand soin de le pousser jusqu'à la troisième phalange, car s'il en était autrement, sa moitié serait la maîtresse au logis. Elle, de son côté, ne manque pas de ployer le doigt pour que la bague ne soit point trop enfoncée ; elle tient à avoir le présage à son profit.

La mariée sort de l'église pour aller à la maison conjugale, elle trouvera sur son passage un certain nombre de petites barrières qu'on oppose à sa marche et qu'elle aura à franchir. Souvent, ce sont des épines boueuses, mais il y a tendance à les remplacer maintenant par des guirlandes de fleurs ou un mélange d'épines et de roses, image des peines et des joies de la vie. On placera aussi un balai au travers de la porte par laquelle elle doit entrer pour la première fois dans la maison de son époux ; si elle ne le relevait pas alègrement, c'est qu'alors, il n'y a pas indice qu'elle sera bonne ménagère.

Quelquefois on lui ferme la porte au nez, on la fait attendre quelques minutes, puis quand on s'est décidé à ouvrir on lui présente sur une assiette, un morceau de pain noir moisi ou de gâteau fait avec des étoupes et on lui offre un verre de vin tourné ou de vinaigre qu'elle refuse assez tristement : symbole de la patience dont elle doit s'armer avant d'entrer en ménage et de toutes les amertumes qu'elle aura à supporter. Mais on se décide bientôt à lui donner un morceau de bon gâteau et un verre de vin sucré, pour lui montrer que sa vie de misère aura néanmoins quelques douceurs ou reconfort. On répand en même temps sur elle du blé ou du millet pour lui souhaiter une nombreuse postérité ainsi que prospérité, fécondité et abondance. C'est le plus souvent une occasion de plaisanteries dont les nouveaux époux ne se délivrent qu'en payant une rançon et offrant le vin à grands verres.

L'heure du repas est arrivée. Il est de règle de rester plusieurs heures à table, rarement moins de quatre, six ou même huit heures. Après le café, le vin est remis sur la table, et on videra encore de nombreuses bouteilles en chantant quelques couplets traditionnels. On faisait généralement à la campagne, au dessert du repas de noce, une quête pour la mariée. Il y a maintenant plus d'aisance et partant plus de fierté, on la fera quelquefois seulement pour la cuisinière.

La recherche des jarretières de la mariée est aujourd'hui passée de mode ; autrefois un des plus jeunes des convives allait les dénouer au dessert et les partageait ensuite entre tous. Un petit bout de ce ruban porté à la boutonnière donnait chance de faire mariage dans l'année.

Les jeunes gens du voisinage d'une noce viennent souvent le soir après le dîner. On les appelle les *pauvres*, ils demandent l'aumône. On leur offre un morceau de gâteau et un verre de vin. Ils ne doivent pas accepter autre chose.

Les danses, qui suivent le repas, se prolongent toute la nuit. Quand le jour commence à poindre, les gens de la noce vont barrer l'entrée de leur chambre aux époux, et on ne les y laisse pénétrer qu'après les avoir tenus en échec un bon moment et souvent leur avoir imposé quelque pénitence bizarre.

On ne croit plus guère au sortilège qui avait pour but de *nouer les aiguillettes* et de nuire aux nouveaux mariés. On raconte qu'un mauvais jeteur de sort ou devin pouvait arriver à ce fâcheux résultat, en faisant un nœud à un fil de coton, de chanvre ou de soie, pendant un des passages de la messe et en accompagnant cet acte de paroles diaboliques.

Quand un des époux est veuf, le mariage est souvent le soir, l'occasion d'un charivari, concert bruyant et tumultueux d'instruments de cuisine, poêles, chaudrons, pelles à feu, de sifflets, de huées; c'est là une pratique encore bien générale, en beaucoup de provinces, et qui ne tend que lentement à s'atténuer et disparaître; elle n'a du reste qu'assez rarement de suites fâcheuses comme les rixes qu'elle pourrait entraîner.

Certaines traditions se sont continuées aussi à l'occasion des *décès* et des *funérailles*.

Quand une famille vient de perdre un de ses membres, il est encore d'usage, pratique assez touchante et qui ne manque point de sentimentalité, de couper immédiatement les fleurs qui se trouvent dans le jardin.

On garde constamment le mort jusqu'à sa mise en bière et son départ pour le cimetière. Ce n'est évidemment que par respect; mais on croyait pourtant autrefois que le diable, sans cette précaution, aurait pu emporter le cadavre et mettre à sa place dans le cercueil un chat noir ou quelque autre animal.

On met assez généralement un chapelet à la main du mort dans sa bière, avec un livre s'il savait lire ou les objets dont il se servait constamment, comme la tabatière, la canne, parfois aussi une pièce de monnaie, et, si c'est un enfant quelques gobilles.

A l'enterrement, une femme doit suivre le cercueil av

l'écuelle dont se servait ordinairement le mort et qui venait d'être employée à contenir l'eau bénite pour l'aspersion, en vue d'éloigner le diable.

Il est de règle enfin pour tous les parents, pendant toute la durée des funérailles, non-seulement de verser d'abondantes larmes, mais aussi de pousser des cris lamentables : c'est une stricte étiquette, mais c'est aussi le cri du cœur.

Nous venons de rappeler certains usages, certaines traditions propres aux habitants de la campagne. En dehors de ces circonstances leur vie s'écoule dans un cercle restreint d'habitudes dont la monotonie est rarement interrompue. Chaque journée voit renaître pour eux les soins et les travaux de la veille.

Les poètes ont chanté les charmes et les douceurs de la vie champêtre. Mais ceux qui sont appelés à en jouir sont moins enclins à en apprécier tous les bienfaits. C'est toujours le « *o fortunatos nimium agricolas sua si bona norint* ». Parmi ces poètes et moralistes qui exaltent cette vie des champs et son heureuse simplicité, combien y en a-t-il qui voudraient changer leur sort contre celui du paysan ? Comme le dit A. Layet, l'auteur d'une étude sur la vie matérielle des campagnards, « l'historien et l'hygiéniste savent mieux que personne, ce qu'il faut penser d'un tel artifice de langage ; et s'il a été donné au premier d'établir, pour le passé, le bilan des misères qu'ont eues à supporter les classes agricoles il appartient au second de rechercher quelles sont aujourd'hui les causes qui les maintiennent encore dans un état d'infériorité réelle, tant au point de vue matériel qu'au point de vue moral ». C'est ce que nous cherchons à faire dans l'étude que nous avons entreprise.

Nous avons en vue maintenant la manière d'être, les mœurs, ce qui constitue d'autres conditions de la vie, à côté de celles que nous avons déjà eu à apprécier.

Il est incontestable que les habitants de nos campagnes entièrement adonnés à l'agriculture mènent relativement une vie douce, régulière, moins sujette aux préoccupations, aux vicissitudes de toutes sortes que certaines fractions des populations urbaines.

On a beaucoup parlé de la mollesse des Bressans, de leur lenteur devenue en quelque sorte proverbiale. Les Comtois, qui ne furent pas toujours nos amis, disaient que les Bressans étaient marqués aux quatre ailes (L) : lourds, longs, lents, lâches. Je ne voudrais point m'arrêter longuement à relever les exagérations de toutes les locutions plaisantes qui ont eu cours. Je me bornerai à dire que le brave général Joubert qui, il est vrai, était quelque peu notre compatriote, étant né à Pont-de-Vaux, avait de nous une toute autre opinion, propre à nous consoler de ces appréciations plus facétieuses que vraies. Il faisait un cas particulier de ses Bressans : « Il était toujours sûr de leur tranquille bravoure; et pour peu qu'ils fussent animés, disait-il, il comptait sur une brillante impétuosité ».

Déjà du reste, à mille ans d'intervalle, un vaillant guerrier, le premier duc de Savoie, Bérald, étant à la tête de 9.000 Bressans levés par le roi Boson, à l'occasion de la guerre qu'il eut à soutenir contre Manfred, marquis de Saluces, faisait les plus grands éloges des Bressans qui l'avaient puissamment aidé dans ses exploits. Le souvenir de ce témoignage s'était conservé dans l'épitaphe de ce prince qui se glorifiait de les avoir eus pour compagnons de ses victoires.

Les habitants de la Bresse chalonnaise peuvent revendiquer une partie de ces éloges donnés aux Bressans en général. Sans avoir, outre mesure, la passion des armes ils deviennent de bons soldats et savent supporter les fatigues du métier. Le tirage au sort est pour eux l'occasion de manifestations joyeuses et bruyantes et au moment de l'appel, ils partent sans trop de regrets, prêts à supporter la charge militaire qui leur paraît moins pénible depuis qu'ils sentent qu'elle est commune à tous et qu'il n'y a plus les privilèges d'autrefois.

Dans les allures de sa vie journalière, le Bressan a un fonds d'apathie et de mollesse qui le fait agir avec cette lenteur qu'on a voulu lui donner pour caractéristique. Mais cette tranquillité, à la fois apparente et réelle, lui permet de méditer ses projets et pour ainsi dire jusqu'à ses désirs qu'il sait atténuer en raison des difficultés qu'il rencontre. S'il n'a pas l'imagination ardente qui enfante l'illusion, il a une large dose de froide raison et un ensemble de qualités morales qui ne le placent pas dans un rang trop secondaire au milieu des autres populations rurales. Il est laborieux et patient, attentif à ses intérêts, parcimonieux, et tant mieux, car la masse des intérêts particuliers forme l'intérêt public. Les relations plus fréquentes, les communications, le commerce avec la ville, le service militaire, le développement de l'instruction ont rendu nos villageois plus actifs, plus habiles, plus éclairés, plus déliés, plus fins. Les progrès de la civilisation ont poli peu à peu les aspérités et les rudesses en même temps que l'amélioration se manifestait dans le bien être. Ils sont, comme nous l'avons dit déjà, mieux nourris, mieux logés, mieux vêtus que par le passé. Ils se dégagent aussi peu à peu, même au fin fond des campagnes, des préjugés, des superstitions autrefois si répandus et dont nous allons parler encore assez longuement dans un instant, car nous aurons à soulever un des coins du tableau de la vie champêtre qui fut longtemps bien assombri.

Le développement de l'aisance d'une part, le développement de l'instruction de l'autre sont les deux grands facteurs de ce progrès.

L'augmentation du taux du salaire et l'accroissement du nombre des propriétaires sont des signes évidents de l'amélioration dans le bien être. Le taux des salaires s'est accru dans les proportions que nous aurons à signaler quand nous nous occuperons de l'agriculture locale. Le nombre des propriétaires a augmenté considérablement depuis le commencement du siècle, et cette augmentation persiste encore. On comptait en 1818 dans l'arrondissement de Louhans 26.891 cotes foncières, 37.989 en 1865. On en compte 39.984 aujourd'hui (1).

Le morcellement est né des lois civiles relatives à l'égalité des partages, et aussi de la vente d'une partie des gros domaines fractionnés par l'intérêt et la spéculation de leurs possesseurs et par celle des marchands de bien. Nous ne pensons pas qu'il y ait lieu de s'en plaindre. Notre système de culture, l'élevage, surtout de la volaille, s'accomodent très bien avec la propriété morcelée et le cultivateur devient aisément plus actif dès qu'il travaille pour lui-même; c'est une règle générale, la propriété individuelle donne l'éveil à l'intelligence et suscite l'énergie, elle ne peut manquer d'être un puissant stimulant pour nos campagnards quelque peu engourdis. Elle arrivera ainsi à rendre plus susceptibles de progrès les esprits routiniers.

L'augmentation du chiffre de la durée moyenne de la vie est un autre indice du développement du bien être. Le chiffre moyen qui était à peine de 29 ans au siècle dernier, avant la Révolution, dépasse 39 aujourd'hui. Il a augmenté de plus de dix ans dans l'espace d'un siècle.

(1) Une cote représente l'ensemble des propriétés foncières qu'une personne possède dans une commune. La même personne peut évidemment posséder des terres dans plus d'une commune, c'est-à-dire aussi plusieurs cotes.

Les rapports des habitants de la campagne avec les habitants et les bourgeois des villes sont plus sympathiques et
dénués maintenant de cet esprit d'antagonisme qui a longtemps existé entre eux. Le développement de l'instruction
en rapprochant les distances sociales, le sentiment de l'égalité
civile, la disparition des castes, la mise en pratique du
suffrage universel qui n'établit plus de distinction entre le
contribuable à cent écus et le simple citoyen, la communauté
mieux comprise des intérêts qui, après tout, sont solidaires,
entre l'industrie, le commerce et l'agriculture font disparaître les sentiments de haine et d'envie. Les rapports de
village à village ne sont plus empreints de ces sentiments de haine irréfléchie qui faisaient parfois se ruer les
uns contre les autres, en de trop nombreuses occasions, les
jeunes gens de différentes communes, dans la même province, quelquefois dans le même canton. Durant le cours de
ce siècle, toutes les antipathies locales se sont considérablement affaiblies. La Révolution en allumant des passions
plus grandes et plus généreuses, la facilité des moyens de
communication, en mêlant les hommes des divers villages
et des différentes contrées ont amoindri et tendent à faire
disparaître ces animosités, ces divisions qui ont duré si
longtemps.

Nous avons dit que le paysan était parcimonieux, mais
son économie ne va point jusqu'à l'avarice ; il sait se
montrer secourable ; le véritable pauvre est accueilli avec
assez de bienveillance. Bornée aux malheureux du pays, la
mendicité, quoique toujours fâcheuse, serait néanmoins tolé-
rable. Mais où elle devient une plaie, c'est quand elle est
exercée par les *roulants*, vagabonds, pour qui elle est une
industrie et dont les moyens d'action sont parfois la menace
et la crainte qu'ils inspirent. C'est un véritable impôt qu'ils
prélèvent sur l'agriculture tant par les aumônes qu'ils ré-

clament, que par les vols et déprédations de tous genres dans les fermes, les champs, les jardins et les basse-cours. Pour l'empêcher, la répression d'une part et de bonnes institutions sociales de l'autre sont nécessaires.

Les idées de sociabilité se développent et en se développant empêchent l'égoïsme et l'indifférence des uns à l'égard des autres. L'indifférence du paysan pour tout ce qui ne le concerne pas, l'insouciance, l'instinct d'égoïsme étaient certainement plus accentués autrefois qu'aujourd'hui. Vivant plus en dehors du contact social, ne recevant que médiocrement et insuffisamment l'influence de l'instruction, ces défauts se montraient plus manifestes. Les vides que la mort faisait autour de lui étaient bien vite oubliés, les chagrins de famille n'avaient qu'une durée éphémère. Les secours médicaux étaient rarement invoqués pour les deux extrêmes de la vie. Pourquoi le médecin? L'enfant est trop jeune, il n'y a rien à faire, toute drogue est inutile. Est-ce un vieillard, il a fait son temps, il est usé, *la mort y est*, l'art n'y peut rien. Il arrivera parfois au moribond d'entendre autour de lui quelqu'un qui dira : *c'en est fait, il va passer*. D'ailleurs le paysan voit venir sans trop s'en émouvoir, le moment de s'en aller. Que lui importe de mourir. Pourquoi vivre? Il est désormais inutile. Il se sent ou il se croit à charge.

Pour l'adulte, on aura plus volontiers recours au médecin, pourtant d'une manière bien insuffisante. Pour une longue maladie, il ne sera appelé qu'une ou deux fois, et ses prescriptions, pour le cas où elles seront suivies, deviennent souvent inutiles et illusoires; heureux si, dès le début, il peut saisir l'indication principale et soulager son malade. Il semble qu'une fois une visite faite, le désir du malade et de sa famille est accompli. On attendra qu'une occasion se présente, que le médecin passe à la porte pour l'appeler. Et pour porter l'ordonnance au pharmacien de la ville on attendra aussi une nouvelle occasion, le jour de la foire, du marché. On a reproché au cultivateur de s'intéresser davantage à ses animaux de travail et de ne point attendre si longtemps si une de ses bêtes est indisposée, pour avoir recours au vétérinaire ou plutôt au maréchal qui le remplace, ou à tout autre guérisseur sans brevet.

L'empirisme du reste est en vogue dans nos campagnes. Le docteur n'est souvent appelé que pour la forme, pour donner aux parents le droit d'affirmer que le malade, si l'issue doit être fatale, n'est du moins pas mort sans médecin. Mais que de pseudo-médecins exploitent la santé publique, et rendent ingrat et difficile le rôle du vrai médecin dans nos campagnes. Aussi combien de jeunes docteurs sont pris par le découragement. Ils se faisaient de leur art un véritable sacerdoce. Ils s'aperçoivent vite qu'ils se sont trompés. Les services qu'ils rendent sont mesurés, comme ceux du charretier, d'après les kilomètres qu'ils parcourent.

Tel est en effet, trop souvent le rôle, telles sont les fonctions du médecin de campagne. Aujourd'hui là, demain ailleurs. Le malade qu'il voit pour la première fois, il est peu probable qu'il lui fasse de nouvelles visites. Les jambes enraidies il quitte sa voiture, pénètre dans la maison, s'approche du lit où gît le patient, hâte et précipite ses interrogations, ausculte, percute, examine, jette quelques paroles banales, formule l'ordonnance, et remonte en voiture. Il ne lui reste qu'à oublier ce malade dont le plus souvent, il n'entendra plus parler, qu'il est à peu près sûr de ne pas revoir, quelque grave ou bénigne que soit la maladie. Il n'y a point lutte établie entre le médecin et la maladie, ou du moins le combat est si faible qu'il n'offre aucun intérêt. C'est l'escarmouche qui devrait précéder la bataille, mais la bataille n'a pas lieu, car les ennemis restent à distance. C'est le hasard qui donnera la victoire.

Les exceptions à la règle sont rares. Parfois pourtant un malade veut être traité. Ah! alors, le rôle du médecin se relève, ce n'est plus le manœuvre, l'homme à la tâche. L'homme de science, de tête, de réflexion réapparaît. Sceptique d'ordinaire, ou plutôt rendu sceptique par ce mode d'agir qui excluait tout intérêt, il change. Il se prend à avoir quelque confiance aux moyens dont l'art dispose. Il s'intéresse à ses malades. Il veut lutter, il lutte. En temps d'épidémie, surtout, il devient épris de sa profession. Il se croit réellement utile. Il cherche à agir et se complaît dans l'espérance qu'il triomphera. Il s'attache à ses malades, oublie le danger qu'il peut y avoir pour lui. En face de la diphtérie si terrible, que de fois il lui arrive, près de malades qui mettent en lui quelque confiance, réclament ses visites, et attendent avec anxiété son retour, de vouloir agir, s'acharnant à nettoyer une gorge putrilagineuse, recevant en pleine figure les fragments de pellicules et membranes dont il cherche à débarrasser la gorge des malades, sentant le danger de la contagion, mais avant de s'en préoccuper pour lui, voulant faire tout ce qu'il était possible de faire. Heureux quand le succès a couronné ses efforts; c'est sa plus précieuse récompense.

Préjugés, superstitions et charlatanisme.

Certaines croyances des siècles passés et des préjugés des temps d'ignorance se sont perpétués jusqu'à nos jours.

Si la naïve crédulité n'est plus la même et s'est considérablement affaiblie avec les progrès de la civilisation, on retrouve néanmoins encore aujourd'hui la trace de ces anciennes croyances, de vertus attribuées à certaines choses, de présages tirés de faits ou de circonstances.

En cherchant à les rappeler, nous savons — il nous est permis du moins de le croire, — que ce que nous faisons n'est peut-être déjà ou ne sera bientôt que l'énoncé des souvenirs et des pratiques du passé, restés dans le pays à l'état de dictons plus ou moins repandus. Mais comme l'origine de beaucoup de ces vieilles croyances, de ces préjugés en train de disparaître se perd dans la nuit des temps et remonte aux époques du moyen âge et même aux époques gauloise ou romaine, il est à craindre pourtant qu'il en reste longtemps des vestiges.

Un proverbe dit que l'ennemi qu'on connaît est à moitié vaincu. A ce point de vue là, on nous pardonnera les détails un peu longs que nous allons donner et qui offrent encore quelque intérêt, tout au moins rétrospectif.

Présages. — Prenons l'enfant dès sa naissance. Est-il né coiffé, c'est-à-dire la tête couverte d'une petite peau ?

Cette particularité pronostique que le nouveau-né sera heureux et que l'on peut avoir pour lui les idées d'un brillant avenir. Chez les Romains déjà, on pensait que les Dieux, s'occupant ainsi de l'enfant avant sa naissance, devaient avoir sur lui des vues favorables ; et même on achetait chèrement ces coiffes afin de participer au bonheur dont elles étaient le gage.

L'enfant est lavé, emmaillotté. On lui donne à boire. S'il se lèche les lèvres, c'est un signe qu'il sera gourmand.

L'influence des nombres n'est pas sans importance dans les circonstances de la vie. Les nombres 3 et 9 sont des nombres heureux : *numero Deus impari gaudet*. Mais toujours on a considéré comme malheureux le nombre 13, et le fait de se trouver treize à table fait craindre que l'un des convives pourra mourir dans l'année. Il est pourtant quelques esprits forts, même à la campagne, qui se permettent de croire que le nombre 13 n'est dangereux à table que quand il n'y a à manger que pour douze.

Le vendredi on ne doit ni se mettre en voyage, ni se marier, ni entrer en conditions, ni commencer les semailles. Il ne faut pas même mourir ce jour-là, surtout s'il tombe un 13, car la mort pourrait bien frapper de nouveau quelque autre membre de la famille.

Les jeunes filles ne doivent pas ramasser la marmite ni manger la rasure des gaudes ; cela ferait pleuvoir le jour de leur mariage. S'il pleut beaucoup le jour d'une noce, quelqu'un ne manquera pas de dire que la jeune mariée avait bien souvent ramassé la marmite.

Lorsqu'on sort le matin pour la première fois, il n'est pas indifférent de porter tel ou tel pied le premier dehors et en avant ; car sortir le pied droit en avant est signe de bonheur. Mais il est fâcheux de faire pour première rencontre, celle d'une personne habillée de noir, d'un curé, par exemple, ce serait d'un mauvais présage. Il en est de même si l'on entend le croassement des corbeaux ou si l'on rencontre une pie ; mais la rencontre de deux pies n'annonce rien de funeste.

Tomber ou faire un faux pas lorsqu'on sort pour terminer une affaire, est aussi d'un mauvais augure. Mais en revanche si l'on marche par mégarde sur une ordure, c'est un heureux présage et signe que l'argent viendra.

Quand les oreilles nous tintent c'est qu'on parle de nous. Si c'est à l'oreille droite qu'a lieu le tintement, c'est un ami ; mais si c'est à gauche, c'est quelqu'un qui dit du mal. Il est bon alors de se mordre le doigt, ce qui fait se mordre la langue à celui qui médit de vous. Les Romains tiraient déjà, paraît-il, de ce tintement un présage analogue.

Quand une miche de pain entamée est sur la table, on ne tournera jamais le côté entamé du côté de la porte, on risquerait de voir le pain manquer à la maison dans le courant de l'année.

C'est un signe de malheur ou tout au moins de brouillerie que de renverser une salière, car on sait que le sel purifie toute chose, chasse les maléfices et qu'il était jadis le symbole de l'amitié. On conseille de vite ramasser une pincée de ce sel renversé sur la table et de le jeter par dessus son épaule, pour détruire le mauvais présage. C'est aussi parce qu'il écarte le mauvais sort que l'on faisait mettre du sel dans la poche des futurs époux avant d'aller à l'église, afin d'empêcher qu'on leur noue l'aiguillette. Les Romains employaient déjà le sel dans les augures : ils trouvaient aussi que c'était un mauvais présage que de le renverser.

La position de deux couteaux, de deux fourchettes ou d'une fourchette et d'une cuillère, en croix sur l'assiette d'un enfant qui les a placés ainsi par défaut d'expérience, c'est encore signe de malheur. Il faut se hâter de les déplacer.

Un miroir cassé, c'est aussi un mauvais présage.

On ne se permet point non plus de faire présent d'un couteau, car ce serait rompre l'amitié.

Quand la mèche de la lampe de la veillée charbonne, cela annonce l'arrivée de quelqu'un et l'ampleur de la fumée dénote même son mode de coiffure ou de vêtement.

Quand le feu pétille fort, c'est présage de prochaine invitation pour une noce ; de même un tison qui roule annonce une visite.

Lorsque le chat fait sa toilette, se nettoie les oreilles et les moustaches avec sa patte, c'est signe de pluie. De même aussi « quand les crapauds et grenouilles coassent le matin ; quand les taupes soulèvent la terre plus haut que de coutume ; quand les hirondelles volent bas et rasent la surface des eaux ; quand les canards barbotent et plongent la tête ; quand les volailles se roulent dans la poussière, battent les ailes et se baignent plus qu'à l'ordinaire ; quand les mouches piquent davantage ; quand les fourmis travaillent avec activité ; quand les araignées se laissent tomber de leurs toiles ; quand les abeilles ne s'éloignent point de leurs ruches ; quand les vers en grand nombre sortent de terre ; quand les bêtes à cornes lèvent la tête, aspirent l'air, passent la langue sur le museau et les pieds, mangent beaucoup et poussent de longs mugissements en rentrant à l'étable ; quand le coq chante à une heure inaccoutumée ; quand les ânes braient plus qu'à l'ordinaire, remuent les oreilles, redressent la queue et se roulent dans la poussière ; quand les poissons bondissent de l'eau et nagent à la surface ; quand dans le lointain, on entend le son des cloches ; quand les pierres deviennent humides ; quand les ordures sentent plus mauvais que de coutume ; quand l'eau des marais et des étangs semble plus chaude ; quand la suie se détache des cheminées ; quand l'horizon du couchant est grisâtre ; quand, au matin, l'horizon est rouge ; quand le soleil semble se lever plus tôt, qu'à l'ordinaire, avec un cercle foncé ; quand la lune est entourée d'une espèce d'arc-en-ciel ou d'un cercle de vapeurs qui prennent la forme de nuages noirâtres ; quand les nuages amoncelés ressemblent à de hautes montagnes, à des groupes de rochers ; quand les nuages sont épars dans le ciel comme des flocons de laine... etc. ». (1) Mais ce sont là des signes bien connus et souvent rappelés de météorologie agricole, et bon nombre d'entre eux ne sont pas sans valeur. Nous avons cru utile et de quelque intérêt d'en citer quelques-uns au milieu de notre longue énumération de présages trompeurs.

S'il pleut le jour de St-Médard, on risque, selon le vieux dicton, d'avoir une pluie de longue durée, et même pendant quarante jours de suite. St-Barnabé peut toutefois défaire ce fâcheux pronostic ; et on a chance aussi de voir le temps qu'il a fait pendant les trois jours des Rogations se renouveler soit au beau, soit au laid, à l'époque des fenaisons et des moissons.

L'aurore boréale n'est pas sans exciter certaines alarmes ; si elle apparaît vers le nord, elle est le présage d'une guerre désastreuse ou d'une révolution. C'est un avertissement du ciel. Du temps de Pline, on croyait déjà voir, dans ces nuages enflammés des armées s'attaquer et se combattre ; il assure même qu'on a entendu quelquefois le son des trompettes et le cliquetis des armes. L'imagination populaire fait regarder aussi les comètes comme un signe précurseur de grands événements.

Si un corbeau vient croasser autour d'une maison ou si une chouette se fait entendre sur le toit pendant la nuit, c'est un signe de maladie ou de mort pour l'un de ses habitants ou tout au moins d'un événement fâcheux. Il serait bon, si c'est dans la veillée, de jeter du sel dans le feu pour

(1) Prés : agricoles.

éviter l'accomplissement de ce mauvais présage. On sait que déjà les Romains considéraient le hibou comme un oiseau de mauvais augure. Mais il est vrai que les Grecs le regardaient au contraire comme un heureux présage. Minerve l'avait choisi pour son oiseau favori. Son goût pour le silence et la retraite lui semblait une marque de sagesse et de prévoyance.

Plutarque et Pline rapportent que les paysans clouaient déjà aux arbres ou à l'entrée de leur maison la tête ou les membres de certains animaux en leur attribuant des propriétés préservatrices. On fait de même aujourd'hui.

La chauve-souris est aussi de mauvais augure; si elle entre dans une maison, on s'empressera de la saisir et de la clouer sur la porte pour éloigner tout danger.

Si le chant de la chouette est entendu pendant le jour, c'est qu'il y a une femme enceinte dans le voisinage.

On a toujours et dès les temps anciens attribué au loup une grande puissance contre les maléfices et les enchantements. Aussi on dit encore de quelqu'un qui sait et connaît tout *qu'il a mangé du foie de loup.*

Le grillot ou criquet porte bonheur à la maison au foyer de laquelle il vient chercher asile et faire entendre son chant.

Si une araignée descend sur quelqu'un en filant, c'est un présage de bonheur. On dit aussi : « araignée du matin, chagrin ; araignée du soir, espoir ».

Lorsque l'année est fertile en noisettes, il y aura beaucoup de naissances illégitimes.

Si l'on a de l'argent dans sa poche lorsqu'on entend chanter le coucou pour la première fois de l'année, on a grande chance d'en avoir tout le reste de l'année. Si l'on se trouve à jeun lors de ce premier chant entendu, c'est un avertissement qu'on aura peu de travail durant cette même année. Il est d'usage aussi dans certains hameaux de se rouler par terre, à ce moment, sur le dos et sur le ventre pour n'avoir dans l'année ni maux de reins, ni coliques. Les jeunes villageoises consultent aussi le cri du coucou pour savoir dans combien d'années elles se marieront, et elles ne manquent pas de l'invectiver si trop bavard, il recule ainsi par son chant, le moment désiré. Cét usage doit être fort ancien car Grecs et Romains considéraient le coucou comme un messager d'amour.

Le coucou n'est pas du reste le seul oiseau qui soit l'objet de légendes traditionnelles, ainsi le cri de la caille qui nous arrive avec les premières chaleurs, fait pressentir le prix du blé. Si elle ne le répète que trois fois seulement, le grain sera à bon marché, mais si elle le continue ce sera autant d'écus de plus par sac de blé.

Le chat n'est pas sans avoir été doué d'une certaine influence pour maléfice. Si une jeune fille vient à marcher par mégarde sur la queue de minette, minette se venge et retarde d'une année le mariage de la maladroite.

Dans quelques localités voisines du Jura, les jeunes filles vont, la veille de Noël, frapper au toit du cochon. Si l'animal reste tranquille, c'est un présage d'hymen heureux ; s'il grogne fortement, il est certain que l'époux sera d'humeur très fâcheuse.

La tradition a conservé aussi à certaines plantes et fleurs une vertu prophétique. La jeune fille dont le cœur commence à parler interroge encore anxieusement, comme jadis, la pâquerette qu'elle effeuille pour savoir si elle sera aimée *un peu, beaucoup, passionnément, pas du tout,* ou quelle situation lui est réservée dans la vie, *fille, femme, veuve* ou *religieuse.* La dernière foliole lui donne la réponse. Elle consulte aussi le pissenlit pour savoir quand elle se mariera : quand la fleur devenue graine forme son aigrette vaporeuse

celle qui veut l'interroger souffle dessus ; le mariage ser
prochain si l'aigrette s'envole toute entière, mais si ell
résiste, l'attente sera longue d'autant d'années qu'elle devra
s'y reprendre de fois.

On pourrait grossir indéfiniment la liste de ces présages,
transformés en dictons, en on dit, du pays. Si nos mères les
observaient plus ou moins religieusement, ils n'inspirent
plus aujourd'hui qu'une médiocre confiance, il arrive même
qu'on en plaisante et qu'on s'en moque.

Préjugés. — Les préjugés qui ont été plus ou moins
répandus ne sont pas moins nombreux. Mais la foi naïve et
crédule qui les faisait accepter se perd et disparaîtra peu à
peu avec l'ignorance dont ils étaient les fruits. Leur énumération a néanmoins encore quelque intérêt. L'origine du
plus grand nombre se perd dans la nuit des temps.

Une corde de pendu dans sa poche porte bonheur et fait
gagner au jeu. Déjà du temps de Pline, elle avait des propriétés bienfaisantes : elle guérissait les maux de tête.

Il n'est pas mauvais non plus d'avoir un sou percé dans sa
poche. Divers autres objets ont aussi cette même propriété
de porter bonheur à ceux qui les portent.

De l'éternuement, objet de préjugés divers, et regardé
aussi comme une faveur du ciel et un signe de bonne santé,
il est resté encore dans nos campagnes l'usage de saluer et
de faire des souhaits « Dieu vous bénisse » en faveur de
ceux qui éternuent. Pline constatait déjà que ces honnêtetés
étaient chez les Romains un devoir de la société, et d'après
un passage d'Aristote, cet usage est d'origine bien plus
ancienne et aurait existé de tout temps, chez tous les peuples. Les anciens variaient du reste de bien des façons l'importance attachée à l'éternuement, tantôt heureux présage,
atutôt fâcheux pronostic, selon le moment et les circons-

lances. On lit en effet dans St-Augustin que l'on se remettait au lit si l'on éternuait en chaussant ses sandales.

Les souhaits que l'on forme pendant le peu de durée du trajet d'une étoile filante ont chance de s'accomplir.

Faire le signe de la croix de la main gauche avant de jouer peut rendre la veine heureuse.

En écrivant certaines paroles sur la cheminée on a chance d'arrêter le feu.

On gardera aussi les œufs pondus le vendredi saint, car ils ont des propriétés particulières pour éteindre les incendies.

Pour faire passer le lait aux femmes il faut leur mettre un collier de liége. C'est ce qu'on fait souvent aussi pour les chattes.

On ne coupera pas les ongles aux petits enfants qui sont encore allaités ou jusqu'à l'âge d'un an, car cette opération pourrait faire d'eux plus tard des voleurs et larrons.

On ne les laissera pas jusqu'à la même époque regarder dans un miroir, car on risquerait de les rendre bêtes.

On n'aime pas à laisser bouillir la marmite, car on aurait crainte de voir dépérir ce qu'il y a dans la maison, en proportion de l'eau qui s'évapore.

On saignera les chevaux le jour de la fête de saint Philippe ou de saint Jacques, plutôt qu'un autre jour.

On ne fera pas la lessive la semaine des Rogations, car cela pourrait amener la mort du maître de la maison.

On ne doit pas non plus faire du pain pendant cette même semaine, cela risquerait de le faire moisir pendant toute l'année.

On répugne à semer du persil, parce que cela pourrait faire mourir aussi le maître de la maison dans le courant de l'année. On ne fait, du reste, à la campagne, qu'un usage bien minime de cette plante.

Si l'on sème le 2 octobre, jour de la Saint-Léger, le blé semé ce jour là sera léger toute l'année.

La canicule est considérée comme ayant une influence malheureuse, non pour les biens de la terre, mais pour la santé. Il ne faut pas se baigner un des jours caniculaires, ce serait rechercher la fièvre ou s'exposer à une maladie prochaine. On doit éviter aussi la rencontre des chiens et bien veiller sur le sien, car à cette époque les animaux enragent plus facilement.

Il existe comme partout de nombreux préjugés relatifs à la lune. Beaucoup de personnes sont convaincues que bien des femmes doivent à l'influence de la lune des accès intermittents de mauvaise humeur et même certaine excitation nerveuse ou maniaque qui les fait désigner alors sous le nom de *lunatiques*. Elles croiront aussi qu'une femme qui conçoit dans la nouvelle lune a plus de chance de mettre au monde un garçon vigoureux, tandis que si la conception a eu lieu en lune décroissante ou dans le dernier quartier, ce sera plutôt une fille ou tout au moins un enfant de faible complexion. Elles ne doutent pas que pour obtenir de beaux légumes et des produits précoces, il est important de semer pendant le décours de la lune. Enfin la *lune rousse* est là comme ailleurs fort mal réputée ; c'est la lunaison qui commence en avril et finit en mai et son appellation de *rousse* lui vient de ce que les gelées de cette époque brûlent et roussissent les fleurs et les premières pousses. Cette mauvaise réputation n'est pas tout à fait sans fondement ; la science a expliqué ce phénomène qui se reproduit trop fréquemment à cette époque, par une influence de rayonnement nocturne déterminant le refroidissement du sol. Au même motif est due l'opinion populaire qu'avant le 13 mai il ne faut pas compter sur l'été, à cause de la fête des *trois saints de glace*, Saint Mamert, Saint Pancrace et Saint Gervais (11, 12 et 13 mai).

Le jour de la saint Sylvestre et le jour de la saint Antoin

sont comme le dimanche consacrés au repos ; une ménagère ne touchera pas à ses aiguilles, ni les hommes à leurs outils, voulant éviter à leur bétail des blessures, piqûres qui ne manqueraient pas de leur arriver sans cette sage observance.

Il y a aussi dans cette même semaine, entre Noël et le Jour de l'an, un autre jour consacré qu'on appelle la *fête des rats*. On ne fera non plus ce jour-là aucun travail, et tout, même pour le repas, doit être, dès la veille, préparé à la cuisine. On ne doit rien chercher, ni au grenier, ni dans les placards, pour ne point déranger les rats.

Les femmes doivent se garder de filer le jour du Mardi gras, car les souris mangeraient le fil qui serait filé ce jour-là.

Le même soir on va jeter dans la mare et de la main gauche le seau des relavures pour empêcher les grenouilles de crier en leur graissant ainsi le gosier.

Le meilleur jour pour semer les choux, c'est dans la semaine sainte, surtout, le vendredi saint, pour qu'ils cabulent bien. Il y a aussi des jours meilleurs pour les sarcler, les trois premiers vendredis du mois d'août.

Il faut se cacher d'une femme quand on sème des melons ; sans cela ils ne seraient pas mangeables.

Pour avoir des cochons bardots, il faut que le fermier chausse un soulier d'un pied et un sabot de l'autre ou mette aux bas de couleur différente, lorsqu'il mène la truie au verrat.

Les cierges bénits ont toujours eu une merveilleuse puissance pour chasser les démons et préserver des maléfices.

Le jour de la Chandeleur, les femmes se munissent d'un cierge ou d'une bougie pour le présenter à la bénédiction générale qui se fait à la messe. Elles le remportent à la maison pour s'en servir en cas de décès d'un membre de la famille ou en cas d'orage. On considère ce cierge comme un préservatif contre la foudre : aussi l'allume-t-on dès que le tonnerre se fait entendre, mais on ne force plus pourtant comme autrefois les curés à exorciser le mauvais temps pour le faire cesser.

Les feux follets sont des âmes d'enfants morts sans baptême ou des farfadets trompeurs, âmes damnées de prêtres qui ont péché contre la chasteté et qui errent dans l'obscurité de la nuit pour chercher à entraîner les passants dans des fondrières ou dans l'eau.

Si l'on éteint la lumière qui est placée près d'un mort, on s'expose à mourir dans l'année.

Lorsqu'un loup ou même un renard ont été tués, celui qui l'a tué fait souvent encore aujourd'hui la quête en montrant la peau de la bête. Il faut bien se garder alors de donner des œufs quand la bête tuée est un renard, car les poules ne seraient plus en sûreté dans la maison.

Nous pourrions citer bien des particularités ou croyances relatives aux divers animaux. Chaque espèce fournit son contingent au chapitre des préjugés. Les reptiles, eux-mêmes, n'y échappent point. Ainsi l'orvet, ce petit serpent presque joli et si fragile qu'un léger coup de baguette en fait deux tronçons, le préjugé populaire l'a rendu aveugle ; on se contente chez nous de l'appeler *borgne*. La couleuvre a au contraire le pouvoir de charmer les oiseaux par son regard et de les attirer à elle, comme victimes, par sa force fascinatrice.

Le son des cloches éloigne le tonnerre — du moins chacun le croit — ; aussi l'on ne manque point de sonner à grande volée pendant les orages. La pratique peut être dangereuse, mais le marguillier, pour se rémunérer, fait deux fois par an une quête dans la commune, la quête des gaudes en octobre ou novembre et celle des autres grains après la moisson.

La bûche de Noël, l'herbe de saint Jean, une bougie alluée, ou un fragment d'arbre frappé par la foudre ont sûreent aussi contre le tonnerre cette vertu préservatrice.

Quand il tonne, on met un morceau de fer dans le nid des ules pour empêcher que le poussin ne soit tué dans la oquille.

Il est souvent dangereux d'épouser un homme qui a eu lusieurs femmes, car si elles sont mortes, c'est qu'il a le oie blanc. Il en est de même des femmes qui ont eu plusieurs aris.

La joubarbe qui croît sur le toit des maisons couvertes en baume est un préservatif contre les maladies et il faut bien garder de l'enlever.

Les pigeons dans les étables comme du reste les araignées o purifient l'air ; ils portent bonheur aux bestiaux et les nt prospérer.— Serait-ce parce que les araignées prennent ans leurs toiles les mouches ou autres insectes qui tourmennt le bétail ?

Une vache ne produit-elle p'us de lait ? C'est qu'un sort ura pu être jeté à la suite du refus d'une écuelle de lait à n passant. On ira alors trouver un sorcier, magicien, ou un e ces gens qui ont le privilége de lever le sort, comme il y n a encore dans beaucoup de villages. Les croyances aux auvais sorts, aux sorciers, aux possédés se rencontrent en c plus souvent qu'on ne pense dans quelques coins arriè s des campagnes.

A ces préjugés qui ont généralement cours on peut encore ajouter d'autres, moins répandus. C'est peut-être une ma ière d'en faire ressortir l'inanité :

Pour détourner la grêle d'un champ il faut présenter un iroir à la nuée. En se regardant et se voyant si noire et si ide elle fuira épouvantée.

Quand une personne meurt, il faut s'empresser de répandre l'eau des vases que contient le logis ; car l'âme du défunt aurait pu s'y baigner.

Il ne faut pas jeter au feu les coques d'œufs dans la crainte de brûler une seconde fois Saint Laurent.

Si votre cheval baille, dites lui : « Saint Eloi vous assiste ! », car ce saint est le patron des chevaux.

Lorsque l'on vend des veaux, on doit les sortir à reculons de l'étable, afin que la mère n'ait pas trop de regrets et aussi pour qu'ils marchent mieux sur la route du marché.

Le persil semé par une personne insensée, sera de meilleure qualité que celui semé par une autre main,..., etc.

Superstitions. — A côté de ces préjugés se placent naturellement les pratiques superstitieuses. La superstition est aussi vieille que l'humanité et depuis des siècles on a attribué à des puissances occultes les maux dont on ne pouvait démêler les causes véritables. De là, bien des pratiques qui ont cours encore aujourd'hui ou dont le souvenir se perpétue.

On croyait se garantir de *la possession du mauvais œil*, du *sort jeté*, par certaines influences contraires ou par des talismans, des reliques, par le port d'amulettes spéciales.

Pline déjà remarque que, de son temps, on faisait porter aux femmes et aux enfants des colliers d'ambre, non seulement pour les parer, mais aussi comme préservatif contre les maladies. Juvénal dit dans une de ses satires que les branches de l'aubépine et le nerprun (la peute verne) placés devant la porte des habitations neutralisaient les influences malignes. Mais je ne veux point rappeler toutes les pratiques superstitieuses des temps antiques, quoique leur comparaison avec celles des époques modernes et contemporaines ne serait point sans intérêt. De tout temps on a eu de l'attrait pour le mystérieux et le surnaturel. C'est cet attrait pour les choses extraordinaires qui a permis la transmission jusqu'à nous de ces traditions ou usages bizarres.

On retrouve dans ces vieilles croyances des restes du paganisme. Mais il faut reconnaître que la religion catholique n'a du reste réagi qu'assez modérément contre elles. Si elle blâmait ceux qui, pour faire du mal à leur prochain, ou pour obtenir ce que, d'après elle, Dieu seul pouvait donner, s'adressaient au Diable, elle reconnaissait aussi l'action des *sorciers*, *magiciens* et *devins*, qui avaient recours à lui pour réaliser leurs maléfices ou obtenir la connaissance de l'avenir ou des choses cachées.

C'est vraisemblablement sous son influence que pendant de longs siècles, et il n'y a pas plus de deux cents ans, les magistrats, les juges, de doctes personnes regardées comme douées d'un grand savoir, non seulement devaient croire à la sorcellerie, mais condamnaient au feu, avec une rigueur féroce, ceux qui en étaient accusés.

Faut-il donc s'étonner maintenant que l'esprit des populations ait été lent à se dégager de tant de grossières superstitions entretenues par l'ignorance, de toutes ces histoires de sorciers, de revenants, de loups-garou, qui ont tant occupé nos pères.

Les apparitions de revenants ne sont plus aujourd'hui que des récits de farces gratuites ou de supercheries intéressées. Que de croyants ils rencontraient autrefois !

Une madone apparaît encore quelquefois avec une brillante auréole à quelque bergère à l'imagination vive. Si cela suscite encore parfois une émotion passagère en quelques âmes naïves, comme nous l'avons vu, il y a quelques années à peine dans un de nos hameaux, la majeure partie du public c'est vite fait une opinion à cet égard.

Et les *fées*, les *dames*, qui autrefois se montraient dans les bois, les jardins, sur le bord des rivières, des étangs. On n'y croit plus guère non plus aujourd'hui, mais bien des dénomi. nations locales conservent le souvenir de ces croyances ; ainsi le *bois à la Dame*, à l'ouest du territoire de Digna, sur la route de Louhans à Cuiseaux ; le *bois* et le *pont des Dames*, sur la route de Louhans à Montpont, où la tradition évoque le souvenir d'apparitions, sur la lisière du bois et près des rives de l'étang, de dames blanches ou vertes qui, entre onze heures et minuit, attiraient les voyageurs par leurs aga- ceries puis les précipitaient dans les eaux ; la *cour aux Dames* à Mouthiers-en-Bresse, où, près de l'ancien prieuré, dans l'enceinte d'un grand fossé circulaire encadrant une terre qui dépendait pourtant d'un monastère d'hommes, au milieu des sombres forêts du Defan, selon D. Monnier, ancien sanc- tuaire druidique (*Deo fanum*, temple de la Déesse), l'œil fasciné des habitants distinguait la nuit trois dames sombres et quelquefois les *Duses* et les *Goules*, aussi sombres, aussi tristes qu'elles, qui y tenaient le sabbat.

Notre Bresse et surtout beaucoup de localités de la Franche- Comté ou voisines ont eu leurs dames noires ou blanches qui rappellent aux érudits des traditions gauloises et païen- nes. Quelques-unes ont eu aussi leurs *Demoiselles* ; ainsi, près de la gare de St-Germain-du-Bois, le *hameau des trois Demoiselles* « où résidait autrefois trois jeunes filles d'une merveilleuse beauté qui furent enlevées par trois seigneurs du voisinage, entre autres celui de Simard, qui les tinrent enfermées dans leurs sombres et humides châteaux. Bientôt délivrées par la mort, elles réapparurent près de leur ancienne demeure. Leurs mânes s'étaient réunies et elles avaient recou- vré toute leur gaieté de jeunes filles. Redevenues folâtres et rieuses, les trois charmantes jouvencelles se laissent quel- quefois rencontrer à l'endroit où se croisent des chemins dans les bois ; elles y dansent et s'y divertissent depuis des siècles comme avant leur mésaventure qu'elles semblent avoir complètement oubliée. »

C'est tout au plus si j'ose parler aussi de cette croyance au *loup-garou*, l'homme loup qui rôde la nuit et ne disparaît qu'aux premiers rayons du jour. Mais notre enfance a été bercée de récits concernant les apparitions de ce lycanthrope auxquelles on ne croyait plus guère, mais qui étaient restées dans la tradition. Certains hommes avaient la destinée d'être transformés en loup. De temps à autre, la nuit, le mal prenait l'individu ainsi condamné par le sort à cette fâcheuse transformation. Alors il sortait brusquement de son lit, sautait par la fenêtre et allait se précipiter dans une mare d'où il sortait, revêtu d'une peau à longs poils et marchait à quatre pattes, courant de côté et d'autre dans les champs, dans les bois, dans les villages, cherchant à mordre gens et bêtes qu'il rencontrait. Un peu avant le jour il retournait se plonger dans la mare, y déposait son enveloppe poilue et allait ensuite se remettre dans le lit qu'il avait quitté.

En est-il encore dans nos pays qui croient au loup garou ? En est-il encore, dans les localités plus rapprochées de la Comté qui parlent encore de la *vouivre*, de ce monstre qui gardait, pour le diable, des trésors enfouis dans des ruines. La vouivre qui a inspiré à Jousserandot un roman franc-comtois était ordinairement un serpent dont la tête portait une e carboucle d'un grand prix. Comme le monstre déposait toujours l'escarboucle lorsqu'il allait boire aux fontaines, il y avait espoir de s'en emparer si on se trouvait là dans le bon moment.

Ces vieilles croyances, ces vieux souvenirs se perdent. Les croyances aux sorciers, aux sorts jetés, au mauvais œil, ux maladies d'origine surnaturelle, se perdent aussi peu à u, de même aussi la coutume d'avoir recours aux sorciers t devins, autrefois si enracinée dans les populations superstitieuses. On croit bien encore par-ci, par-là aux vertus de certains signes, de certaines préparations bizarres, employés par quelques individus qu'on dénomme encore sorciers, qui lèvent les sorts, le *brûle*, guérissent les maladies, ainsi que nous aurons encore, plus loin, à en parler. On les consulte même assez volontiers et l'on accomplit leurs prescriptions, avec un reste de cette vieille confiance d'autrefois qui a dû être bien robuste pour avoir si longtemps persévéré. On n'est plus convaincu pourtant que ces sorciers sont comme autrefois les amis et les suppôts du Diable, on ne parle plus de ce vieux préjugé que comme d'un souvenir des croyances du passé, mais l'on montre encore aujourd'hui sur les premières côtes des montagnes les plus rapprochées du Louhannais, certains endroits où se tenait jadis le sabbat, comme sur la côte d'Ageon qui sépare le vallon de Gizia de celui de Cuisia, la clairière où les sorciers et sorcières se rendaient, sur la monture que l'on sait, pour y commettre selon les récits créés par l'imagination populaire, toutes sortes d'abominations et de débordements.

Ces croyances qui furent longtemps si vivaces font place à cet empirisme dont nous aurons encore à parler qui trouve parmi les gens naïfs et crédules cette clientèle fidèle qui préfère le charlatan au praticien diplômé. Mais il nous faut dire encore quelques mots auparavant, de certaines pratiques mi-superstitieuses, mi-religieuses, pour faire suite à ce que nous avons dit déjà des préjugés répandus.

Ainsi lorsqu'on a de l'eau bénite dans sa maison on n'a pas à y redouter le mauvais esprit, et on est préservé de l'ensorcellement. Les Romains avaient déjà un Dieu nommé *Fascinus*, qui avait le même privilège.

Quand les enfants sont d'une constitution faible ou bien si les parents en ont perdu plusieurs, on n'oubliera pas de les vouer à la Ste-Vierge jusqu'à l'âge de 2 ou 3 ans, et on les babillera de blanc ou de bleu depuis les pieds jusqu'à la tête, c'est ce qu'on appelle les *vouer au bleu*. Cette pratique est du reste plus usitée à la ville qu'à la campagne où on ne la rencontre que bien rarement.

Chacun sait aussi que les jours des Rogations, il est bon de prier à l'autel de la Vierge et d'y faire brûler un cierge béni pour que les *évilles* (mouches à miel) donnent beaucoup de miel et ne crèvent pas, que dis-je, ne meurent pas, car jamais à la campagne on n'emploîra une expression si profane pour cet insecte presque sacré.

C'est le même sentiment qui fait que lorsqu'il meurt quelqu'un dans une maison, on attache aux ruches ou *bennes* des *évilles* un morceau d'étoffe noire ou crêpe de deuil, en forme de croix. Les abeilles portant ainsi le deuil ne périssent pas dans l'année. Quelquefois même on enterre dans le jardin, ou en face du rucher, un des habits du défunt pour les faire en quelque sorte participer à ses funérailles.

Certains usages dont on recherche encore l'origine et le motif se rapportent aux abeilles. En Bresse, comme presque en tout pays, lorsqu'un jeune essaim abandonne la ruche mère et va chercher à s'établir ailleurs, on le suit aussitôt en frappant des ustensiles de fer ou de cuivre. L'essaim se groupe autour d'une branche, on redouble alors près de lui le charivari, jusqu'à ce que l'on ait fait entrer les abeilles dans une ruche neuve. La raison de cet usage, c'est qu'on cherche vraisemblablement à les étourdir par le bruit et à les empêcher de s'éloigner. On a dit pourtant que c'était parce que les abeilles aimaient la musique; elles ne sont point difficiles alors en fait d'harmonie. On a dit aussi que ce bruit qu'elles prennent pour celui du tonnerre les retenait par crainte du mauvais temps. Des légistes, enfin, ont fait remonter cette coutume au moyen-âge, le propriétaire d'une ruche ayant droit de suite sur les émigrantes, faisait acte de propriété en les poursuivant ainsi avec cette manière un peu bruyante. Toujours est-il que l'usage est resté très général.

On n'oublie pas non plus, à l'époque des Rogations, après ces processions qui ont lieu encore dans presque toutes les communes rurales et qui semblent avoir succédé à celles que du temps du paganisme, on faisait en l'honneur de la déesse Cérès, de poser au milieu des champs de petites croix de bois formées de bâtons écorcés pour protéger le grain, l'amener à maturité et le préserver de la grêle.

Une croix placée au faîte de l'habitation ou sur une meule de blé préserve aussi du feu du ciel. Bien des gens craignent qu'en ne le faisant pas, cela porterait malheur.

L'expression du même sentiment se manifeste encore dans bien des actes et conserve sa place dans certains détails de la vie familière. La ménagère n'oublie pas, pour mieux faire lever le pain qu'elle prépare, de tracer le signe de la croix avec la pointe de son couteau sur la pâte où elle vient de mettre le levain. De même elle trace une croix sur chaque miche qu'elle entame. Cet usage est assez général dans les campagnes et s'y est perpétué, paraît-il, depuis bien long-temps. Grégoire de Tours rapporte en effet que se trouvant un jour avec le roi Chilpéric, celui ci l'invita à ne pas le quitter sans avoir pris quelque chose à sa table. L'évêque accepta, prit un morceau de pain, *fit dessus le signe de la croix*, puis l'ayant rompu en deux parts, en garda une et remit l'autre au roi qui la mangea debout avec lui.

Le buis bénit le jour des rameaux partage avec bien d'au-tres objets le privilège de préserver la maison de la foudre et des sorciers. Il n'empêche pas du reste, par surcroît de précaution, de faire le signe de la croix pendant les éclairs de l'orage.

Faire une prière à St Antoine de Padoue donne chance de retrouver les objets perdus.

On croira aussi, comme certaines dévotes, que pour être sûr de ne pas mourir sans confession, il y a certaines prières spéciales que l'on commence par la fin à telle heure du jour et que naturellement l'on finit par le commencement ; que pour se préserver aussi de la damnation éternelle, il est utile de porter sur soi certaines oraisons.

Mais n'y a-t-il pas du reste avec toute religion quelque peu de superstition mêlée. Pas plus la religion catholique que les autres ne conserve le caractère supérieur et hautement moral, qui devrait être le propre de la véritable religion. C'est la crainte qui fait généralement la base des dévotions outrées ; elles sont la mise en œuvre exagérée de cette pensée de la Bible « *initium sapientiæ timor Domini* »,

Constatons, puisque nous parlons de religion que la force des traditions maintient le cultivateur ou tout au moins sa femme attachée aux pratiques du culte. Chaque dimanche les églises sont pleines, soit par genre, soit par croyance, soit simplement par habitude ; mais les femmes et les enfants forment, il est vrai, la majeure partie des fidèles. Depuis le baptême jusqu'à l'extrême-onction on a recours aux sacrements. Des croix rappelant une mort accidentelle, une tradition miraculeuse, le souvenir d'une mission, s'élèvent nombreuses encore sur le bord des chemins ou aux carrefours des routes. Après les funérailles d'un membre de la famille il y a généralement la messe de huitaine, les offertes et le service anniversaire du bout de l'an. En somme on est plus croyant à la campagne qu'à la ville. Les gens de campagne tiennent à leurs habitudes, à leurs traditions, aux croyances de leurs pères.

Empirisme, charlatanisme. — Les préjugés, les superstitions, les erreurs qui ont, en s'atténuant

progressivement, traversé la suite des temps, ont été au début soit des déviations de l'idée religieuse, soit des déviations de l'idée médicale, transformations déterminées par la crédulité, fille de l'ignorance.

Les déviations de l'idée médicale ont engendré l'empirisme ou le charlatanisme médical qui a toujours beaucoup de pouvoir dans nos campagnes.

Les guérisseurs de toute sorte y sont nombreux, hommes et femmes, rebouteurs, rebouteuses, commères. Chaque canton, souvent même chaque village a son empirique. Ici c'est tel rhabilleur qui lève les entorses en faisant quelques signes et marmottant certaines paroles et remet tant bien que mal les fractures et les luxations ; au tel autre qui a la spécialité de raccrocher l'estomac *décroché* ou *démis*, de *lever le brille*. Là c'est une femme qui, comme rebouteuse, a grande réputation et déploie une force masculine dans ses redressements de cassures et déboitements : ou une commère qui se connaît en accouchement et de plus sait faire redescendre et remettre en place les matrices dérangées.

Il en est qui guérissent tous les maux et possèdent mille secrets, formules, recettes ou oraisons. Certaines herbes restent dans la médecine villageoise l'objet de croyances à des vertus puissantes ; ainsi la verveine, inusitée aujourd'hui en médecine, est néanmoins très réputée comme vulnéraire et préserve des suites fâcheuses des chûtes. Autrefois on lui attribuait même des propriétés merveilleuses comme d'attendrir un cœur trop dur, d'exciter l'amour, écarter la foudre... etc., et les Druides ne la cueillaient qu'avec une truelle d'or. Les fleurs de sureau, surtout cueillies la veille de la St Jean, sont excellentes contre les maladies de refroidissement, pour provoquer la sueur et faire passer les fluxions. La Chélidoine grande éclaire que l'on rencontre sur les vieux murs a un suc précieux pour faire tomber les verrues et faire disparaître les taches ou *pipes* des yeux. Mais nous ne voulons point insister davantage. Dans la *nomenclature des plantes de la Bresse louhannaise* que nous avons publiée il y a quelques années, nous avons fait connaître leurs usages vulgaires dans le pays. Ajoutons toutefois que pour que les propriétés de certaines de ces plantes se manifestent, pour que leur vertu soit réelle et agisse, il faut encore, soit dans leur récolte, soit dans leur manipulation, observer certains rites, et qu'il est en outre indispensable que le malade ait une foi entière dans le remède. C'est souvent la foi qui sauve.

Presque partout la confiance dans certains élixirs, baumes, vulnéraires (comme l'eau d'arquebuse si généralement employée à la moindre contusion ou faiblesse) est toujours à peu près la même et ne diminue que chez les gens plus instruits, plus éclairés. De même aussi la foi dans certaines herbes ou onguents, en application sur les plaies, pour les faire cicatriser. A défaut d'onguent, la fiente de porc est employée sans scrupule pour premier topique. On compte sur une prompte cicatrisation ; mais on s'aperçoit de temps à autre que c'est le contraire qui arrive, et que souvent une plaie des plus simples s'est transformée, par des contacts malpropres, en ulcère de mauvaise nature.

Que de gens encore qui croient avec la foi la plus robuste à la vertu en quelque sorte magique de certains objets et qui portent ou font porter dans un but préservatif des amulettes, objets divers, profanes ou sacrés.

Il n'est que trop vrai, du reste, que ces croyances sont de tous les pays et l'on peut dire aussi de toutes les époques. Déjà du temps des Romains les figures des divinités étaient portées en amulettes comme des gages d'une protection spéciale. C'est ainsi que Sylla portait toujours dans son sein une figure d'Apollon. Maintenant on porte des figures de la Vierge ou du Sacré-Cœur ; au fond, c'est la même pratique.

Les Romains même avaient de curieuses bizarreries à cet égard. Ainsi les images de la déesse Angerona, suspendues au cou, préservaient contre toute parole imprudente qui eut pu attirer un mauvais sort ; elles représentaient une femme tantôt nue, tantôt vétue, portant une main à sa bouche, l'autre derrière elle, comme pour « marquer les deux orifices d'où le bruit peut sortir et rompre le silence. »

Et ne retrouve t-on pas aussi chez les Grecs, alors que la médecine était presque exclusivement sacerdotale, les mêmes pratiques superstitieuses, les mêmes cures merveilleuses et le souvenir des guérisons rappelé sur des tablettes et consacré par des *ex-voto* que l'on suspendait aux murs du temple, comme on le fait encore aujourd'hui dans l'intérieur des chapelles ou des églises.

Dans les formes variées sous lesquelles il se montre, l'empirisme se sert souvent des apparences de la religion. Mais contrairement au proverbe qui dit qu'il vaut mieux s'adresser au Bon Dieu qu'à ses Saints, on s'adresse plus volontiers aux Saints qu'à Dieu lui-même.

Bon nombre d'entre eux ont leur spécialité. Saint Clotaire enlève les catarrhes. Saint Ghislain le mal de dent et Saint Cloud diminue le feu des furoncles. Saint Léonard dénoue la langue aux enfants tardifs et Saint Clair passe pour un oculiste de premier ordre. Saint Leu est souverain pour les maux d'entrailles. Saint Gilles préserve de la peur, Saint Paterne est précieux contre la stérilité et Saint Bernard réserve ses grâces aux femmes enceintes. Sainte Félicie fait obtenir des garçons et Sainte Radegonde n'a pas d'égale pour la gale et la teigne, de même que Saint Hilaire ou Saint Liford, contre la morsure des vipères et Saint Hubert contre la rage.

Il y a même des Saints très précieux pour les maladies des animaux. Saint Eloi est réputé pour les chevaux, Saint

Antoine garantit les bestiaux et principalement les cochons
es maladies qui peuvent les atteindre et Saint Loup est
nvoqué probablement à cause de son nom, pour la conser-
ation des brebis. St-Laurent rend aussi de grands services ;
insi quand les poules sont malades ou que les porcs ont cette
ffection connue sous le nom de *feu St-Laurent* ou *mal de*
-Denis, on vient de fort loin à l'église de Châteaurenaud,
l'autel du Saint patron de la commune, prier pour obtenir
a guérison, et on n'oublie pas de laisser une petite offrande,
5, 50 centimes ou 1 franc selon la bourse et le nombre des
tes malades.

Désiré Monnier dit avoir vu en 1824 dans l'église de
louthiers-en-Bresse, une pierre dite *pierre de St-Vit* dont
a réputation était connue depuis longtemps et que le curé
la paroisse a depuis fait jeter dehors. « Cette pierre de
int Vit, disait Courtépée, déshonore l'Eglise et la religion ;
n la suppose avoir été transportée du royaume de Naples
le Saint fut martyrisé sous Domitien. *On y porte les*
fants malades auxquels le froid de la pierre ôte quelque-
is la vie ». En roulant l'enfant sur la pierre, les parents
i disaient, par allusion au nom du saint: vis, vis, vis !
était pourtant souvent le contraire qui arrivait.

Croirait-on que des mères choisiront le jour de la conver-
ion de Saint Paul pour demander la guérison des convul-
ions des enfants, que dans le patois on appelle souvent
nversions.

Ces pratiques ne sont pas particulières à la campagne ;
t on retrouve souvent à la ville la naïve crédulité du
illage. J'ai vu souvent à Louhans, il n'y a pas plus de
uelques années, le jour des grandes fêtes religieuses comme
Fête-Dieu, alors que la procession venait de traverser la
ille, des mères de famille s'arrêter aux reposoirs et grave-
ent rouler sur la nappe de l'autel leurs enfants en bas âge

pour les préserver des convulsions ou guérir leur rachitis ou l'athrepsie comme ici sous le nom de *patte d'oie*. C'e surtout dans ce dernier cas, ainsi que pour la maladie appelé *carreau* que l'on fait faire aussi par des matrones dont c'es en quelque sorte le métier, des pèlerinages ou voyages, *viages*, avec neuvaines à la chapelle plus ou moins éloigné d'un saint en renom. Mais, elles doivent partir de matin, et sans se laver les mains, sans parler à person sans boire ni manger et sans prier Dieu avant d'être arriv' à l'église.

Nombreuses aussi sont les mères qui sont persuad' qu'elles préserveront leurs enfants des accidents de la dent tion en suspendant à leur cou des colliers d'ambre, de cora ou même le plus souvent de simples morceaux de liège des gousses d'ail, ou encore diverses amulettes, par exem un petit sachet de toile renfermant les pattes d'un crapa ou celles d'une taupe tuée sur un chemin sans la cherch La taupe a toujours été c nsidérée comme précieuse, et il a des gens convaincus qu'on peut se guérir d'une foule maladies en étouffant un de ces insectivores dans sa ma mais à certain jour de la lune.

Ce sont là, disions-nous, des réminiscences de la méde antique ou du moyen âge. Longtemps on a attribué à foule de substances, depuis la râpure de crâne humain j qu'au foie de grenouille et à la poudre de crapaud, vertus toutes spéciales.

Les dents avaient une place importante dans ces p criptions bizarres. Pline rapporte qu'on attribuait déjà son temps à la première dent qui tombe à un enfant vertus singulières, pourvu qu'elle n'eut point touché terr enchassée dans un bracelet et portée continuellement bras, e'le préservait des maux de la matrice. Sextus Pla nicus lui accordait en plus, lorsqu'elle était enchassée ...

un chaton d'or ou d'argent, le pouvoir d'empêcher les femmes de concevoir. Une dent de loup portée comme amulette
par les enfants les empêchait d'avoir peur et les garantissait
des souffrances de la dentition, tandis que les excréments de
la belette suspendus dans un sachet calmaient leur impatience.

Maintenant certaines matrones ou des rebouteurs de village ont encore pour les accidents de la dentition ou les simples maux de dents, des recettes ou plutôt des signes cabalistiques. Un clou planté dans certain arbre, après avoir
touché la dent douloureuse et fait saigner la gencive, guérit
le mal de dent et la névralgie. Mais il y a avec cela une formule spéciale. C'est comme pour les croûtes de lait, *ils les
pansent par paroles ou par prières.*

Pour le muguet et le *chancre* blanc, il y a aussi des formules particulières, recettes infaillibles pour lever le chan-
. Certaines oraisons ont cours. Des brochures comme le
médecin miraculeux, ou le *médecin des pauvres,* faites
après le *traité des superstitions* du curé Thiers et répandues
ans les campagnes par les colporteurs ambulants en contien-
nt de curieux échantillons; ainsi *l'oraison pour guérir le
chancre:* « chancre blanc, chancre rouge, chancre doulou-
ux, éteins ton feu et la rougeur... etc. Vous dites l'oraison
trois fois, vous soufflez trois fois à jeun pendant neuf matins
e suite sur la bouche de la personne et vous trouvez une
parfaite guérison. »

La pustule maligne guérira par l'application d'un sou et
d'un fromage blanc ; mais le sou doit auparavant recevoir
les vertus d'un sorcier guérisseur. Beaucoup d'empiriques
ont encore dans nos campagnes la spécialité de guérir le
arbon ; l'abus que l'on fait de cette dénomination est du
reste excessif, car l'on donne assez communément ce nom
toute tumeur inflammatoire qui paraît sur le corps, ce qui
rend nombreuses et faciles les cures faites par cette simple

oraison : « Charbon pulent, mauvais, quelque mal que ce peut être, je te prie de t'en aller aussi doucement que tu es venu. . etc. », ou par cette autre pour le feu volage : « Je m'en entri dans un bois blanc, j'y trouvi du feu blanc, ce feu blanc se mouri, si fera celui-ci. »

Pour la colique : « Mère Marie, Madame Sainte Emerance, Madame Sainte Agathe, je te prie de retourner en ta place, entre le nombril et la rate. Au nom du père, et du fils et du Saint-Esprit, etc. »

Les vers occasionnent-ils certains accidents ou des convulsions sont-elles supposées en être la conséquence, vite une donneuse de conseils fera jeter au feu le premier bonnet porté par l'enfant. On appliquera, pour plus de précaution, un cataplasme d'ail pilé sur l'épigastre, et l'on ne manquera pas non plus de mettre un collier d'ail autour du cou ainsi qu'aux poignets. Il y a aussi des oraisons contre les petits vers du corps mais pour qu'elles produisent tout leur effet, on les appuira volontiers d'un léger purgatif : « Pendant trois jours, prenez soir et matin une cuillerée d'huile de ricin. Récitez chaque fois trois pater et trois ave et vos petits vers disparaîtront. »

On arrête les hémorrhagies en plaçant deux fétus de paille en croix pour un saignement de nez ; pour les coupures en faisant le signe de croix sur la plaie et disant : *Dieu t'a guéri. Ainsi soit-il.*

Les vomissements abondants et répétés indiquent que le *crochet de l'estomac est décroché.* Les rebouteurs et commères ne manquent pas, qui excellent à le *raccrocher* en faisant quelques signes, posant certain topique et disant : « Dans le jardin de Josaphat, une dame se trouva, St-Jean la rencontra.... lui dit : D'où t'en reviens-tu, je m'en reviens de mon salut .. Je vous prie de relever poitrine, tendons côté.... »

Les mêmes personnes ou d'autres empiriques, supérieurs dans ce genre de spécialité, guérissent aussi les brûlures ou du moins lèvent le brûle à l'aide de signes, d'attouchements et de formules comme celle-ci : « Feu de Dieu, arrête tes fureurs, Feu de Dieu, perds la chaleur comme Juda a perdu ses couleurs quand il trahit Notre Seigneur. »

Il existe encore d'autres oraisons pour une quantité de maladies et en particulier pour les affections des yeux. L'emploi des boucles d'oreille, même chez les jeunes garçons est un autre moyen encore très usité contre les ophtalmies persistantes ou pour en préserver.

On emploie pour guérir la foulure et l'entorse l'oraison suivante : « Vous dites trois fois : Et te, super ante, super ante te, puis vous faites le signe et soufflez sur l'entorse à la fin de chaque oraison » ; et la recette ajoute : « Vous ferez la même chose pour un faux écart à un cheval ». Il y a presque dans chaque commune des gens qui ont le don de lever les entorses et il est important d'avoir sans trop tarder recours à leur art, car il faut pour la guérison une durée au moins égale au temps écoulé depuis l'accident. Ce n'est que très rarement que l'on s'adresse au médecin, aussi il arrive souvent que l'entorse a été *levée*, mais que la maladie reste. Le blessé boite toute sa vie, mais ses parents ont la conscience d'avoir fait le nécessaire.

Le campagnard a grande confiance dans ces rhabilleurs. Le médecin pour lui, est incapable à côté du *regaugnou* dont l'habileté consiste le plus souvent à lever une entorse qui n'existe pas, à remettre un membre qui n'est pas cassé, ni dérangé. C'est que l'art du rebouteur ne s'apprend pas dans les livres ou sur les bancs de la faculté. Mais, ce qui vaut mieux pour les ignorants, c'est un don, c'est un secret que dans certaines familles on se transmet de père en fils.

Ce sont, presque toujours, ces rebouteurs, mâles ou

femelles, qui sont appelés pour la réduction des luxations et des fractures. Quelques-uns, pour ne pas dire tous, le font avec une ignorance qui n'a souvent d'égale que la brutalité employée pour tirer à tort et à travers sur l'os brisé ou l'articulation démise. Aussi arrivera-t-il parfois qu'en violentant un membre, ils feront d'un mal léger ou d'une lésion facile à guérir une affection incurable. Ou bien, d'une lésion mal soignée il résultera une de ces ankyloses ou un de ces cals vicieux dont tous les médecins ont été si souvent témoins et pour lesquels ils ne sont consultés que lorsqu'ils ne peuvent plus apporter un soulagement à une infirmité devenue irrémédiable.

Chacun en connaît de nombreux exemples. C'est là une des conséquences les plus fâcheuses et les plus visibles de l'empirisme.

Le célèbre Tissot de Lausanne, dans son avis au peuple sur sa santé, disait avec raison : « On ne confie une montre pour la raccommoder qu'à celui qui a passé bien des années à étudier comment elle est faite, et l'on confiera le soin de raccommoder la plus composée, la plus délicate et la plus précieuse des machines, la machine humaine à des gens qui n'ont pas la plus petite notion de sa structure, des causes de ses mouvements et des instruments qui peuvent la rétablir. » Et Richerand ajoutait : « Comment s'est accrédité le préjugé que les maladies des os peuvent être fort bien traitées par des hommes à la fois dépourvus d'instruction et de lumières ! Il n'en est point au contraire qui demandent des connaissances anatomiques plus exactes et qui exigent de la part de celui qui s'y livre plus de soins et de dextérité. »

Les empiriques, grands hâbleurs, ont le plus souvent soin de dire qu'ils n'entendent pas grand chose aux maladies du dedans. C'est là l'affaire du médecin, disent-ils dédaigneusement ; mais un bras cassé ou démis, un nerf foulé, une côte enfoncée, c'est notre affaire, voilà nos attributions.

Il en est parmi eux qui s'arrogent aussi le don ou s'octroient la spécialité de guérir le cancer extérieur et plus spéciale-ment le cancroïde du visage et des lèvres et de très loin encore on vient les consulter. Ils emploient assez générale-ment du reste, pour la cure, un caustique violent qui a pu parfois agir efficacement, mais a produit aussi et plus d'une fois, pour des lésions passagères et inoffensives, d'intempes-tives inflammations. Le plus souvent, et c'est là l'inconvé-nient le plus grave, leur intervention a retardé l'opération de l'homme de l'art au grand détriment du malade.

Les tumeurs blanches, les coxalgies sont assez fréquentes dans nos climats humides. On les rencontre chez des êtres chétifs qui auraient besoin surtout de reconstituants. On préférera leur couvrir le corps d'emplâtres bizarres, au nom-bre desquels, il faut citer le *topique d'herbe à la reconsole* (racine de grande consoude réduite en pâte grossière).

Il y a aussi un remède contre la goutte qui consiste à porter dans sa poche des noix muscades ou des marrons d'Inde en nombre impair. Une ceinture de ces marrons est bonne aussi contre les hémorrhoïdes ; de même, une cein-ture de chanvre mâle contre les douleurs rhumatismales.

Lorsqu'un malade doit rester longtemps alité, il y a tou-jours un visiteur compatissant qui ne manquera pas de faire placer une trappe d'eau sous le lit pour empêcher la sensibi-lité des reins et les excoriations qu'un décubitus prolongé risque de produire. C'est ainsi aussi qu'une commère mettra à une femme en mal d'enfants les chausses ou les bas de son mari ou encore, sur son ventre, le chapeau de celui-ci afin qu'elle accouche sans douleurs.

Les fiévreux, autrefois si nombreux dans la Bresse, croyaient se guérir en allant déposer une pièce de monnaie

dans un carrefour de routes ; mais celui qui ensuite ramas-
sait la pièce risquait de prendre la même fièvre. A présent
encore, on boira souvent un verre d'urine pour couper une
fièvre rebelle ou de l'eau dans un seau après qu'un cheval y
aura bu. Un œuf enterré dans le cimetière ou cuit dans
l'urine du malade a aussi la même vertu, de même aussi
l'application d'un crapaud sur le bras du fiévreux, c'est-à-
dire une série d'actes plus ou moins répugnants et faits à
contre cœur. On a vu parfois le moyen réussir et la fièvre
disparaître ; c'est une preuve tout au moins de l'action du
moral sur le physique.

Quand un Bressan aura mal aux reins depuis trop longtemps il ne manquera pas de gens qui chercheront à le
décider à aller à l'autel de St-Karadou (St-Garados) en
Comté, près des ruines du château de l'Aubépin, petite commune sur le bord du premier plateau du Jura, aux environs
de St-Amour. Et ce n'est pas la seule spécialité du Saint ;
plus d'une fille qui ne trouve pas à se marier est bien tentée
aussi de faire le pélérinage.

Autrefois on pratiquait beaucoup la saignée dans nos
campagnes et pour nombre de malaises ou maladies ; on
voyait partout de la congestion. Les villageois venaient fréquemment à la ville trouver le médecin et lui réclamer la
saignée, mais tous les jours n'étaient pas bons pour cela ; on
pouvait du reste consulter l'almanach pour être renseigné à
cet égard.

Un préjugé encore bien répandu est celui qui pousse le
paysan à considérer toutes les maladies de refroidissement
comme des *sueurs rentrées* et à les traiter d'une façon qui
n'est pas toujours sans danger. Pour les faire *sortir*, on
enfouit le malade sous de nombreuses couvertures auxquelles on ajoute toutes sortes de nippes, avec des carreaux
chauds et du son grillé. On ferme ou pour mieux dire on

calfeutre toutes les fenêtres. Souvent encore on allume un
grand feu dans la chambre, et cela pendant les jours les plus
chauds de l'année. Le malade mouille un grand nombre de
chemises. Il est possible que le retour de la transpiration,
quoique exagérée outre mesure, reste souvent utile et sans
danger. Mais Tissot que nous citions tout à l'heure, jugeait
déjà ainsi au siècle dernier la valeur du procédé : « J'ai vu
des cas dans lesquels les soins qu'on s'était donné pour forcer
cette sueur à sortir, avaient procuré la mort du malade aussi
évidemment que si on lui avait cassé la tête d'un coup de
pistolet. »

Et les remèdes contre la rage ! En Bresse comme partout
ailleurs, car chaque région a contre elle un précieux spécifique, l'empirisme a ses moyens et un traitement qui a sa
vogue à quelques lieues à la ronde.

La plupart des empiriques ordonnent une pâte ou sorte
d'omelette faite *dans une poële neuve*, avec des œufs, de
l'huile et des plantes aromatiques. Les uns font manger
l'omelette, d'autres l'appliquent sur la morsure.

L'empirisme dans ces circonstances, il faut le reconnaître,
fût en quelque sorte autorisé par l'impuissance de la médecine en même temps que par des exemples partis de haut.
Parmi les médecins Celse ordonnait un bain par surprise.
Van Helmont et après lui Bœrhave préconisaient le hareng
salé appliqué sur la morsure pendant 24 heures.

Louis XIV préparait dit-on de ses mains un topique contre les hernies. Les propriétaires des châteaux distribuent
encore, maintenant, à l'exemple de leur ancien maître, certains spécifiques pour les maladies redoutées. Durand, dans
son ouvrage sur les *guérisseurs*, signale un trait bien connu
dans le Louhannais : « Il y a dit il, dans la Bourgogne une
vieille maison seigneuriale où depuis des siècles, on allait de
dix lieues à la ronde chercher le remède infaillible contre la

morsure d'un chien enragé. Ce remède on le gardait précieusement de père en fils; mais la dernière du nom, la comtesse de la Rodde, craignant qu'à sa mort ne fut perdu pour la science et l'humanité le fameux spécifique, en donna la recette à un de nos amis. Il s'agit encore d'une omelette, mais, cette fois on se borne à l'appliquer sur la plaie. On a retrouvé depuis, cette formule dans un des nombreux mémoires adressés à une société savante qui par ordre de Louis XIV fit en 1680 un appel à tous les médecins, sur la question de la rage. »

Nous savons que M. de la Rodde, il y a une trentaine d'années, crut devoir publier une recette qu'il envoya même à toutes les mairies de l'arrondissement en priant de la déposer aux archives et de la communiquer à toutes les personnes qui voudraient en prendre connaissance. La notice disait qu'elle avait été apportée d'Espagne, du temps de la guerre de succession, par le comte de Ganay, arrière-grand-père de M. de la Rodde de Montcony qui la tenait d'un seigneur espagnol dans la famille duquel elle était depuis un temps immémorial. « M. de Ganay l'a possédée et donnée pendant sa longue vie; et depuis la famille de la Rodde dans laquelle la famille Ganay s'est éteinte, a toujours donné le remède avec un plein succès. Il n'est pas à la connaissance de M. de la Rodde qu'il ait jamais manqué, lorsqu'il a été bien fait et bien pris, avant d'avoir eu un accès. On peut donc en toute sûreté, en faire usage lorsqu'on a été mordu par des animaux enragés. »

Ce remède est ainsi composé : « — cinq clous de girofle, trois grammes d'écorce d'orange amère sèche et râpée, une poignée d'herbe de rue de jardin, une poignée de sauge, une poignée de *tréfolium* pris dans les prés. — Ces diverses herbes doivent être placées dans un mortier et bien pilées, on met ensuite dans ce même vase les cinq clous de girofle et l'écorce d'orange en y ajoutant une poignée de gros sel.

Si le remède est destiné à une grande personne, il faut y ajouter en outre un demi verre de bon vin rouge, et si c'est pour un animal un bon verre. On doit laisser infuser le tout pendant 24 heures sur des cendres chaudes et presser ensuite très fortement les herbes pour en faire sortir tout le jus.

Ce remède doit être pris à jeun. Le malade ne doit boire et manger que trois heures après l'avoir pris et ne point se coucher mais au contraire se promener.

S'il existe une plaie apparente, il faut la brûler immédiatement après avoir été mordu, s'il est possible. A cet effet on peut se servir d'un fer chaud ou de coton imbibé de quelques eaux spiritueuses. On peut encore la déchiqueter avec un canif ou un bistouri : elle doit être surtout bien lavée avec de l'eau et du sel. On y place ensuite le marc des herbes qui doit y rester pendant neuf jours. Il suffit de prendre ce remède une seule fois, à moins qu'on ne le vomisse ; dans ce cas, il faudrait le répéter.

Lorsqu'on le donne à un enfant, on ne doit employer, selon l'âge, que la moitié ou même le quart des choses.

Il est également efficace pour les animaux.

Il est très prudent de se procurer des herbes pendant la bonne saison, attendu qu'il est quelquefois impossible d'en trouver en hiver, et que celles récoltées en été et qu'on a eu soin de faire sécher sont infiniment meilleures. Signé de la Rodde. »

Il y a dans cette recette des indications qui sont loin d'être inutiles, ainsi la cautérisation de la plaie, ce que tout le monde sait. Mais considérons le breuvage en raison de ce qu'il vaut, c'est-à-dire mettons-le sur le même pied que toutes les recettes empiriques, répandues un peu partout.

Les sœurs de l'hôpital de Louhans ont aussi leur remède.

C'est probablement le même. On le prend comme breuvage : mais on pourrait le mettre aussi en omelette. On vient d'assez loin pour y avoir recours. La paroisse est sous le vocable de St-Pierre, elle pourrait aussi invoquer un privilége ; autrefois les clefs des églises ou chapelles de ce saint, *les clefs de Saint Pierre*, appliquées froides ou chaudes par un prêtre à la tête des chiens malades, avec lecture d'un évangile, l'étole placée sur ceux qui les amenaient, avaient le don de guérir ou d'arrêter la rage Il est vrai, toutefois, qu'un éminent théologien du 17e siècle, casuiste apprécié pour ses résolutions de cas de conscience, trouvait déjà « que la chose avait tout l'air de superstition. »

Partout il s'est toujours trouvé des personnes bien douées pour indiquer des formules, d'autres pour les appliquer, et en cela croyant peut être être très utiles. Les procédés varient du reste avec les localités. Ici on fait manger l'omelette, là on l'applique sur la morsure. Il vaut mieux, paraît-il, diviser l'omelette en quatre parties égales par une croix, en manger deux en choisissant celles qui sont opposées par le sommet, et appliquer les deux autres sur la morsure.

Jacques de Fouilloux, dans sa Vénerie, indiquait une recette qu'il tenait d'un gentilhomme normand : « Il faisait de petits escriteaux où il n'y avait seulement que deux lignes, lesquels il mettait en une omelette d'œufs, puis les faisait avaler aux chiens qui avaient été mordus de chiens enragés et y avait dedans l'escriteau : *yran, quiran, cafram, cafratrem, cafratros que*. Lesquels mots disait estre singuliers pour empescher les chiens de la rage... » Il est vrai que Messire du Fouilloux croyait devoir ajouter : « Mais, quant à moy, je n'y ai pas de foy. » Il y a eu des sceptiques à toutes les époques Peut-être que je me trompe peu en disant que beaucoup de ceux qui conseillent le remède de la Rodde et de l'hôpital de Louhans pensent de même.

A côté des spécialités, il y a aussi des articles propres à tous maux. Les fontaines n'ont point dans nos campagnes de ces propriétés merveilleuses qu'on attribue souvent à quelques-unes en certains pays ; mais l'eau de Lourdes et celle de la Salette sont très réputées près des dévotes qui les propagent. Depuis quelques années, c'est la première qui est en vogue, et il s'en vide de nombreuses bouteilles dans toute la région.

La Vierge a des chapelles où l'on obtient assez aisément la faveur d'une guérison. C'est celle de *Notre-Dame de la Chaux* près Cuisery qui a eu la plus nombreuse clientèle de pèlerins et de malades, et elle a opéré des cures merveil-leuses ; aussi l'émotion fut grande à Cuisery lorsque l'église tenue par les Camiliens fut fermée en 1881 lors de l'appli-cation des décrets.

Puisque nous parlons de ces pélérinages pieux à ces cha-pelles dont les *ex-voto* rappellent des usages du paganisme, n'y a-t-il pas là une déviation de l'idée religieuse qui même n'est point sans de sérieux inconvénients.

Qu'on vienne à un de ces sanctuaires prier pour un parent, pour un enfant malade, qu'on y cherche les conso-lantes illusions de l'espérance qui voit son dernier appui dans la religion quand les ressources de la science sont épuisées et ses moyens infructueux, ce sont là des manifes-tations de la foi que nul n'a le droit de blâmer. Mais qu'on y traîne un malade perclus dont chaque pas est une fatigue et chaque mouvement une souffrance, l'homme sensé n'y peut voir qu'un voyage pénible dont le seul résultat est d'avancer le terme fatal ou d'enlever le dernier espoir de guérison.

N'y a-t-il pas un réel danger social à répéter aux simples, qui ne sont déjà que trop disposés à le croire, que la méde-cine et les médecins ne servent de rien dans les maladies, que les prières et les messes sont bien autrement efficaces et qu'en temps d'épidémie, contre le choléra par exemple, le souverain remède est l'eau bénite ou l'eau de Lourdes ?

On citera, je le sais, quelques cas de guérison miraculeux qui paraissent indéniables et semblent justifier certaines des pratiques superstitieuses signalées ici. Prétendue ou réelle, si cette grâce opère quelquefois, n'est-il pas admissible et certain même qu'il faut en rapporter la cause à la force de l'imagination qui vivement persuadée de l'efficacité du moyen peut agir heureusement sur la personne malade ? N'est-il pas permis de naturaliser, si je puis parler ainsi, bien des influences miraculeuses, bien de ces miracles monastiques et populaires d'autrefois comme aussi bien des sortilèges et des maléfices prétendus ; cela est plus rationnel, à mon sens, que d'invoquer à chaque instant le don de Dieu, l'influence d'un saint ou l'intervention de Satan.

Les curés de village et les religieuses de tout ordre et de toute couleur sont les auxiliaires naturels des saints et de la Vierge pour le traitement des maladies. Ils invoquent le désir d'être utile mais la pratique quelquefois est aussi d'un certain rapport ; car l'influence miraculeuse n'est plus le seul mode d'action. Certains d'entre eux veulent à toute force être médecins et pharmaciens, ils puisent dans l'arsenal pharmaceutique, et leur excès du zèle peut produire sur les malades des campagnes de fâcheux effets.

Il y a encore le médecin aux urines qui juge et guérit les maladies à la seule inspection de l'urine du malade. Celui-là est plus rare, mais on le consulte de loin. Il a surtout la spécialité des hydropisies et deux bouteilles de vin plus ou moins diurétique forment la base à peu près unique du traitement qu'il fait suivre.

Terminons le tableau. A toutes les foires importantes on voit encore les charlatans ambulants escortés de musiciens, affublés de costumes bariolés, de parures de clinquant, de casques, de cuirasses, vendant l'orviétan ou plutôt des élixirs ou onguents qui, lorsque ce n'est pas de l'eau claire ou une graisse inoffensive, risquent d'être dangereux par une administration intempestive ; et à côté les soi-disant dentistes qui, sous prétexte d'arracher les dents, déchireront les gencives, casseront le maxillaire ou luxeront une bonne dent à côté de la mauvaise, puis vendront à la foule ébahie qui se presse autour d'eux un baume dont une seule goutte dans l'oreille arrête instantanément toute douleur.

Dans le nombre, il se trouve bien des jongleurs qui ne cherchent qu'à spéculer sur la crédulité publique et dont les actes constituent au détriment de ceux qui s'y laissent prendre, de l'escroquerie, du chantage et des délits que les tribunaux ont eu à réprimer.

L'histoire de ce qui s'est passé il y a quelques années à Sagy, commune très populeuse du canton de Beaurepaire, à 7 kilomètres de Louhans, montrera jusqu'où peut aller la crédulité du vulgaire, et que les détails que nous avons donnés, les pratiques que nous avons rappelées peuvent bien ne pas être seulement des souvenirs du passé, mais souvent aussi des faits de réalité actuelle.

Nous racontons textuellement d'après les débats de l'audience au tribunal de Louhans :

Au mois d'août 1879, une bande de cinq individus, hommes et femmes, logés dans des voitures de charlatans se montrait aux environs de Louhans. Ils se disaient dentistes, médecins et pour attirer le public faisaient partir des ballons et tiraient le soir des pièces d'artifice. Ils parcouraient la campagne, pénétraient dans les maisons, prétendant posséder le secret de guérir toutes les maladies et être héritiers du remède du fameux Tollet bien connu autrefois dans toute la région.

Ils jetèrent leur dévolu sur Sagy où, en quelques jours, à grands renforts de grosse caisse et de pétards, et après un boniment réitéré au sortir de la messe et des vêpres leur réputation fut bien établie. Les visites et consultations commencèrent.

Tous les malades ou se croyant tels coururent vite ou se firent porter chez ces célèbres médecins qui, aussitôt, en échange de quelques emplâtres, d'herbages et de fioles contenant généralement un mélange de vin, d'huile et de sucre, bouilli avec quelques plantes aromatiques, extorquèrent facilement à leurs clients crédules des sommes assez rondelettes de 13 fr., 22 fr., 42 fr., 53 fr., 128 fr., selon l'enquête qui a été faite, en même temps que quantité de bouteilles de bon vin nécessaires pour assurer l'efficacité du remède, des miches de pain, un peu de levain, force poulets et les plus beaux habits du malade qu'ils emportaient pour les faire bénir mais qu'ils se gardaient bien de restituer. Un malade, avec sa mère apporta dans un bonnet de nuit 4000 francs en or dont 3000 économisés sou par sou, depuis plusieurs années, et 1000 autres empruntés le même jour et joignit en plus à cette somme, qui devait lui être rendue bénie, au bout de quarante jours, 32 francs pour les remèdes avec 10 poulets et tous ses vêtements du dimanche à bénir également. La cure, hélas ! ne fut point immédiate ; le naïf villageois était même plus malade le lendemain. Sa mère, après avoir mûrement réfléchi, en trouva naturellement la cause dans ce fait d'avoir oublié de donner les chaussettes de son fils avec les autres pièces du vêtement. Elle courut aussitôt les porter aux médicastres, mais la bande avait décampé. Persuadée qu'ils reviendraient après la bénédiction enfin donnée aux objets et à l'or emportés, elle fit prendre patience à son fils qui, quelques jours après, se décida pourtant à aller raconter au maire ce qui lui était arrivé.

mais toutefois très éloigné de croire qu'il pouvait être l'objet d'une escroquerie.

La justice fut prévenue et une enquête fut ouverte. Interrogés, la plupart de nos braves compagnards ont paru visiblement effrayés. Tels d'entre eux ont déclaré dans leurs dépositions qu'ils se sont crus *ensorcelés, magnétisés dans les yeux* et ont craint qu'un sort eut été jeté sur eux, malgré les nombreux *pater* et *ave* que la femme de l'empirique leur avait fait débiter pour activer la cure.

Quelques jours après on pût retrouver la trace des célèbres médecins qui furent arrêtés et naturellement condamnés pour escroquerie et exercice illégal de la médecine.

Nous ne citons ce fait tout récent que pour servir au besoin à une étude de mœurs locales et montrer jusqu'où peut aller, en fait d'empirisme et de charlatanisme, la crédulité publique et jusqu'à quel point elle peut être exploitée, même encore de nos jours.

La répression des tribunaux ne s'exerce que bien rarement en dehors des cas d'escroquerie, pour l'exercice illégal de la médecine, quoique les médecins aient journellement dans l'exercice de leur profession à constater la mise en œuvre de toute une série de pratiques qui sont loin d'être toujours innocentes. Mais à peine osent-ils faire entendre leur voix que l'on pourrait croire intéressée quoique n'obéissant qu'à un devoir de conscience en signalant des dangers dont chaque jour ils ont la preuve. Une répression plus efficace de ces abus ne pourrait venir que d'une aggravation de la pénalité qui est aujourd'hui insignifiante et dérisoire. La législation actuelle est moins protectrice que l'ordonnance de Louis XIV concernant la pratique de la médecine, où nous trouvons ces articles : « Art. 26. Nul ne pourra, sous *quelque prétexte que ce soit,* exercer la médecine ni donner aucun remède, *même gratuitement* s'il n'a obtenu le degré de licencié...etc.

Art. 27. Voulons que tous religieux, mendiants ou non mendiants, soient et demeurent compris dans cette prohibition, et en cas de contravention de la part de ceux qui ne sont pas mendiants, voulons que l'amende qui sera prononcée de *500 livres* soit payée par le monastère où ils font leur demeure ; et à l'égard des mendiants ils seront renfermés pendant un an, dans une des maisons de leur ordre, éloignée de vingt lieues au moins du lieu où ils auront pratiqué la médecine. »

Nous ne demandons pas la même jurisprudence. Il importe pourtant que les empiriques de tout ordre ne se sentent point à l'abri de la répression des tribunaux. Le charlatanisme est, nous ne le savons que trop, une ronce qu'il n'est pas facile de déraciner ; mais que chacun y aide !

C'est ce qui nous a fait élever la voix pour protester contre tous les outrages faits à la raison. Et l'énumération de toutes les erreurs, de toutes les pratiques superstitieuses, de tous les préjugés qui ont cours, est déjà un mode de protestation. « Je voudrais, disait Richerand, que les hommes les plus éclairés en morale, en politique et sur toutes les parties des sciences et des arts, se réunissent pour publier un recueil des erreurs les plus accréditées sur chacun des objets dont ils s'occupent ; une pareille confédération aurait sans contredit les résultats les plus avantageux. »

Est-il besoin d'ajouter maintenant, en terminant cette longue énumération des superstitions, des erreurs et des préjugés populaires, que nous sommes loin de croire et que nous n'avons pas voulu dire que ces croyances sont partout, dans nos campagnes, généralement répandues et adoptées. Ce sont, je le disais en commençant, et je le répète encore, des traces que l'on retrouve de temps à autre sur un point ou sur un autre, ici se maintenant avec une persistance qui étonne, là se dissipant plus rapidement et ne rencontrant que des témoins sceptiques et railleurs. C'est comme un reflet du passé, une tradition lente à disparaître ; et elle ne reste pas uniquement l'apanage de quelques villageois à qui elle inspire une confiance irréfléchie. Partout, s'ils deviennent de moins en moins nombreux, elle a ses fidèles et ses croyants. Nos petites villes n'en sont pas exemptes ; la crédulité de bien des citadins ne le cède en rien à la naïveté villageoise et la puissance des préjugés populaires ne trouve pas même ses limites à la barrière des capitales. Leur disparition sera l'œuvre du temps, aidée par le développement de l'instruction.

Instruction, langage et patois de la Bresse Louhannaise.

Instruction. — Pendant longtemps l'ignorance fut grande dans nos campagnes, où elle était maintenue par diverses circonstances comme la dissémination de la population en hameaux éloignés du centre du village, le mauvais état des chemins et surtout le peu d'importance qu'attachaient à l'instruction de leurs enfants des parents qui n'étaient pas à même d'en apprécier les avantages.

L'instruction n'avait que des moyens très restreints. Beaucoup de villages manquaient d'instituteurs et l'école n'était suivie qu'une partie de l'année. Tout le savoir de la plupart des enfants qui en sortaient consistait en quelques éléments de catéchisme qu'ils apprenaient et débitaient sans le comprendre ; et si nous nous reportons à une cinquantaine d'années, nous voyons que d'après les tableaux des conseils de révision, sur 100 conscrits 49 à peine savaient lire et écrire.

L'indifférence en ce qui concerne l'instruction a été lente à se dissiper. Pourtant la loi de 1833 sur l'instruction primaire, après de longues années de négligence administrative et d'insouciance des familles, avait déjà amélioré beaucoup la situation. En rendant obligatoire pour les communes l'existence des écoles, en étendant la gratuité à tous les enfants pauvres, en fixant le minimum du traitement de l'instituteur et en prélevant les dépenses de l'école communale sur les revenus ordinaires de la commune ou à défaut sur les centimes additionnels ou sur des fonds du département et de l'État elle imprimait un mouvement considérable et devait avoir déjà une sérieuse influence qui depuis lors n'a pas cessé de s'accroître. En 1836, il n'y avait que 10 illettrés (ne sachant ni lire ni écrire) sur 100 conscrits. Cette proportion varie suivant les cantons. Elle est de 4 dans le canton de Beaurepaire, de 6 dans celui de Cuiseaux, 7 Cuisery, 10 Louhans, 10 Pierre, 13 Montret, 15 Montpont, 16 St-Germain du-Bois ; moyenne 10 % pour l'arrondissement. La moyenne du département est de 8 %.

La dernière législation sur l'instruction primaire, gratuite, obligatoire et laïque, en établissant la gratuité absolue dans les écoles, en favorisant leurs conditions d'installation, en augmentant leur nombre et celui des élèves appelés à profiter des avantages de l'enseignement, en laïcisant le personnel des instituteurs, rend chaque jour plus sensibles tous les bienfaits de l'instruction. Elle contribuera puissamment à élever le niveau intellectuel des populations. On compte actuellement, en 1887, dans l'arrondissement 176 écoles dont 153 publiques (72 de garçons, 67 de filles et 14 mixtes) et 23 libres (2 de garçons, 17 de filles, 4 mixtes). Aucune commune n'est absolument dépourvue d'école, et la moyenne est de plus de 2 écoles par commune. Le nombre des classes dans ces écoles est de près de 300, ce qui fait, comme moyenne, un peu moins de 4 classes par commune. Le recensement de 1886 a constaté dans l'arrondissement 14007 enfants d'âge scolaire, 7220 garçons et 6787 filles. Tous ces enfants ont fréquenté l'école ainsi que d'autres âgés de moins de 6 ans et de plus de 13, puisque il y a eu 17046 inscriptions, 8858 garçons et 8188 filles dans toutes les écoles publiques et libres.

Le personnel de l'enseignement primaire compte dans

l'arrondissement 298 membres: 248 pour l'enseignement public et 50 pour l'enseignement libre. L'enseignement public est donné en très grande majorité déjà par des maîtres laïques (205 laïques sur 43 congréganistes en 1887). L'enseignement libre est presque en entier aux congréganistes (45 congréganistes sur 5 laïques). Les écoles maternelles sont au nombre de cinq, 3 écoles maternelles publiques (1 laïque, 2 congréganistes) et 2 libres (congréganistes); elles ont reçu 562 élèves en 1886. Les cours d'adultes sont en pleine décadence. La nouvelle réglementation qui exige, pour les cours d'adultes subventionnés, de nombreuses formalités, les a atteints au vif et on les voit diminuer chaque année ; il n'y en a plus que 7 actuellement.

Pour l'enseignement secondaire la ville de Louhans a un collège de garçons et un collège de filles, un des premiers établissements de ce genre qui aient été créés en France. Chacun de ces établissements pourvu d'un personnel nombreux et à l'état de plein enseignement comporte l'externat et l'internat, et reçoit près de 150 élèves de la ville et de la campagne.

Les gens de campagne sentent maintenant le prix de l'instruction et le désir s'en manifeste de toutes parts. L'obligation même de l'enseignement primaire inscrite dans la loi n'a pas été accueillie défavorablement. C'est surtout chez les hobereaux, chez ceux qui auraient voulu par l'ignorance, maintenir leur domination sur les gens de campagne, qu'elle a excité du mécontentement, des plaintes et des récriminations.

Cependant malgré l'obligation, la fréquentation laisse bien à désirer et les absences sont encore trop nombreuses. Les commissions scolaires restent à peu près toutes dans la plus complète inertie. Il n'y a pas de mauvaise volonté de la part des parents; si les élèves ne fréquentent pas mieux l'éco'e c'est plutôt la faute des circonstances. Les motifs à invoquer ne manquent pas. L'hiver c'est la distance, souvent bien grande, les mauvais chemins, la pluie..., etc. L'été il faut conduire le bétail aux champs, aussi beaucoup d'enfants ne fréquentent qu'une des deux classes de la journée. C'est comme un conflit entre l'école et la cu'ture. Mais il faut que l'école l'emporte ; l'agriculture elle-même finira par en profiter.

Et pour cela il faut ouvrir largement toutes les sources de l'instruction. Il faut dans les écoles rurales donner l'extension la plus grande à l'instruction agrico'e. Il faut que l'instituteur apprenne aux enfants ce qu'est l'agriculture de leur pays, le sol sur lequel elle s'exerce, quelles plantes elle produit, comment elle doit préparer et amender le sol, élever, engraisser et utiliser les animaux domestiques.

Les sociétés d'agriculture et celle de Louhans, pour notre arrondissement, n'ont point failli à cette tâche. Elles font des efforts sérieux et stimulent l'émulation des maîtres en distribuant des réco.npenses.

L'attention du gouvernement est aussi sollicitée à cet égard, et il fortifiera encore cet enseignement si utile. Il a organisé déjà, avec l'appui des conseils généraux, des conférences agricoles aux chefs-lieux d'arrondissement et de canton, faites par les professeurs d'agriculture du département ; mais elles sont encore trop rares pour que l'agriculture locale puisse en tirer de sérieux avantages pour les améliorations dont elle a besoin. Nous avons constaté avec plaisir qu'elles ont été suivies dans notre région, par un plus grand nombre d'agriculteurs qu'on aurait pu le croire ; et l'on en peut conclure que peu à peu s'atténueront le dédain des cultivateurs pour la science agricole, et la puissance d'une trop aveugle routine. Il est essentiel que les connaissances agricoles du cultivateur ne restent point limitées à la routine du métier, c'est-à-dire à ce qu'ils peuvent apprendre dans l'exploitation paternelle ; il faut qu'ils comprennent la nécessité de se tenir au courant des améliorations que susci tent les études scientifiques dont l'agriculture est l'objet.

A ce point de vue nous devons comme plusieurs économistes distingués, entre autres Baudrillard, signaler l'utilité qu'aurait l'établissement de musées agricoles cantonaux.

On pourrait facilement, et à peu de frais, réunir dans un des locaux, ou dans la salle même de la mairie, toute une série d'objets vraiment dignes d'intérêt ; des tableaux représentant les différentes races des animaux élevés ou qu'il convient d'élever dans le canton ; les collections d'histoire naturelle ; les insectes utiles et nuisibles ; la liste des plantes cultivées dans le canton et de celles qu'on pourrait y introduire, avec quelques détails des plus élémentaires ; celle des plantes nuisibles qui y croissent spontanément, et les moyens de les détruire ; un tableau des modèles des meilleurs instruments, et outils agricoles, par exemple de ceux primés dans les derniers concours ; des spécimens de tous les terrains du canton, avec une légende explicative, des amendements, des engrais ; les minéraux fossiles, etc. ; des instruments scientifiques, des livres, des objets d'art anciens et modernes, des tableaux, gravures, statues, des cartes plus spécialement industrielles ou agricoles, une carte géologique du canton avec une vue des différentes couches pour donner une idée de la constitution du sol ; des statistiques, les débouchés agricoles de la région, des renseignements divers, sur tout ce qui a trait à l'industrie locale, un sommaire des préceptes d'hygiène les mieux appropriés à la région ; des renseignements historiques sur la commune, le canton, l'arrondissement ; une analyse des archives, la biographie abrégée des compatriotes qui ont pu se distinguer, la suite des administrateurs du canton, des communes...

L'essai de musées de ce genre a été fait déjà en quelques localités dans divers départements Ces tentatives méritent d'être encouragées et nous appelons à cet égard toute l'attention des municipalités amies du progrès.

L'instruction primaire suffisamment développée donnera aux cultivateurs le goût de bien des choses auxquelles ils étaient restés jusqu'à présent réfractaires. Elle leur donnera surtout le goût de lire et de lire ces ouvrages de vulgarisation, ces petits traités élémentaires qui ont trait à leur profession. Ce goût de la lecture jusqu'à présent leur avait fait défaut, par la bonne raison que le plus grand nombre à peine savait lire. Le catéchisme, quelques livres de messe, des almanachs, la clef des songes...., voilà les livres qu'on trouvait chez ceux qui pouvaient en faire usage. Et chez les gens plus instruits, tant de fois le curé a parlé à la mère de mauvais livres que beaucoup d'entre elles sont tentées de croire qu'il n'en existe pas d'autres. Aussi jusqu'à présent a t-on lu fort peu à la campagne et presque tous les livres restaient englobés dans le même mépris. Maintenant on revient peu à peu de ces appréhensions et dans beaucoup de villages se créent des bibliothèques scolaires ou populaires qui seront, par la lecture utile, les auxiliaires précieux de l'instruction primaire.

Il est désirable aussi de voir se former, partout où c'est possible, des sociétés de musique, chorales ou fanfares. Elles réalisent une forme agréable de la sociabilité, prêtent leur concours aux fêtes publiques et interviennent dans les diverses occasions de réjouissances. Nous avons constaté un grand progrès à cet égard et des efforts sérieux dans presque tous les chefs-lieux de canton et même dans de simples communes.

Les sociétés de tir, de gymnastique méritent aussi d'être encouragées. Trois ou quatre déjà ont été constituées dans l'arrondissement, dans les chefs-lieux de canton importants comme Louhans, Cuisery, Pierre. La vie de labeur quotidien de l'habitant des campagnes n'est point incompatible avec la distraction produite par les exercices réglés du corps. Ce serait une distraction aussi nécessaire au moins à la campagne qu'à la ville et qui aurait l'avantage de rompre l'uniformité trop pesante de la vie et de laisser moins de place aux amusements du jeu et aux excitations du cabaret.

Les diverses formes de l'esprit d'association peuvent et doivent s'y développer aussi, soit comme sociétés de secours mutuels, soit comme syndicats pour l'application à l'agriculture de certains procédés pour l'utilisation des machines, l'acquisition d'engrais et divers travaux spéciaux de curage, assainissement..., tout ce qui est susceptible d'exiger des cultivateurs des vues et des efforts communs.

Langage, patois de la Bresse Louhannaise. —

Le langage se ressent de la lenteur d'allures des habitants de la Bresse, de ce défaut de vigueur, qu'ils tenaient du tempérament héréditaire et du climat, et qui s'est du reste bien modifié avec la situation de salubrité du pays.

La prononciation des mots est traînante et s'effectue, dans les cantons les plus bressans, les dents à peine écartées, et à l'aide seulement de la langue et des lèvres.

Le patois est encore généralement répandu dans toutes les localités rurales. C'est entre eux surtout que les gens de campagne s'en servent. Malgré cet usage du patois, ils entendent très bien le français que la fréquentation des villes leur donne toute facilité pour entendre et parler, et ils s'énoncent plus volontiers dans ce langage que les gens de la ville ne parlent patois.

Le fonds de ce patois est un français corrompu, mal

décliné et plus mal conjugué, dénaturé dans sa prononciation, et dans lequel on reconnait beaucoup de mots dérivés
du celte, et surtout du latin, de l'italien, de l'espagnol. C'est
comme un composé des différentes langues des peuples qui
ont successivement envahi le pays.

Peu à peu les rapports multipliés entre les campagnes et
les villes l'ont modifié, atténué et l'ont en quelque sorte
francisé davantage et rendu plus compréhensible.

Il varie pourtant dans ses nuances et surtout dans l'accent,
la prononciation, la désinence des mots, de canton à canton
et même d'un village à l'autre. Ragut, dans l'étude qu'il a
faite du patois de la Bresse Chalonnaise, l'a distingué en
quatre dialectes :

1º Celui de Frontenaud, Varennes, le Miroir, c'est-à-dire
de la partie en plaine du canton de Cuiseaux ; et de Ste-Croix,
Montpont, etc.

2º Celui de Cuiseaux, Joudes et Champagnat ou de la
partie montagneuse du canton de Cuiseaux.

3º Celui de St-Usuge, Montagny, Montcony, Frangy, le
Fay, Saillenard...

4º Celui de Montret et de tout le canton de ce nom et
même de communes voisines, Lessard, St Germain-du-
Plain, Thurey...

1º *Le patois de Frontenaud ou de la partie sud de la
Bresse Chalonnaise* se rapproche beaucoup de celui de la
Bresse du département de l'Ain. La prononciation est douce,
traînante. Comme caractéristiques principales le *z* prononcé
du bout de la langue placé entre les dents remplace le *g*, le *j*
et le *s* intervocal, comme dans les mots *zeune, zuze, meizon*,
pour jeune, juge, maison... *Ch* s'adoucit et se transforme en
s sifflé, ou en *ts* dans *samp, tsamp* pour champ, *sapé* ou
tsapé pour chapeau, *tsin* pour chien. La terminaison *e* et
quelquefois le son *or* se change en *a*, *una bagua*, pour une

bague, un *poa* pour un porc, *foa* pour fort. *Eau* se change en *e*, *tsapé* pour chapeau, *jouisé* pour oiseau, surtout du côté de Montpont ; et *ai* en *èie* : *je l'appalève* pour je l'appelai. En se rapprochant de la Bresse de l'Ain, mais pas à Montpont les syllabes *an* et *en* se prononcent en *in* ou *ain* : *quittince* pour quittance.

2° *Le patois de Cuiseaux, Joudes* et *Champagnat* se rapproche du précédent, mais en diffère par une prononciation plus dure, plus rude, qui est en rapport, dit Ragut, avec les mœurs et le caractère de ces habitants du pied de la montagne qui en parlant semblent toujours en colère. Ainsi le *z* remplace aussi le *g*, le *j* et les *s* entre voyelles, mais renforcé d'un *t* ou surtout d'un *d*, *tz* ou *dz*, ainsi *dzeune* pour jeûne. Le patois de Cuiseaux termine en *o* guttural les mots que le patois de Frontenaud et de Montpont termine en *a*, comme *bago* pour *baga*, bague et *pedio* pour *pedia*, pitié. La terminaison de l'imparfait est en *ive*, il *avive* pour il avait.

3° *Le patois de St Usuge* ou du *pays des Tappons* diffère iassez sensiblement des patois précédents. *Eau* se change en *au* ; on dira *viau, coutiau, chapiau* pour veau, couteau, chapeau. Pourtant on dit *l'aigue* pour l'eau, le vieux mot français a été gardé. *Al* se change en *au* ; on dira un *chevau* pour un cheval, un *journau* pour un journal. *Ou* se change en *o*, on dira un *boquin* pour un bouquin, une *forche* pour une fouche, de même *jo* pour jour, *co* pour cou, cour et court. Le *l* simple se mouille s'il est précédé d'une consonne et suivi d'une voyelle : *bllié* pour blé, *bllianc* pour blanc, *flliane* pour flanc. La terminaison *oi* se change en *ai* ou en *èt*, ainsi *dèt* pour doigt, *sai* pour soir et pour soi, *tai* pour toi, *endrèt* pour endroit. L'*e* se change réciproquement en *oi*, *chandoile* pour chandelle. Le double *s* ou le *c* avec cédille se change en *ch*, *maichon* pour moisson, *gachon* pour garçon... etc.

4° Le *patois de Montrêt, des Boulards ou habitants des bois* a été étudié avec soin par Gaspard, de St Etienne, qui en a publié un glossaire. Comme le précédent il mouille le *l* simple précédé d'une consonne et suivi d'une voyelle, *b'lié* pour blé; il change *eau* en *iau, viau* pour veau, *l'iau* pour l'eau; il change *ou* en *o*, mais aussi par réciprocité, *l'o* en *ou*, on dira *roube* pour robe, *routie* pour rôtie, *couchan* pour cochon. Par autre réciprocité il change la terminaison plurielle *aux* en *als*, on dira des *chevals* pour des chevaux. La terminaison *un* se prononce *in* on dira *chaquin* pour chacun; *ei* se prononce *oi, noige* pour neige, *voine* pour veine; *er* est prononcé *ar, tarre* pour terre, *charcher* pour chercher; *ert* devient *à* long, *Flibâ* pour Philibert; la terminaison *it* des verbes à la troisième personne est changée en *a* ou *ia*, ainsi *dia* pour dit, *prena* pour prit..., mais avec réciprocité, ainsi on dira, il *sautit* pour sauta, *mangit* pour mangea; la terminaison des noms en *eur* et en *eux*, se convertit ordinairement en *ou*, comme *chantou* pour chanteur, *chaissou* pour chasseur, *pou* pour peur, *pourou* pour peureux. Mais le caractère le plus distinctif du patois de Montrêt est la prononciation de la syllabe *on* en *an* et réciproquement *an* en *on*, ainsi on dira *Mantrêt* pour Montrêt, *Bronges* pour Branges, *contan* pour canton.

Telles sont les principales caractéristiques des patois de la Bresse Louhannaise. En outre de ces formes que nous avons indiquées dans la finale des mots et la prononciation des voyelles et des sons qu'elles représentent, on trouve dans le langage vulgaire comme nous l'avons fait remarquer déjà beaucoup de vieux mots français, des noms dérivés du celte, du latin, même du grec et des locutions exotiques, italiennes, espagnoles. MM. Jules Guillemin, de Mervans et le docteur Gaspard, de St-Etienne en-Bresse, ont publié dans les mémoires de la Société d'histoire et d'archéologie de Chalon-sur-Saône un glossaire du patois notamment pour les cantons de St-Germain-du-Bois et de Montrêt. Nous avons cherché à compléter ce glossaire pour les autres parties de la Bresse Louhannaise mais au fur et à mesure que nous avancions dans ce travail nous. nous sommes aperçus que le vocabu'aire ne contiendrait pas moins d'un millier de mots et ne pouvait plus rentrer dans le cadre de cette étude. L'étymologie montre qu'à côté des mots dérivés du latin, de l'italien, de l'espagnol, il y a un grand nombre de vieilles expressions qui se retrouvent dans nos vieux auteurs français, expressions qui vraisemblablement tomberont peu à peu en désuétude et finiront par disparaître.

A un point de vue général le patois n'est point sans avoir une certaine influence sur les mœurs. Il distingue les gens de la campagne de ceux de la ville et contribue à en faire comme une fraction à part de la population. Il est contraire à l'unité nationale. Il semble donner aussi en quelque sorte à ceux qui le parlent un caractère plus rude et plus sauvage. Il finira par s'atténuer, — et ce sera tant pis pour les amateurs du passé qui regretteront ce naïf et grossier langage, — par disparaître même avec l'enseignement, qui partout se fait sur une échelle agrandie, en français et de la même manière, dans toutes les écoles communales et le développement de l'instruction primaire qui répandra partout dans les campagnes l'emploi exclus'f de la langue française.

L'Habitant de la ville.
Le Louhannais.

La population urbaine, renouvelée à chaque instant par des éléments étrangers, modifiée par des agents plus nombreux, conserve moins que la population rurale, l'empreinte originaire des lieux et du climat. Aussi serons-nous bref dans les observations à présenter sur l'habitant de la ville, d'autant que nous aurons à revenir encore sur certaines considérations qui le concernent, en parlant de l'hygiène dans ses rapports avec le séjour à la ville.

Nous avons vu que si la vie en plein air du cultivateur a ses avantages, bien des conditions de son existence ont aussi leurs inconvénients. Comme nous l'avons remarqué à plusieurs reprises, il est loin de s'entourer, pour l'habitation, la nourriture et les diverses circonstances de la vie des conditions hygiéniques les plus favorables; aussi, même en jouissant d'une bonne santé, son extérieur se dégrade plus rapidement que celui du citadin, la femme surtout se détériore et vieillit plus vite qu'à la ville.

La nourriture de l'habitant de la ville est plus animalisée, plus substantielle ; c'est déjà là un des facteurs importants de la santé. Il fait généralement trois repas par jour, à huit heures du matin, à midi et à six ou sept heures du soir. Le déjeuner se compose le plus souvent de gaudes, de café au lait ou de soupe maigre. Les autres repas comportent la viande, surtout à midi. Les légumes, choux, pommes de terre, haricots, sont un précieux adjuvant.

Le pain n'est plus fabriqué à la maison, mais acheté chez le boulanger. Le vin serait la boisson favorite, mais son usage n'est pas encore bien général et beaucoup de femmes ne boivent que de l'eau. Dans certains ménages on prépare de la piquette.

L'habitude de boire l'eau-de-vie le matin à jeun (ce qu'on appelle *tuer le ver*) n'est que modérément répandue, et dans notre arrondissement, pas plus à la ville qu'à la campagne, l'alcoolisme ne fait point comme en d'autres pays d'aussi énormes ravages.

Les mœurs des habitants de la ville, j'ai plus particulièrement en vue ceux de la ville de Louhans, chef-lieu de l'arrondissement, sont douces et paisibles. Ils ont toujours eu la réputation d'être très affables pour les étrangers qu'ils accueillent fort amicalement. Peu accessibles aux violentes passions, ils recherchent volontiers les jouissances matérielles de la vie, aiment la bonne chère et se complaisent dans les plaisirs tranquilles. Menant une vie calme et assez monotone ils se laissent aller facilement à une douce quiétude.

Retenu comme le campagnard bressan dans son pays natal par un irrésistible penchant, le vrai Louhannais aime à se promener sous ses vieilles arcades dont chaque dalle lui rappelle un souvenir de l'enfance ; là, il ergote avec facilité, commente les nouvelles du jour, prend plaisir aux cancans journaliers et bavarde avec une grande confiance.

Son genre de vie varie avec sa profession. Il y a à Louhans, en raison des foires et des marchés si importants du lundi, de l'affluence considérable qui vient des campagnes voisines, beaucoup de petit commerce, de boutiques et de débits. Très occupé le lundi, l'habitant l'est beaucoup moins le reste de la semaine. Quelques Louhannais s'adonnent aux travaux salutaires du jardinage. Une manufacture de chapeaux occupe d'assez nombreux ouvriers. Les divers corps de métiers ne donnent lieu à aucune remarque spéciale au point de vue de l'hygiène.

On aime assez, mais moins qu'autrefois, à faire quelques stations, plus ou moins prolongées, dans les cafés et cabarets, passablement nombreux du reste dans la ville. Ainsi l'on compte à Louhans, dans une ville de quatre mille habitants, pas moins de 120 cabaretiers, cafetiers ou aubergistes, soit 1 pour 36 habitants ; mais cela tient surtout, il est vrai, à la clientèle des jours de foire et de marché.

Je ne veux point insister sur les habitudes et les conséquences qui peuvent être le résultat de ce qu'on appelle la vie du café. Je me bornerai à dire, ne m'attaquant qu'à l'abus, qu'on croit y être bien, on y est souvent fort mal, dans un air confiné, avec la fumée du tabac, la chaleur des becs de gaz, les émotions du jeu et les ardeurs des conversations vives. Sans être un moraliste grondeur, on peut reconnaître que tout ceci est loin de favoriser le jeu régulier des fonctions de l'organisme et de faire un bon estomac et une digestion facile.

Au point de vue de l'hygiène on peut condamner une fois de plus l'abus des boissons spiritueuses qui engendre une foule de maladies, rappeler ces anorexies, diminution de l'appétit et dégoût de la nourriture, si fréquents chez les buveurs, la pituite du matin ou rejet de mucosités qui viennent de l'estomac, faire envisager d'autres conséquences plus fâcheuses, les flatuosités, la dilatation de l'estomac, la gastrite chronique, les troubles du système nerveux, les convulsions, les hallucinations, le délirium trémens et toutes les maladies de l'alcoolisme

Ceux qui ont l'habitude de boire entre leurs repas ainsi que le soir, doivent s'adresser plutôt à la bière et surtout, s'ils boivent beaucoup, à ces bières légères comme celle de Chalon. C'est elle du reste que l'on boit communément dans le Louhannais. Elle est saine, rafraichissante, apaise bien la soif et stimule légèrement l'estomac. La bière est une des boissons qui se laisse le mieux boire en fumant, mais il est vrai aussi que généralement plus l'on fume plus l'on boit de bière.

Relativement aux mœurs on peut dire que, sans être relâchées, elles ne sont pas très sévères. Les naissances illégitimes sont relativement assez nombreuses, environ 60 pour 1000, chiffre bien au dessus de la moyenne générale de la France qui est de 43 seulement. Mais bien des filles égarées, séduites plutôt que corrompues, deviennent ensuite, la faute réparée par le mariage, des épouses sages et rangées.

La femme, à Louhans et dans le Louhannais en général, est laborieuse, attachée à ses devoirs, plus soucieuse des soins de son ménage que du désir de briller, peu avide de plaisir et ne cherchant le bonheur que dans les jouissances domestiques. Sans vouloir trop flatter nos concitoyennes, nous ajouterons encore que beaucoup ont un physique agréable, une grâce dans les traits et une finesse de la peau, qui ont été remarqués. Nous ne pouvons mieux terminer ce chapitre que par cet hommage mérité rendus à leurs qualités et à leurs charmes.

XI

Population, Statistique.

Mouvement de la population. — Il faut se reporter un peu loin en arrière pour se rendre compte du mouvement de la population. Mais ce n'est que depuis le commencement de ce siècle qu'ont été exécutés en France, et par conséquent dans notre Bresse, les recensements généraux des habitants. Jamais, sous l'ancien régime, il n'y eut un véritable dénombrement de la population ; on n'en entrevoyait pas même la possibilité et peut être, pensait on avec Saint Simon, que « ces dénombrements impies ont toujours indigné le créateur et appesanti sa main sur ceux qui les ont fait faire. »

Le plus ancien document relatif à notre région est tiré de la *cerche* (recherche) *des feux des terres d'outre-Saône* en 1490, de l'autorité de Mgr de Baudricourt, lieutenant du roi en Bourgogne, par les délégués des Etats Ces cerch s étaient prescrites par les élus des Etats de Bourgogne pour la répartition des impôts au souverain, fouages, aides et don gratuit et étaient faites par les échevins ou les vicaires des paroisses Nous en donnerons plus loin le résultat en ce qui concerne nos localités.

Les historiens signalent au siècle suivant un dénombrement général du Royaume qui aurait été fait sous le règne de Charles IX, ou plutôt une supputation d'après laquelle la population du royaume de France se trouvait alors monter à 20 millions d'habitants Un autre dénombrement dont on a des résultats quelque peu positifs et qui a eu lieu par provinces, élections, paroisses et feux, au commencement du siècle dernier, par les soins des intendants des généralités, portait la population à 19 millions 1/2 d'habitants à raison de 5 1/2 personnes par feu. Nous y trouvons aussi des renseignements sur le nombre des feux de nos paroisses que nous mettrons en regard des précédents et du chiffre actuel de la population.

Ce n'est que sous le règne de Louis XVI que l'administration centrale commença à recueillir le nombre des naissances et celui des décès en France, et encore sans en faire la publication annuelle. Puis la Constituante et la Convention ordonnèrent à plusieurs reprises, de 1790 à 1793, de procéder à des dénombrements de la population, mais ne purent encore obtenir des administrations départementales les éléments d'une statistique générale. On voit toutefois dans un document relatif à l'établissement d'un tribunal dans le district de Louhans, que la population de l'arrondissement est évaluée à 70 000 habitants, en 1790.

Le premier recensement important de la population française eut lieu sous le Consulat, en 1801.

Population de l'arrondissement de Louhans depuis 1790.

1790.......	70.000
1801 (an IX)........	71.783
1806..............	78.265
1821..............	80.941
1826..............	84.905
1831..............	83.412
1836..............	85.382

184'	87.459
1846	83.334
1851	83.556
1856	85.735
1861	84.785
1866	86.107
1872	85.897
1876	88.074
1881	88.116
1886	87.004

On voit par ce t b'eau que la population de l'arrondissement de Louhans n'a subi que de faibles variations dans son mouvement, d'abord lentement ascensionnel, puis stationnaire, ce qui tient à ce que l'industrie est peu importante et que l'agriculture occupe presque tous les bras. La population agricole est moins exposée aux variations brusques que la population ouvrière et industrielle, l'ouvrier des champs est moins sujet que celui de l'industrie au chômage et à l'émigration accidentelle. Il faut remarquer toutefois que, durant la première moitié de ce siècle, la population de l'arrondissement a passé de 74 800 à 88 500, c'est à dire s'est accrue de 14.000 habitants en 50 ans; et que depuis 1850 elle est restée à peu près sta'ionnaire, ce qu'il faut attribuer peut-être à l'émigration progressive vers les villes, sous l'influence du développement de l'esprit d'initiative.

La population est d'environ 71 habitants (70.7) par kilomètre carré, tandis qu'elle est de 73 pour l'ensemble du département. Pour l'ensemble de la France elle est de 72. Pourtant il faut remarquer que si cette moyenne générale s'élève à 72, c'est que les populations urbaines exercent une grande influence sur cette moyenne et de récentes recherches démographiques indiquent le chiffre de 50 comme l'expression moyenne de la densité rurale en France, où plus de la moitié des communes ont même moins de 50 habitants par kilomètre carré. Au commencement du siècle, cette densité, actuellement de 71, était de 60 dans l'arrondissement de Louhans ; elle a augmenté relativement moins vite, surtout dans la seconde moitié de ce siècle, que celle du reste de la France prise dans son ensemble où elle était de 52 seulement en 1801.

Population par cantons en 1836 et 1886.

La population par cantons a varié en 50 ans de la façon suivante : (Nous donnons en regard la densité actuelle au kilomètre carré pour chaque canton)

| CANTONS DE | En 1836 | En 1886 | | | Densité actuelle au kil. carré |
	habitant[s]	maisons	ménages	habitant[s]	
Beaurepaire	9776	1815	2394	8996	73.4
Cuiseaux	10251	2053	2578	10230	64.9
Cuisery	9511	2218	2665	9764	90.5
Germain-du-Bois (St)..	13263	2513	3269	12889	59.7
Louhans	14324	2617	3988	15629	96.
Montpont	6704	1364	1815	7240	72.
Montret........\...	6530	1343	1756	7239	59.
Pierre	15023	3292	3979	15017	63.01
Total........	85382	17215	22444	87004	70.7 moyenne

Le canton de Louhans est celui où la population est le plus dense et a le plus de tendance à augmenter. Il est devenu le plus populeux de l'arrondissement, prenant la place de celui de Pierre qui, jusqu'en 1881, tenait le premier rang.

Population par communes.

On n'a pas, comme je le disais plus haut, de notions précises sur le chiffre de la population dans les siècles précédents. Nous donnerons toutefois pour ce qui concerne le Louhannais les résultats connus des anciens dénombrements par *feux*, de 1490 et de 1720. Il est constant qu'en Bourgogne, dès les premiers temps de la monarchie *Focus*, feu fut employé comme synonyme de *domus*, maison et de *familia*, famille; certains passages d'anciennes chartes ne laissent aucun doute à cet égard. On est moins affirmatif en ce qui concerne le nombre d'individus dont se composait chaque feu; mais la moyenne de 5 1/2 personnes par feu est celle qui est le plus généralement admise pour servir de base à la supputation du nombre des habitants, et elle nous parait même un peu au-dessous de la vérité, quoique pourtant la moyenne admise aujourd'hui soit même inférieure à 4 habitants par ménage et évaluée seulement à 6 par maison.

On voit par ce tableau des dénombrements par feu au 15e et au 18e siècle que le premier, celui de 1490, donne déjà un total de 76 villes, bourgs, paroisses ou communautés. On voit aussi l'accroissement qui s'est fait dans chaque commune d'un dénombrement à l'autre; et cet ensemble des feux qu'ils présentent permet d'évaluer la population des localités qui ont formé l'arrondissement de Louhans à environ 25 ou 30.000 habitants pour le 15e siècle et 40 à 45 000 pour le commencement du 18e. Et encore, ces chiffres, s'ils ne sont pas au dessous de la vérité, indiqueraient l'état d'un pays ruiné par les guerres et moins salubre qu'aujourd'hui en raison des nombreux étangs et des fièvres auxquelles étaient sujets les habitants.

Tableau par ordre alphabétique et par communes du nombre des feux en 1490 et en 1720 ; — Maisons et population en 1836 ; — Maisons, ménages et population en 1886.

COMMUNES	Feux en 1490	Feux en 1720	Maisons en 1836	Maisons en 1886	Ménages en 1886	Population en 1836	Population en 1886
Abergement-de-Cuisery (L') .	70	132	257	208	251	1001	889
André-en-Bresse (St-) . .	12	27	41	37	48	184	201
Authumes	33	60	127	137	161	659	594
Bantanges	45	55	156	177	242	784	918
Beaurepaire	23	30	164	154	218	846	868
Beauvernois	28	35	80	72	97	854	365
Bellevesvre	81	90	119	165	193	536	699
Bonnet-en-Bresse (St-) . .	41	90	263	268	335	1221	1260
Bosjean	82	112	223	195	271	1057	962
Bouhans	43	47	98	102	126	552	461
Branges	102	112	271	388	491	1703	1996
Brienne	43	43	121	122	154	556	512
Bruailles	46	120	228	243	310	1171	1300
Champagnat	89	115	196	126	181	856	766
Chapelle-Naude (la) . .	63	79	124	133	161	738	748
Chapelle-St-Sauveur (la) .	84	250	382	378	457	1904	1733
Chapelle-Thècle (la) . .	51	63	299	261	361	1322	1364
Charette	42	120	163	168	197	665	701
Château-Renaud . . .	64	104	249	261	398	1354	1542
Chaux (la)	26	80	139	121	141	646	599
Condal	38	61	196	168	220	812	881
Croix (Sainte-) . . .	63	99	211	292	333	1238	1291
Cuiseaux	103	192	363	339	380	1593	1499
Cuisery	117	201	328	392	491	1658	1767
Dampierre-en-Bresse . .	26	70	126	123	156	616	642
Devrouze	38	82	165	143	184	858	793
Diconne	35	92	159	155	177	816	698
Dommartin-les-Cuiseaux .	46	74	271	198	310	1266	1253
Étienne-en-Bresse (St-) .	45	86	212	204	261	1068	1132
Fay (le)	55	96	318	258	311	1579	1263
Flacey-en-Bresse . . .	70	76	298	216	286	1197	1043
Frangy	116	211	456	310	437	1802	1643
Frette (la)	32	51	115	114	153	509	606
Fretterans	76	90	104	115	146	495	522
Frontenard	»	70	125	138	169	515	645
Frontenaud	64	81	233	216	277	1071	1079
Genête (la)	59	66	164	151	214	778	754

COMMUNES	Feux en 1490	Feux en 1720	Maisons en 1836	Maisons en 1886	Ménages en 1886	Population en 1836	Population en 1886
Germain-du-Bois (St-) . .	96	220	414	490	733	2102	2710
Huilly	41	56	151	177	184	720	763
Joudes	44	23	121	136	151	569	583
Jouvençon	50	50	116	172	193	670	702
Juif	31	37	129	116	157	634	627
Lays-sur-le-Doubs . . .	54	80	134	108	128	611	453
Loisy	87	108	238	224	296	1106	1083
Louhans	98	300	375	538	1196	3674	4329
Martin-du-Mont (St-) . .	10	20	42	35	43	266	211
Menetreuil	55	80	197	187	247	893	1009
Mervans	99	204	350	424	272	2002	1886
Miroir (le)	23	67	209	238	264	1039	1029
Montagny-p-Louhans . .	16	65	114	122	151	703	580
Moncony	»	59	166	134	170	730	670
Montjay	»	120	164	172	194	755	770
Montpont	714	185	460	414	629	2467	2627
Montrôt	51	81	177	182	247	836	1016
Mouthiers-en-Bresse . .	114	180	381	387	408	1703	1659
Ormes	48	84	188	226	242	863	800
Pierre-en-Bresse . . .	69	200	410	424	571	1947	1978
Planois (le)	9	20	51	65	72	263	278
Racineuse (la)	15	50	63	68	83	388	357
Rancy	30	32	97	113	152	415	665
Ratte	28	39	152	144	191	769	741
Sagy	116	229	502	535	656	2525	2176
Saillenard	35	58	325	272	404	1538	1376
Savigny-en-Revermont .	91	224	484	427	592	2292	2102
Savigny-sur-Seille . .	62	69	190	171	240	830	968
Sens	66	52	180	160	201	828	802
Serley	49	105	220	218	253	1091	1097
Serrigny-en-Bresse . .	«	31	70	67	75	392	350
Simandre	114	209	360	433	482	1720	1800
Simard	41	153	204	298	388	1166	1555
Sornay	63	81	287	307	400	1421	1606
Tartre (le)	9	30	55	41	47	239	195
Terrans	25	40	118	93	111	500	418
Thurey	46	100	180	153	211	961	1014
Torpes	46	140	265	320	381	1188	1102
Usuges (St-)	137	139	469	397	558	2328	2281
Varenne-sur-le-Doubs .	14	20	43	35	45	190	155
Varennes-St-Sauveur .	55	98	408	416	493	1848	2125
Vérissey	»	10	33	35	39	240	206
Vincelles	15	31	99	84	123	463	500
Vincent-en-Bresse (St-) .	38	77	153	150	213	763	928
Total	4250	7798	17155	17245	22144	85382	80017

D'après le dénombrement de 1886, il y a dans l'arrondis-sement de Louhans 17243 maisons dont 16098 n'ayant qu'un rez-de-chaussée. Les maisons avec un étage n'existent qu'à la ville et dans quelques bourgs et sont au nombre de 1011. Celles à deux étages sont déjà bien rares : 140 Il y en a 6 seulement à trois étages. Nous avons déjà fait remarquer dans un chapitre précédent cette particularité de l'habitation du cultivateur qui comporte seulement un rez-de-chaussée et le grenier.

Le nombre des ménages est de 22144.

Population de la ville de Louhans depuis 1789.

Années.	Habitants.
1789	3562
1794	3375
1801	2849
1811	3100
1821	3326
1831	3411
1836	3674
1841	3686
1846	3817
1851	3853
1856	3644
1861	3768
1866	3871
1872	3913
1876	4163
1881	4284
1886	4329

La population de 1789 est indiquée d'après un document des archives du royaume, dressé à l'occasion des états généraux. Celle de 1794 est indiquée d'après un recensement que la municipalité a fait faire en même temps que celui des grains et subsistances existant dans les communes, pour parer à la disette. Les autres chiffres proviennent des recensements exécutés depuis le commencement de ce siècle.

D'après le dénombrement ou recherche des feux de 1490, Louhans qui avait eu à souffrir des guerres et avait été brûlé en partie, ne comptait que 96 feux ; mais un siècle après, c'était déjà une ville assez importante pour lui valoir l'honneur d'être représentée aux Etats de la Province (à Auxonne). En 1720, il y avait à Louhans 324 feux, soit environ 1800 habitants. En 1790, ce nombre, soit de feux, soit d'habitants paraît à peu près doublé. En 1835, Louhans comptait 375 maisons ; en 1851, 467 maisons et 1031 ménages (le ménage comprend non pas les familles, mais les individus mariés ou non mariés, avec ou sans enfants, ayant une habitation distincte) ; en 1872, 472 maisons en 1095 ménages ; en 1886 il compte 517 maisons et 1196 ménages. Dans sa marche assez régulièrement ascensionnelle, la population s'est accrue de près de 1500 habitants, c'est-à dire de moitié depuis le commencement du siècle

Renseignements statistique sur la population de l'arrondissement de Louhans.

Population d'après le lieu de naissance et la nationalité. — La population de l'arrondissement comprenait en 1886, au moment du dernier dénombrement, 57463 habitants nés dans la commune, 21940 nés dans une autre commune du département, 4421 nés dans un autre département, 26 français nés à l'étranger et 83 étrangers dont 19 allemands et 41 italiens.

Nombre d'enfants légitimes vivants par famille. — Sur 24395 familles, 3666 étaient sans enfants, 5282 avec 1

enfant vivant, 5622 avec 2 enfants vivants, 4019 avec 3, 2591 avec 4, 1557 avec 5, 891 avec 6, 764 avec 7 et au-dessus.

Population par état civil. — 42986 individus du sexe masculin et 43946 du sexe féminin sur une population présente de 86932. Les 42986 hommes se répartissent ainsi : 23078 garçons, 17999 mariés, 1907 veufs, 2 divorcés.

Les 43946 femmes : 21128 filles, 18057 mariées, 4760 veuves, 1 divorcée.

Par rapport à l'âge, 35 individus seulement ont dépassé 90 ans ; il n'y a pas de centenaire.

Ville de Louhans : 2044 individus du sexe masculin, dont 425 garçons, 829 mariés, 90 veufs, 2317 du sexe féminin, dont 1219 filles, 820 mariées, 278 veuves.

Population classée par profession.

La population de l'arrondissement de Louhans se répartit ainsi sous le rapport des professions, toute la famille comprise :

Agriculture....................................	65766
Industrie	9918
Transports....................................	921
Commerce	3962
Force publique (gendarmerie et police)	244
Administ. publique (fonctionnaires, employés)...	1072
Professions libérales.........................	1478
Personnes vivant de leurs revenus.............	3100
Individus sans profession.....................	153
Non classés....................................	345
Total de la population présente..........	86932

La population exclusivement adonnée à l'agriculture forme donc environ les 4 cinquièmes de la population totale de l'arrondissement.

La population de la commune de Louhans se répartit ainsi :

Agriculture	391
Industrie.............................	1807
Transports par terre, eau,..............	152
Commerce	864
Force publique (gendarmerie, police)...........	23
Adm publique (fonctionnaires)...............	210
Professions libérales (judiciaire, médicale, enseignement, sciences, lettres et arts, cultes)...........	280
Personnes vivant exclusivement de leurs revenus..	404
Individus non classés.....	198
Total de la population présente...........	4329

Mariages. — En général les hommes se marient après l'âge de 25 ou 26 ans, les filles lorsqu'elles ont atteint leur 20e année. Les unions précoces sont plus communes à la campagne qu'à la ville où les hommes surtout se marient généralement un peu tard.

Il se fait dans l'arrondissement près ou plutôt un peu moins de 700 mariages par an. La moyenne des qua're dernières années est de 670.

La moyenne annuelle du nombre des mariages pour la ville de Louhans est pour les vingt dernières années (de 1867 à 1886) de 32. Il n'y eut que 22 mariages en 1870, l'année de la guerre, 32 en 1871, 40 les deux années suivantes, variations qui s'expliquent D'autres s'expliquent moins et sont le fait du hasard : ainsi il y eut 21 mariages à Louhans en 1880 et 42 en 1887.

Voici maintenant quel est le degré d'instruction des conjoints :

Pour la ville de Louhans, sur une moyenne de 32 mariages c'est-à-dire 64 conjoints, pour les 5 dernières années, la moyenne des illettrés n'est que de 5 (ayant signé une croix) pour 59 ayant signé leurs noms, soit environ 8 0/0.

Le nombre des femmes ne sachant pas signer est un peu supérieur à celui des hommes.

Pour l'arrondissement, le nombre des conjoints illettrés est encore de 10 0/0 ; mais les relevés qui ont été faits montrent que ce nombre diminue de plus en plus et d'une façon très notable : il était en effet de plus de 80 pour cent avant 1790, pour la période de 1786 à 1790 (80 0/0 pour les hommes, 85 0/0 pour les femmes.)

Relativement à l'époque où ont lieu les mariages, le maximum est généralement dans le mois qui précède le carême, le minimum aux mois de mars et avril, c'est-à-dire pendant le carême, en raison de certains usages religieux, et août et septembre, dans la saison des récoltes. Les mois où l'on se marie le plus sont février, novembre, juin, mai, janvier, juillet, octobre. Ceux où l'on se marie le moins, mars, décembre, août, septembre, avril.

Naissances. — Voici d'abord un tableau indiquant pour les quatre dernières années le mouvement des naissances dans l'arrondissement de Louhans. Nous y joignons le chiffre annuel des décès.

Mouvement de la population dans l'arrondissement de Louhans (1884-1887)

Années	Naissances		Total des naissances	Nombre des décès	Excédent	
	Légitimes	Naturelles			des naissances sur les décès	des décès sur les naissances
1884	2165	103	2268	1545	723	
1885	2095	78	2173	1651	522	
1886	2124	135	2259	1857	402	
1887	2096	109	2205	1678	527	

Nous allons donner maintenant un tableau analogue pour

la ville de Louhans. Nous ferons ensuite les observations que suggère la statistique dont nous ne pouvons produire ici que des éléments très incomplets.

Mouvement de la population de la ville
de Louhans

Années Moyenne par an	Naissances		Total des naissances	Nombre des décès	Excédent	
	Légitimes	Naturelles			des naissances sur les décès	des décès sur les naissances
1831-1840	96	9	105	97	8	»
1841-1850	96	5	101	105	»	4
1851-1860	90	7	97	109	»	12
1861-1870	96	5	101	109	»	8
1871-1880	90	7	97	113	»	16
1881	103	»	103	128	»	25
1882	100	2	102	118	»	16
1883	96	7	103	95	8	»
1884	107	3	110	114	»	4
1885	98	7	105	138	»	33
1886	109	11	120	148	»	28
1887	94	5	99	105	»	6

Le nombre des naissances qui était au commencement du siècle de 31 par an pour 1000 habitants a vu sa proportion baisser graduellement, surtout depuis une cinquantaine d'années. Il n'est plus aujourd'hui à Louhans que de 24 et dans l'arrondissement 25 pour 1000 habitants, ce qui équivaut à un rapport des naissances à la population de 1 sur 40. Cette diminution est le résultat de cette tendance trop générale à avoir moins d'enfants dans la famille.

Pour la France, dans son ensemble, ce chiffre est indiqué de 26 pour 1000 habitants, pour la dernière période décennale, au lieu de 33 pour 1000 qui était le chiffre de la première période décennale du siècle. Il n'est même que de 23,5 pour l'année 1887. Nous constatons avec regret ce mouvement continu de diminution dans la fécondité des ménages, d'autant que les autres nations, l'Angleterre, l'Allemagne, par exemple, nous offrent l'exemple inverse. Il y a dans ce dernier pays actuellement 40 naissances pour 1000 habitants, c'est-à-dire 14 ou 15 de plus qu'en France.

Quant au nombre des décès, il s'est abaissé aussi, grâce aux améliorations dans la salubrité du pays et au développement de l'aisance. De 28 à 29 pour 1000 au commencement du siècle, il n'est plus que de 19 à 20 aujourd'hui ; la moyenne pour la France est de 22 à 23 ; pour 1887, c'est 22.

Le nombre des naissances reste donc néanmoins supérieur à celui des décès (pour 1000 habitants de l'arrondissement pris dans son ensemble 25 naissances, 20 décès). L'accroissement de la population n'est pourtant pas en rapport avec cet excédent des naissances ; cela tient à l'émigration de la campagne vers les villes

Pour la ville de Louhans, la proportion des décès est plus élevée, elle atteint même 28 pour 1000, moyenne des dix dernières années, et il y a un excédent presque constant des décès sur les naissances ; mais il faut remarquer qu'il y a presque toujours, en raison de l'hôpital, un certain nombre de décédés étrangers à la ville.

L'influence des saisons sur le nombre des conceptions et des naissances est manifeste. Dans quels mois sont-elles les plus fréquentes ? D'après les statistiques le maximum pour les naissances est au mois de mars, puis viennent avril, février et janvier. Le maximum pour les conceptions est par conséquent aux mois de juin et juillet, mai et avril ; c'est-à-dire au printemps et à l'été, à l'époque de l'année où les forces vives de la nature atteignent leur plus grande énergie. Le minimum des naissances est en juillet, août, ce qui montre que le plus petit nombre des conceptions appartient à octobre et novembre. Les statistiques locales sont d'accord avec le tableau du mouvement général de la population en

France Faisons remarquer encore à ce propos que toujours, par la même influence, les mois d'avril, mai et juin semblent favoriser particulièrement les conceptions naturelles.

Le nombre des naissances illégitimes dans l'arrondissement de Louhans est environ de 5 pour 100 sur la totalité des naissances, actuellement. Pour la ville de Louhans, la proportion est un peu supérieure, 6 pour 100. Pour la France la moyenne générale est de 8 pour 100. Elle est, à Paris, de 25 pour 100 en 1887.

En somme, on compte dans notre région une naissance d'enfant naturel pour 15 naissances légitimes. Au commencement du siècle on n'en comptait qu'une sur 37 ; mais en prenant une époque intermédiaire, vers le milieu du siècle, dans des statistiques d'ensemble, on a pu en compter jusqu'à une sur 12, rapport observé dans Saône et-Loire et pour toute la France, mais il faut peut-être attribuer cette élévation générale momentanée, dans cette période du siècle, à l'existence des tours qui au double enregistrement d'un assez grand nombre d'enfants sur les registres de l'état civil avant et après l'exposition.

Mort-nés. Le nombre des mort-nés est plus considérable à la ville qu'à la campagne. La moyenne, à Louhans, dépasse 6 pour 100, tandis que pour l'arrondissement, comme du reste pour la France en général, elle est de 4 1/2. Les mort-nés ont proportionnellement plus fréquents parmi les enfants naturels.

Mortalité. — Nous avons donné déjà le tableau des décès comparé à celui des naissances. Le taux de la mortalité est loin de présenter, d'une année à l'autre, une constance parfaite, tantôt il s'élève, tantôt il s'abaisse ; toutefois la diminution de la mortalité depuis le siècle dernier est un fait général. Elle était alors en France (1770-1783), d'après

Laplace et Condorcet, de 34 pour 1000 vivants de tout âge, tandis qu'elle n'est plus aujourd'hui que de 23 et même 22, comme nous l'avons déjà dit ; celle de Paris est de 26,2.

Nous avons déjà dit que dans la ville de Louhans il y a prédominence marquée du chiffre des décès sur celui des naissances. La moyenne des dix dernières années a été de 120 décès sur 102 naissances. Néanmoins le chiffre de la population a augmenté. Cette augmentation ne pouvant être attribuée à l'excédent des naissances il faut en chercher la cause dans les décès à l'hôpital de personnes étrangères à la localité dans l'augmentation graduelle de la population flottante et l'émigration d'habitants provenant surtout des localités voisines à la ville où ils espèrent trouver plus de commodité ou moins de misère.

Sous le rapport des saisons, la mortalité mensuelle est assez inégalement répartie, le maximum des décès correspondant à la saison froide et humide à commencer toutefois par mars et avril, puis décembre, janvier, février. Elle varie du reste selon les âges. Pour les vieillards, c'est l'hiver ; pour les enfants, c'est l'été et l'automne qui ont le maximum de mortalité. Il est inutile d'ajouter que bien des circonstances, comme les épidémies, les maladies régnantes, modifient les probabilités de la statistique.

Durée de la vie moyenne. D'une manière générale, si on voit peut-être aujourd'hui moins de vieillards arrivés à un âge très avancé, la vie moyenne est néanmoins devenue bien plus longue. Elle s'est accrue en France de plus d'un tiers depuis un siècle. Sa durée (et en Bresse elle était bien moindre) était de 28 ans et 9 mois avant la Révolution ; en 1835, elle avait déjà atteint 34 ans et 11 mois ; en 1865, elle était de 38 ans et 10 mois. Aujourd'hui elle dépasse 40 ans (40 ans 10 mois pour le sexe masculin, 43 ans 3 mois pour le sexe féminin, calculs sur la période quinquennale de 1877 à 1881) Le sexe féminin a, à chaque âge, le privilége d'une existence plus prolongée

D'après les tables de Déparcieux qui pour son époque (1746) donnait une mortalité trop lente, n'ayant opéré que sur des têtes choisies, la moyenne pour un enfant qui vient de naître était de vivre 39 ans et 3 mois. C'est donc à peu près ce qu'elle est aujourd'hui et les résultats actuels, tout au moins pour le sexe masculin, se rapprochent ainsi beaucoup de ceux de Déparcieux. Cette moyenne, d'après le même calculateur, augmente jusqu'à 5 ans où elle atteint le maximum qui est de 49 ans 2 mois ; à 10 ans elle est encore de 46 ans 11 mois. A 20 ans la moyenne est de vivre encore 40 ans 3 mois ; à 30 ans de vivre encore 34 ans un mois ; à 40 ans, 27 ans 6 mois ; à 50 ans, 20 ans 5 mois ; une personne de 60 ans peut encore espérer vivre 14 ans 3 mois ; une de 70 ans, 8 ans 8 mois ; une de 80 ans, 4 ans et 8 mois ; une de 90 ans, un an et neuf mois.

On sait que partout les jeunes enfants, ceux de 0 à 1 an notamment, fournissent un contingent énorme à la mortalité. D'après Duvillard dont les calculs datent aussi du siècle dernier, avant la Révolution, presqu'un quart des enfants mouraient dans la première année et un tiers ne parvenaient pas à l'âge de deux ans ; un peu plus de la moitié arrivaient à 20 ans. Les résultats sont devenus bien meilleurs aujourd'hui et déjà d'après Demonferrand dont les calculs ont été faits sur le mouvement général de la population en France de 1817 à 1832, le premier quart vit jusqu'à environ 3 ans, la première moitié ne disparaît que vers l'âge de 43 ans et à 63 ans il reste encore presque le tiers des personnes nées le même jour.

Nous avons cru utile de rappeler ces généralités qui résultent de calculs basés sur des statistiques générales. Mais comme on ne peut accorder à ces probabilités qu'une confiance très relative, les résultats de nos statistiques partielles et forcément incomplètes n'auraient à cet égard qu'un bien médiocre intérêt.

Nous laissons de côté la *Statistique du recrutement et des cas de réforme*. Il ne nous a pas paru possible d'en tirer des conclusions précises ; de même aussi la *Statistique morale* (le nombre et la nature des crimes) où l'on recherche la mesure de la moralité du pays. Nous n'avons pas à cet égard les documents nécessaires.

XII

Agriculture, productions, industrie, commerce.

Nous avons, dans le chapitre consacré à l'étude géologique des terrains de la Bresse, indiqué les diverses natures de terre qui constituent la surface du sol, surface non pas en plaine uniforme et unie, comme aux environs de Chalon, dans la Bresse plus spécialement Chalonnaise, mais généralement inégale, ondulée, mamelonnée, coupée par les lits des cours d'eau, petites rivières et biefs qui la sillonnent, les petites vallées qui suivent ces cours d'eau et présentant des élévations et des pentes qui se dirigent dans tous les sens. Des prairies nombreuses et fertiles, arrosées par ces cours d'eau au trajet d'ordinaire calme et tranquille, mais que les pluies font souvent déborder, des prés bordés ça et là de saules, des champs coupés de contours et entourés de buissons parfois assez élevés et tantôt formés de vernes, tantôt de chênes ou d'épines et d'arbrisseaux divers, des étangs nombreux encore, des bois de chênes, de bouleaux et autres essences, puis comme nous l'avons dit déjà, de distance en distance, les maisons des cultivateurs couvertes en tuiles ou en chaume (1), isolées ou réunies en hameaux et près d'elles

(1) Sur 16191 maisons existant en 1866, il y avait encore dans l'arrondissement 8515 maisons couvertes en chaume, 7916 couvertes en tuiles. La proportion de ces dernières a depuis considérablement augmenté, et elles doivent maintenant atteindre un chiffre bien plus considérable que les premières.

les meules de paille ou *paillis*, protégés contre les vents par de longues perches qui se réunissent à leur sommet, des routes, des chemins vicinaux maintenant bien empierrés, mais aussi des chemins ruraux boueux, souvent impraticables pendant l'hiver, voilà sommairement l'aspect général du pays.

La nature du sol et les conditions topographiques de la Bresse Louhannaise la prédestinaient pour ainsi dire aux travaux de l'agriculture, à l'élevage du bétail et de la volaille, cette dernière industrie favorisée encore par la dissémination des exploitations sur le sol.

Population agricole de l'arrondissement de Louhans.

Nous avons vu que sur une population totale de 87004 habitants de l'arrondissement de Louhans, 65766 sont adonnés à l'agriculture. Au recensement de 1886 les 65766 unités de la population agricole étaient réparties ainsi :

34574 propriétaires cultivant exclusivement leurs terres, dont 8619 *patrons ou chefs d'exploitation* (7391 hommes, 1228 femmes), les autres journaliers, domestiques ou de la famille ;

29310 fermiers et métayers dont 5111 *patrons ou chefs d'exploitation* (4629 hommes, 482 femmes) ;

1435 horticulteurs, pépiniéristes, maraîchers dont 391 *patrons* (353 hommes, 38 femmes) ;

447 bucherons dont 4 *patrons*, les autres journaliers ou de la famille ;

Soit un total de 14125 *patrons ou chefs d'exploitation* dont 12376 hommes et 1749 femmes.

Agriculture de la Bresse louhannaise.

La statistique du département de Saône-et-Loire, de Ragut, publiée en 1838 et le journal l'*Agriculteur*, qui parut à Louhans quelques années après, sous les auspices de la Société d'agriculture de l'arrondissement, fondée à la même époque, ont donné sur l'agriculture du Louhannais d'intéressants détails, des appréciations et des renseignements très utiles que nous reproduirons en partie, en montrant les changements obtenus et les améliorations réalisées depuis cette époque.

Le sol de la Bresse louhannaise(1), comme nous l'avons dit déjà, et nous croyons devoir y revenir encore au début de ce chapitre, est d'une nature assez variée ; mais on trouve dans les diverses espèces de terrain une caractéristique spéciale, celle qui résulte de l'absence de roches, pierres ou débris pierreux, soit dans le sous-sol, soit dans la couche de terre cultivable, et cette circonstance jointe à sa composition dont nous allons parler, contribue à rendre d'une façon

(1) Dans sa profondeur, le terrain tertiaire de la Bresse est formé de diverses couches. Voici à titre de renseignement géologique, les couches de terrain traversé pour la fondation du pont du chemin de fer de la ligne de Dijon à St-Amour, sur la Seille, à Louhans, jusqu'à 10 mètres de profondeur : limon argilo-sableux en couche profonde à cause du voisinage de la rivière, 1 m. 45, — argile jaunâtre, 1,70, — argile bleue 0,60, — marne argileuse 1,30, — sable fin 1,90, — lignite et marnes lignites 0,80, — argile marneuse 1,70 et sable sur lequel repose la fondation.

De ces groupes de terrain, le plus important comme masse est de nature argileuse ou de marnes lignites, comme on le voit dans presque toute l'étendue de la Bresse Louhannaise, lors du fonçage des puits, couche de couleur rouge ou plus souvent gris bleu pâle, très compacte. Là où cette couche qu'on peut appeler encore argilo-siliceuse apparaît au jour, on la nomme communément alors, dans le pays, terrain blanc. Le

générale, le sol de la Bresse froid et humide, livrant difficilement passage aux eaux surabondantes et exigeant ainsi, plus impérieusement que les autres terrains, des travaux d'assainissement.

Nature du sol, classification des terres.

Le sol du Louhannais se divise : en terres argileuses (fortes), sablonneuses (légères), argilo-sablonneuses (franches) et argilo siliceuses (blanches).

1° *Les terres argileuses, terres fortes, terrain fort* dont l'argile forme la plus importante partie constituante, sont difficiles à travaill.r. Elles se divisent difficilement même sous l'influence des labours multipliés, mais par compensation elles s'ameublissent parfaitement par l'action des agents météorologiques, le gel, le dégel, le soleil et la pluie.

Cette circonstance permettait aux cultivateurs d'employer, pour labourer ces sortes de terres, même avant l'usage de la charrue Dombasle, une charrue à soc large et à versoir fortement contourné, montée sur un avant-train ; le soc en raison

plus souvent elle est sous-jacente à la couche de limon argilo-ferrugineux, couleur gris jaune, qui recouvre les plateaux bressans et leurs versants sur la rivière la Seille et ses affluents.

Sur presque toutes les pentes des coteaux on trouve l'affleurement d'une couche de sable fin argileux, notamment à Branges, Vincelles, Ratte. etc..; dans les parties basses des coteaux, ces sables, mélangés aux limons argilo-ferrugineux, rendent le sol facile à cultiver et très fertile.

Les rivières et ruisseaux ont er.usé et creusent encore. comme le témoignent de nombreux et fréquents glissements à travers ces divers terrains, des vallées plates assez vastes sur les rives de la grande Seille, et allant se rétrécissant vers leur origine. Elles sont formées d'alluvions modernes irrégulièrement composées des terrains précités ; recouvertes de prairies riches en amont des retenues des nombreux moulins établis sur les cours d'eau, plus pauvres à l'aval de ces retenues, où les rivières le plus souvent encaissées dans un lit profond, forment plutôt drainage qu'irrigation.

de sa largeur prenait une large bande et levait de fortes mottes de terre qui s'ameublissait ensuite sous l'influence des agents atmosphériques.

Les terres fortes sont d'autant plus humides et froides qu'elles sont plus argileuses et il est toujours difficile de trouver le bon moment pour les labourer, ce qui a donné naissance au dicton populaire : il n'est que trois jours pour labourer les terres fortes, le premier elles sont encore trop humides, le second elles sont dans l'état convenable, le dernier elles sont déjà trop dures.

Les terres fortes se trouvent bien des printemps secs et des étés pluvieux ; les alternatives de soleil et de pluie leur sont spécialement favorables.

2° *Les terres sablonneuses, légères, terres à seigle,* surtout abondantes dans les communes de Branges et de Sornay, sont assez rares dans le reste de l'arrondissement. Quelques-unes sont très fertiles. Ces terres sont facilement perméables à l'eau et à l'air, propres à être travaillées en tout temps et avec facilité, elles sont par leur nature sèches et chaudes et se trouvent bien des années humides ; toutes les charrues leur conviennent.

3° *Les terres argilo-sablonneuses, terres franches* sont assez nombreuses dans notre voisinage et disséminées dans toutes les communes du Louhannais dont elles constituent le sol le plus précieux et le plus fertile. Placées par leur composition entre les sables et les argiles, elles offrent aussi des propriétés intermédiaires ; la ténacité et la cohésion de l'argile sont diminuées par le mélange de sable, et lorsqu'elles contiennent un peu de calcaire, ce sont les véritables terres normales propres à toutes les cultures.

On appellera aussi terres *sablo argileuses* celles où la proportion de sable est plus marquée encore que celle de l'argile.

4º *Les terres argilo-siliceuses, terres blanches* ne constituent pas chimiquement un sol spécial et distinct. Le sable associé à l'argile y est très fin et elles ne diffèrent en réalité des sols argilo sablonneux que par un état particulier de couleur et de finesse de la silice impalpable associée à l'alumine. En raison de leur couleur blanche elles repoussent les rayons du soleil, aussi méritent elles spécialement le nom de *terres froides*.

La grande ténuité des particules constituantes de ce terrain le rend plus imperméable et fait que la pluie le bat, le tasse et le durcit. Les influences atmosphériques ont peu d'effet pour le diviser et l'ameublir, aussi faut-il donner à ces sortes de terre de nombreuses façons. C'est dans ces terres surtout que se maintient l'usage des labours superficiels par l'ancien araire dont le soc offre deux ailes de faible dimension et dont le versoir est faiblement contourné. Elles demandent à être souvent labourées et sarclées pour s'opposer au tassement excessif auquel elles sont plus sujettes que les autres.

S'il y avait dans ces terrains de 2 à 5 pour cent de carbonate de chaux ou même seulement 1 pour cent, ils constitueraient, au moyen d'engrais et d'humus, une terre arable de très bonne qualité. Il faut suppléer à l'absence ou à l'insuffisance de cet élément, en les amendant par le chaulage. La chaux est du reste pour toutes nos terres un élément indispensable d'amélioration.

Les terres blanches sont très répandues dans le Lonhainais où elles forment près des trois quarts de son territoire. Les terres qui ne reçoivent pas ce nom ont toutes avec elles des analogies de propriété et de culture ; elles se rapprochent de leur nature par une finesse moins grande sans doute, mais encore trop considérable de leurs particules constituantes.

On distinguait autrefois dans ces variétés de terres, d'après leur qualité et leur usage cultural, les *terres à blé* et les *terres à seigle*. On verra plus loin combien l'étendue de ces dernières diminue, le seigle cédant partout la place au froment.

Nos *terres blanches* étaient considérées comme convenant au froment et au seigle, mais cela selon leur plus ou moins grande fertilité. Les *terres sablonneuses, légères* étaient *les terres à seigle*, et les vraies *terres à froment* étaient les *terres franches et fortes*, ces terres dans lesquelles domine l'argile et qui produisent, après les pluies abondantes, une boue grasse et tenace, d'où le vieux proverbe bien connu « bonne terre, mauvais chemins. »

La terre arable n'a pas partout la même épaisseur, cette épaisseur varie en général entre dix et trente centimètres. De 20 à 30 centimètres et plus, on dit que le sol est *profond*. Il en est ainsi dans la partie orientale du canton de Cuiseaux qui en se rapprochant des montagnes, est d'une fertilité plus grande, dans celui de St-Germain-du-Bois où il y a une couche de terre végétale argileuse très épaisse et dans celui de Pierre qui est le plus favorisé à cet égard, surtout dans la partie de son territoire qui avoisine le Doubs.

Un sol moyen a de 15 à 20 centimètres. Quand l'épaisseur de la couche cultivable n'est plus que de 10 à 12 centimètres, c'est un sol *superficiel* d'où les fermiers proscrivent trop sévèrement peut être les labours profonds et où ils ne veulent souvent employer que l'araire avec lequel ils ne font qu'égratigner le sol.

Pourtant le *sous sol*, c'est-à dire ce qui est au dessous de la couche cultivée, est en général de bonne nature dans notre Bresse; il ne lui manque, pour devenir fertile, que d'avoir été soumis pendant quelque temps à l'action de l'air, du soleil et des autres agents météorologiques.

Le *sous-sol* offre ordinairement une composition chimique semblable à celle du sol qui le recouvre, puisque c'est sa

surface, du reste, qui a été convertie peu à peu en terre
arable. Quelquefois pourtant il en diffère, et il est alors le
plus souvent constitué par une argile compacte, légèrement
ferrugineuse, à laquelle les cultivateurs donnent le nom de
terre rouge. Cette espèce de terre n'est point du tout impro-
pre à la culture et par son mélange au sol cultivé sous lequel
elle repose, elle constitue un terrain d'une fertilité convenable lorsqu'il a été amélioré par son exposition à l'air, par
des engrais, par le temps et par la culture.

Le sous-sol sableux est assez rare ; le caractère à peu près
commun aux sols de tous les terrains du Louhannais, c'est
la compacité, et par suite l'imperméabilité soit à l'eau (nous
avons déjà insisté longuement à cet égard au début de cet
ouvrage), soit aux racines des plantes ; c'est pourquoi les
plantes dont les racines doivent pénétrer à une grande profondeur, comme la luzerne, réussissent assez mal ; arrêtées
par la terre compacte du sous-sol elles ne tardent pas à
dépérir tandis que le trèfle vient bien au contraire dans les
terres grasses tenaces.

C'est en raison de ces circonstances, humidité du sol,
imperméabilité du sous sol et faible épaisseur de terre végétale de certains terrains, que se maintient la pratique du
petit billonage que l'on préfère à la culture en planches quoiqu'elle fasse perdre une surface assez étendue de terrain.
Mais dans les terrains plats et humides, et ils sont en nombre dans l'arrondissement, les raies nombreuses paraissent
le moyen le plus simple de se débarrasser des eaux surabondantes. Pour mettre les racines des plantes à l'abri de
l'humidité les billons étroits et bombés conviennent en effet
d'autant plus que le sol est moins perméable et la couche
végétale moins profonde. A ce point de vue la culture en
petits billons peut être avantageuse dans les terres fortes de

notre climat humide où les plantes ont souvent à souffrir en hiver de l'excès de l'humidité du sol.

Composition chimique, analyse des terres.

Au point de vue de la composition chimique, l'argile est un silicate d'alumine hydraté. Les argiles ordinaires contiennent, outre la silice et l'alumine, de petites quantités d'oxyde de fer ainsi que de la chaux et des alcalis. La silice et l'alumine sont dans les terres en proportions très variables suivant qu'elles sont plus sableuses ou plus argileuses, ainsi l'argile contient 24 à 45 de silice ou acide silicique, 14 à 40 d'alumine, 11 à 36 d'eau de combinaison. Dans bien des terres argilo-siliceuses que nous avons fait analyser la proportion de silice va à 85, celle d'alumine reste à 6 ou 8 ; 3 ou 4 de perte au feu ; les autres matières ne forment guère toutes ensembles que 2 ou 3 0/0 : en oxyde de fer dont la proportion s'élève quelquefois davantage, en chaux dont la quantité atteint à peine quelques millièmes ou dix millièmes dans la plupart des cas, quelquefois 0,50, 0,80 pour 100, rarement plus, sauf dans quelques terres notamment du canton de Cuiseaux se rapprochant de la montagne; en alcalis, magnésie..; acide phosphorique... etc.

Pour les expériences comparatives sur les divers terrains et le choix judicieux des engrais, une analyse détaillée du sol est nécessaire. C'est à un chimiste expérimenté qu'il faut la demander, et dans notre département on peut s'adresser en toute confiance au laboratoire agronomique de Cluny. On aura ainsi le dosage exact des principes essentiels, de la chaux, de l'azote, de l'acide phosphorique, de la potasse et l'on pourra, de la connaissance de ces éléments de fertilité du sol, déduire la nature et la quantité des engrais qui lui manquent.

Si l'on veut se rendre compte seulement des proportions de sable et d'argile, la manière est facile, par simple délayage dans l'eau et lévigation: lorsqu'on met dans l'eau une terre argileuse et qu'on agite avec une baguette, l'argile proprement dite entre en suspension sous forme impalpable, tandis que toutes les parties pierreuses, sableuses ou siliceuses tombent au fond du vase et y demeurent. On peut séparer l'argile lorsqu'elle est encore suspendue dans l'eau, en faisant écouler cette eau par la décantation. Le liquide obtenu laissé déposer l'argile. Au besoin on fait une seconde lévigation pour enlever les dernières particules siliceuses et avoir l'argile tout à fait isolée. Quand le dépôt impalpab'e (d'argile) ne se forme pas facilement on peut hâter sa précipitation par l'addition de quelques dix millièmes d'un sel calcaire ou magnésien. Ces déterminations devront être faites après une dessication prolongée de la terre à la température de 100 degrés, et ensuite la pulvérisation dans un mortier (avec un pilon de bois de manière à ne pas casser les pierres et débris pierreux s'il s'y en rencontre). On pèse les deux lots, sable et impalpable après les avoir soumis à une nouvelle dessication.

Ce procédé très simple et sans appareils spéciaux permet de se rendre compte des proportions et excès des éléments argile ou sable. Déjà quand la proportion d'argile dépasse 40 ou 50 %, la terre est difficile à travailler. Dans les terrains argilo-sablonneux où cette proportion est inférieure, la présence ou l'addition de carbonate de chaux en font un très bon terrain pour la culture.

Le calcaire, s'il existe, se révèle par l'action d'un acide produisant l'effervescence de l'acide carbonique. Elle sera sûrement insignifiante ou nulle. Nous avons déjà dit combien les terres contiennent peu de chaux. Nous redirons encore en parlant des amendements, combien elle est nécessaire.

Superficie de l'arrondissement de Louhans ; contenance par nature de culture.

La superficie de l'arrondissement de Louhans est de 118 376 hectares. Voici comment elle est répartie d'après le dernier travail fait en 1879 et par comparaison avec 1852 :

	1852	1879
	hectares	hectares
Propriétés bâties et terrains d'agrément, c'est-à-dire de maisons, jardins, terrains dits de qualité supérieure.....	745	796
Terres labourables...............	66.869	72.713
Prés et herbages.................	21.423	22.871
Vignes	374	564
Bois............................	24.311	19.153
Landes et autres terrains incultes...	3.100	1.248
Étangs, marés, bassins...........	1.554	1.031
Superficie totale de l'arrondissem¹.	118.376	118.376

La superficie des terres labourables qui était en 1851 de 56,18 pour cent par rapport à l'étendue totale de l'arrondissement est en 1879 de 61,42 pour 100, ce qui le place en bon rang, à cet égard, parmi les régions agricoles. C'est aux dépens des landes et terrains jusque là incultes et aussi des bois dont la superficie a diminué de 5.000 hectares, que cette augmentation s'est produite. La surface consacrée aux prés a augmenté aussi ; elle forme environ le 5ᵉ de la surface totale.

La répartition des terres entre les différentes sortes de culture se modifie lentement avec le temps. Il est intéressant de rechercher les changements qui ont pu s'opérer depuis un

demi siècle. Le tableau qui suit indique l'*étendue des terres
cultivées en céréales*, d'après les statistiques de 1837, de
1852 et de 1886, avec les proportions données à chacune des
cultures et les rendements moyens à ces mêmes époques :

	1837		1852		1886	
	Étendue	Rendement	Étendue	Rendement	Étendue	Rendement
	hectares	hectol.	hectares	hectol.	hectares	hectol.
Froment....	19.872	10	20.875	11	24.416	14
Méteil......	147	11	296	12	142	14
Seigle......	5.450	12	3.834	13	2.745	14
Orge........	1.028	12	487	13	932	18
Sarrasin....	5.810	11	5.233	13	3.371	15
Avoine......	1.850	44	1.692	18	1.669	23
Maïs........	10.640	9	14.150	13	14.229	20
Millet......	50	13	50	14	50	16

Ce tableau des contenances montre que les deux cultures
dominantes sont celles du blé et du maïs. D'après les chiffres
comparés de la statistique de 1886 avec celle des époques
précédentes, on voit tout d'abord une augmentation de 4000
hectares environ de la superficie emblavée en froment; le
produit moyen est actuellement de 14 hectolitres et s'est
accru ainsi de 3 et même de 4 hectolitres à l'hectare. Le
maïs qui s'était accru beaucoup de 1837 à 1852, reste au
chiffre considérable de plus de 14.000 hectares pour l'arrondissement et le rendement a été porté de 13 à 20 hectolitres
à l'hectare. Les emblavures de sarrasin et de seigle diminuent. Cela tient surtout pour le sarrasin au peu de constance
de sa récolte qui parfois tombe sous l'influence de la température à un chiffre insignifiant. Autrefois sur beaucoup de
terres maigres, sablonneuses, dites *terres à seigle*, on ne

croyait pouvoir cultiver que cette céréale avec laquelle se faisait le pain de seigle base de la nourriture du paysan du Louhannais. On y cultive maintenant partout du blé, dont les emblavures augmentent pendant que celles du seigle diminuent. En 1837, le quart des terres emblavées l'était encore en seigle, les trois autres quarts en froment. Si l'on se reportait plus loin en arrière, d'un siècle par exemple, ce serait bien autre chose, et la proportion serait inverse. Nous trouvons en effet dans un état fourni à l'intendant de Bourgogne en 1726 relatif au produit des terres pour la banlieue de Louhans que le quart des terres étaient semées en froment, les trois autres quarts en seigle. Mais sans aller si loin, ce qui enlève toujours de l'exactitude aux appréciations, si l'on combine les résultats de l'extension de la culture du froment et de l'augmentation du rendement par hectare on trouve que la production de ce grain a à peu près doublé en 50 ans dans l'arrondissement.

Le tableau que nous avons donné de nos cultures céréales, superficie en hectares et rendement moyen en hectolitres par hectare, permet d'apprécier le mouvement de la production en grains de l'arrondissement et d'avoir, comme conséquence d'une simple multiplication, la production de l'arrondissement en hectolitres. Ces appréciations ne sont à coup sûr qu'approximatives et leur degré de verité dépend du soin employé à les établir ; ce soin n'est pas sans être parfois sujet à caution. Cette réserve faite, il en résulte que, dans son ensemble, bien qu'il y ait de très grandes variations d'une année à l'autre, le rendement des céréales a beaucoup augmenté depuis une cinquantaine d'année, ce qui est un indice de progrès déjà considérable, dans les procédés de culture.

On voit aussi que les céréales occupent chaque année les 2/3 environ des terres labourables. L'autre tiers est consacré en partie à d'autres cultures, pommes de terre, racines et légumes, betteraves, raves, navette, chanvre... en partie à la jachère. La *jachère* résultant de l'assolement triennal occupait 18000 hectares en 1837, 13500 en 1852; elle tend encore à diminuer de plus en plus en raison de la nécessité sentie par nombre de cultivateurs de faire une plus large part aux cultures fourragères et aux plantes sarclées, en réduisant ainsi la jachère proportionnellement au terrain cultivé.

Voici maintenant, comme complément du tableau précédent, l'*étendue des autres cultures* que nous venons de signaler :

	1837	1852	1886
	hect.	hect.	hect.
Pommes de terres...............	3207	4308	4621
Betteraves	75	165	622
Navette	} 4289	3770	3060
Colza			340
Chanvre...................	847	657	412
Prairies artificielles, trèfle, luzerne et fourrages consommés en vert........	1115	1230	3000

Les cultures fourragères, prairies artificielles, prennent de l'extension, surtout le trèfle ; la luzerne ne trouvant point un terrain convenable et suffisamment profond pour ses racines, n'est cultivée qu'exceptionnellement.

Les prairies naturelles sont passées de 21000 à 22500 hectares; elles sont fertilisées par des eaux abondantes et limoneuses. Le rendement moyen des prés dépasse 3000 kilog. à l'hectare.

La culture des pommes de terre, très répandue, occupe près de 5000 hectares. Les betteraves sont en progression rapide. La navette, le colza et surtout le chanvre sont en diminution croissante.

Les légumes secs, surtout les haricots, sont semés le plus souvent au travers des maïs et apportent encore un notable appoint à la consommation du pays, ainsi que les légumes frais, choux, carottes, les courges, les raves, etc.

Aspect et étendue des champs, contours, clôtures, haies, fossés.

Les champs, dans presque tout le pays à l'exception des terres du Finage au voisinage du Doubs, dans le canton de Pierre, sont généralement de petite étendue et clos de haies vives et de fossés.

On y remarque à leurs extrémités et souvent à leur intérieur même, loin des haies dans les directions les plus convenables des espèces de chemins ou plates-bandes, larges d'environ deux mètres, plus bas de surface, connus sous le nom de *contours*, parce que c'est sur eux que le laboureur retourne sa charrue quand il trace les sillons du champ. Ils sont destinés principalement à assainir les champs et à recevoir le dépôt des terres que les eaux entraînent d'autant plus facilement que la compacité du sous-sol empêche leur infiltration. Avant le labourage, en automne ou au printemps on *relève les contours*, opération souvent réitérée, fructueuse du reste, car la terre rapportée au milieu du champ en améliore le sol, rehausse sa surface, la bombe et procure plus facilement l'écoulement des eaux. Les contours près des haies vives servent aussi à empêcher les racines des haies de s'étendre sur le sol en culture.

Dans le sens longitudinal des sillons et le long des haies qui leur sont parallèles, on voit encore d'autres chemins creux comme les contours, larges d'un mètre au plus, appelés *concires, concises* ou *baraynons*, destinés aussi soit à l'assainissement, soit à prévenir l'extension des racines des haies.

Les clôtures consistent en haies ou buissons souvent élevés, tantôt formés de vernes, tantôt de chênes ou d'épines et arbrisseaux variés. Ils sont établis sur la terre provenant des fossés, arrangée avec art, en manière de petit mur et désignée sous le nom de *douve*.

Les essences épineuses des buissons sont l'aubépine ou épine blanche dont le fruit est la poire à bon Dieu, l'épine noire ou prunellier qui donne les prunelles ou plosses, les ronces qui donnent les mourons ou mûres de ronces, l'églantier ou rosier sauvage qui donne les grattes culs, le nerprun dont les fruits sont de petites baies noires, le néflier et l'épine vinette assez rares; enfin quelques plants de genévrier et de houx. essences épineuses à feuilles persistantes.

Les essences non épineusess sont l'aulne ou verne, le chêne, l'orme, le charme, le bouleau, le noisetier, la bourdaine ou peute verne, le fusain ou bonnet de prêtre, le troëne, les saules etc..., et parmi les essences non épineuses à feuilles persistantes le genêt...

Les pommiers et poiriers sauvages sont devenus assez rares.

On trouve dans les haies diverses plantes encore, notamment des plantes grimpantes, comme la vigne sauvage, le houblon, le chèvre-feuille.

Le prunellier ou épine noire, quoique très abondant, est moins commun qu'autrefois dans les buissons. Souvent quand on replante une haie on ne met plus d'épines noires dont les racines sont trop traçantes, on plantera plutôt la verne et l'aubépine, même ensemble dans le même buisson.

On plante de plus en plus la verne sans l'associer à d'autres arbrisseaux. Elle convient très bien aux fonds humides, pousse vite et donne des perches et des fagots très utiles pour le chauffage des fours.

Les buissons bien garnis ont une action favorable sur les terres et l'élève du bétail qu'ils garantissent contre les mauvais vents. Les fossés qui les bordent ont en outre l'avantage de contribuer dans une large mesure à l'assainissement des champs et des prés.

On coupe les buissons productifs tous les 4 ou 5 ans. On profite de cette opération pour curer les fossés, recharger de terre les *douves*, couper et plier sur celles-ci les haies devenues trop grandes et garnir de plants les brèches ou *écorcés*. Chaque année, s'il y a lieu, on arrache les *accrus* ou plants provenant de racines traçantes. Le curage des fossés et la réparation des douves s'exécutent dans les beaux jours de février ou de mars, et le plus qu'on peut dans l'année où le champ est cultivé en maïs, sarrasin ou autres menues graines, parce que, leur récolte n'ayant lieu qu'en octobre, le bétail n'y pâture pas, et le tendre rejet de la haie ne risque pas d'être dévoré.

Division de la propriété, étendue des domaines, morcellement, exploitation par le propriétaire ou par le fermier.

Nous avons indiqué le nombre des propriétaires cultivant leurs terres, comparé au nombre total des cultivateurs 34.574 propriétaires, y compris la famille, pour 67.766 cultivateurs ou unités agricoles, soit plus de moitié propriétaires.

La proportion est même bien supérieure en ce qui concerne le mode d'exploitation par propriétaire ou fermier, car sur 13.730 domaines ou exploitations rurales, 8.619 sont cultivés par le propriétaire, 5.111 par le fermier ; soit près des 2/3 cultivés par le propriétaire.

On distingue généralement, dans le langage agricole, les domaines en grands, moyens et petits.

Sont considérés dans la région comme de *grande pro-*

priété les domaines de 50 hectares et au-dessus, et ils sont très rares, 1 ou 2 %;

De *moyenne*, ceux à partir de 15 à 20 hectares jusqu'à 50 hectares, il y en a environ 25 ou 30 %;

De *petite*, ceux au dessous de 15 hectares, environ 70 %.

Pour une surface, terres et prés, d'environ 96.000 hectares, le nombre total des exploitations de l'arrondissement 13.730 donne, pour l'étendue moyenne d'une exploitation, 7 hectares.

Presque tous les petits propriétaires et beaucoup de moyens exploitent par eux-mêmes; mais en général, les grands propriétaires et ceux de moyenne déjà assez élevée n'exploitent pas et leurs domaines sont cultivés et exploités par des fermiers. Le métayage ou fermage à moitié fruits est une exception.

La division du sol qu'a créée la Révolution et que maintiennent nos lois civiles et notre législation sur le partage des biens a comme conséquence la petite culture. L'exploitation directe par le propriétaire, pour la petite culture, est assez fructueuse malgré la routine et l'emploi des méthodes arriérées ; le propriétaire a en effet un intérêt évident à améliorer sans relâche sa propriété. La petite culture ne se prête pas, il est vrai, à une exploitation économique et scientifique comme celle de la grande propriété par les machines, instruments et procédés nouveaux, mais elle se prête admirablement à l'élevage de la volaille, industrie si prospère dans la localité. On peut évaluer dans ces conditions le produit des propriétés divisées comme d'un quart supérieur environ à celui des grands domaines. Le morcellement n'a donc rien d'excessif ni d'alarmant et doit plutôt être regardé, dans les limites où il paraît devoir se maintenir (voir page 214, cotes foncières), comme un phénomène favorable au progrès agricole et au développement du bien-être des populations L'accroissement du nombre des propriétaires est un signe certain d'amélioration.

Fermages, baux, salaires.

Les baux à ferme commencent et finissent au 11 novembre. Ils sont de trop courte durée, ordinairement de trois, six ou neuf ans, ou plutôt de neuf ans, mais avec résiliement après la 3me et la 6me année, en se prévenant un an d'avance. Le fermier n'a pas une garantie suffisante de durée de jouissance pour améliorer des terres dont il n'est pas sûr de profiter du produit. Des baux plus longs constitueraient une meilleure condition de bonne culture.

Le prix de location des terres était, il y a 50 ans, de 40 à 5 francs l'hectare ; ce prix sujet à variation s'est élevé de nos jours à 60 et 70 francs, même davantage. Les fermiers payent, en sus du prix du bail, des redevances en nature comme volailles, beurre, œuvre, charroi..... Un cheptel de bestiaux et de fourrage est attaché à la ferme. Une visite et reconnaissance du domaine ont lieu ordinairement lors du commencement du bail et ont pour sanction, s'il y a lieu, des dommages-intérêts pour réparations locatives et méculture.

On amodie quelquefois et plus avantageusement les terres, mais surtout les prés, en détail, sans logement ni aucun cheptel.

Quant à la valeur vénale du sol, d'après les tableaux publiés par le ministère des finances, par arrondissement, la valeur moyenne à l'hectare dans l'arrondissement de Louhans était en 1851 de 1320 francs, en 1879 de 1829 francs, et en 1884 de 1570 francs, tandis que cette valeur moyenne pour la France entière ressort à 1276 francs en 1851, à 1830 francs en 1879 et à 1783 francs en 1884.

Les cultivateurs, soit propriétaires, soit fermiers, sont

presque toujours obligés de prendre des domestiques pour l'exploitation des domaines à moins qu'ils n'aient une famille nombreuse et en âge. Les salaires ont reçu une augmentation croissante. Le prix moyen des domestiques de ferme, qui était de 100 à 120 francs il y a cinquante ans, est environ aujourd'hui de 250 francs par an. Celui des servantes est passé de 60 à 150; on leur donne encore, comme autrefois, avec le gage, de la toile, de la laine et quelques paires de sabots.

Le prix moyen des journaliers a doublé également. Il est pour les hommes 1 fr. 50, les femmes 1 fr. 25 et nourris. Parmi les ouvriers agricoles, il est un certain nombre de petits propriétaires qui travaillent alternativement pour eux et pour les autres.

Assolements, Succession des cultures.

Deux assolements sont suivis dans la Bresse Louhannaise: l'assolement biennal et l'assolement triennal.

Le premier de ces assolements, *assolement biennal* ou conduite de terre de deux mains, est presque le seul en usage dans les fertiles terrains des bords du Doubs (quelques communes du canton de Pierre), de la Saône et aussi de la vallée de la Seille (quelques communes des cantons de Cuisery et de Montpont) et dans les communes orientales du canton de Cuiseaux. Il est encore pratiqué souvent ailleurs, dans la petite propriété.

Les mêmes cultures se reproduisent tous les deux ans. Ainsi, à une récolte de blé, après lequel on sème même encore quelquefois, dans les meilleurs terrains, des raves ou du sarrasin dit alors d'*érobles*, succède l'année suivante une récolte de maïs, pommes de terre, betteraves et autres plantes sarclées ou du trèfle, ou quelquefois de l'orge ou de l'avoine

de printemps; et dans la troisième année on revient de nouveau au blé et ainsi de suite.

L'assolement le plus en usage, principalement dans tous
les cantons du centre de l'arrondissement, est l'*assolement
triennal* ou de trois mains, c'est-à-dire que tous les trois
ans le blé revient à la même place. Il est ainsi combiné :
1re année, blé ou seigle ; 2e année, maïs, pommes de terre,
sarrasin ; 3e année, jachère. Mais c'est là l'assolement
triennal réduit à sa plus simple expression. Il faut l'envisager tel qu'il existe avec la variété des récoltes et la jachère
ordinairement incomplète et dont l'étendue se restreint.
Cherchons à le montrer dans sa réalité.

La première année, par exemple, on récolte des céréales,
blé ou seigle ; mais fort peu de seigle, fort peu aussi d'orge
d'hiver, céréales semées l'automne précédent, après forte
fumure.

L'année suivante ou 2e année est celle des plantes sarclées,
maïs, pommes de terre, betteraves qu'on a semés au printemps, sarrasin semé fin juin, raves qu'on sème ordinairement dans le maïs ou le sarrasin ; plus accessoirement,
trèfle et menus grains en petite proportion, avoine, orge
d'été, panis, pois, fèves et autres analogues.

La 3e année est l'année de la jachère ou som rd. Cette
jachère est complète et morte, ou bien incomplète et en
partie cultivée, c'est-à-dire ne commençant alors qu'au
milieu de l'été, après la récolte de fourrages artificiels, soit
de trèfle incarnat, soit de trèfles communs, soit de vesces
semées au printemps, en plusieurs fois, réales ou avec
maïs, avoines.. pour fourrage vert, soit enfin de la navette
semée l'année précédente à travers le sarrasin ou le maïs.
On ensemence aussi quelques parties en fèves, pois, vesces,
haricots, raves.

Ce terrain comme celui de complète jachère qui sert au

pâturage est ensuite labouré et préparé pour la semence. La jachère comporte plusieurs façons aratoires, c'est-à-dire au moins 2 ou 3 labours d'été alternant avec des hersages. Il faut non seulement nettoyer mais encore ameublir le terrain, et ensuite le fumer car c'est pendant l'année de jachère que sont répandus les engrais. Le fumier s'applique selon les exigences du travail, avant chacun des labours de la jachère, mais il est d'autant mieux assimilé par le sol qu'il est enterré dès les premières façons. Lorsqu'on enterre le fumier par le 3e ou avant dernier labour, il faut donner celui-ci moins profond pour que le dernier ne ramène point le fumier à la surface.

La création des prairies artificielles prend d'année en année un plus grand développement ; c'est ce qui modifie surtout l'ancienne jachère. Il est désirable de voir ces cultures fourragères remplacer les guérets improductifs qui occupaient tant de place ; on est obligé de reconnaître, toutefois, que la substitution ne peut être immédiate, et qu'elle est subordonnée aux circonstances agricoles et économiques.

Ce sont les trèfles surtout qui méritent de prendre de l'importance, nos terrains n'étant pas assez profonds pour la luzerne et assez calcaires pour d'autres fourrages, le sainfoin, etc.

Le *trèfle incarnat* appelé improprement *trèfle rouge* dans le langage du pays, se sème lors du binage ou après la récolte du maïs, ou encore dans le sarrasin ; il peut occuper ainsi une portion de l'année de jachère et se récolte au mois de mai sur la terre qui se resème en froment la même année. Il peut se semer aussi après un labour très superficiel à la place qu'occupait le blé.

Le trèfle ordinaire ou *trèfle vert, trèfle violet*, se sème dans le blé même, au printemps. Il occupe la terre 18 mois et plus. On le récolte en deux coupes la 2e année, quelquefois on ne le défriche qu'après la première récolte de la 3e année. On commence à introduire largement le trèfle dans la rotation triennale en certaines localités, de sorte que les cultures se succèdent ainsi : cultures sarclées, blé, puis trèfle. Avec cette alternance les plantes trouvent dans le sol, sans l'épuiser et sans un accroissement exagéré de fumures, les substances qui leur conviennent.

La jachère morte tend à disparaître au profit des fourrages artificiels. Son avantage était de réparer la fécondité du sol auquel on ne pouvait restituer la quantité d'engrais nécessaires, de permettre par les nombreuses façons données pendant le cours de sa durée, de le nettoyer des mauvaises herbes ; mais elle était improductive. L'assolement amélioré en donnant plus de fourrages, permet d'avoir plus de bestiaux et par suite des fumiers plus abondants.

Cette heureuse transformation, pour laquelle faisait déjà une si vigoureuse campagne la Société d'Agriculture de Louhans, depuis 1838, surtout à l'époque où elle dirigeait la ferme modèle de Château-Renaud est la plus importante subie par cet assolement triennal du pays, qui remonte haut dans l'antiquité. Elle a coïncidé aussi, sous la même influence, avec l'introduction d'instruments aratoires meilleurs.

L'assolement préconisé par la Société d'Agriculture et mis en usage par l'abbé Marmorat dans la ferme expérimentale de Château-Renaud était de 7 soles, mais cet assolement était un assolement composé présentant l'assemblage de deux rotations distinctes, l'une de 3, l'autre de 4 ans, dans lesquelles la jachère était remplacée par des fourrages. Il comprenait une période de transition n'abandonnant qu'en partie la jachère. M. Prat dont nous avons pu voir les belles cultures quand il faisait valoir sa ferme de Montagny, aux terres moyennes, argileuses et terrain blanc, avait adopté ce système d'assolement avec un défoncement graduel de 8

centimètres d'abord et de 8 autres au bout de trois ans, en
sus de celui de 15 habituel dans la plupart des fermes de la
localité. Il put établir successivement beaucoup de trèfle et put
augmenter considérablement, grâce à l'appoint de ce fourrage, le nombre des têtes de bétail de la ferme. Nous avons
apprécié nous même l'heureux effet du défoncement de ses
terres porté ainsi à 30 centimètres au lieu de 15, et acquis
l'assurance que ce défoncement accompagné d'engrais en
quantité suffisante lui procurait à chaque récolte des bénéfices de plus en plus abondants. Chaque année de semaid,
il tenait essentiellement à donner le premier coup de charrue
à toute la profondeur de la terre déjà défoncée, sauf au dernier coup de labour à ne le donner que de la profondeur
nécessaire pour bien couvrir les grains. Pour faire ces défonce-
ments successifs, il lui fallait, il est vrai, plus d'engrais,
mais le bétail plus nombreux le lui donnait bientôt ; il n'en
acheta que les premières années. Je me rappelle encore avec
quel soin il soignait ses fumiers, ses fosses à purin, ses
composts où rien n'était perdu. Là où le rendement du blé
n'était que de 13 à 14 hectolitres à l'hectare, il arriva facilement dans ses terres défoncées, bien cultivées et bien
fumées, au résultat de 20 hectolitres à l'hectare, soit 33 doubles au journal au lieu de 22, sans autres engrais que ceux
de la ferme. Il avait porté aussi, en peu de temps, à 36 ou
38 le nombre de têtes de bétail qui était de 19 ou 20 avec le
précédent fermier. Chaque année, dans sa ferme de 40 hectares où il avait supprimé la jachère, il semait 3 hectares 34
ares (10 journaux) de trèfle sans diminuer en rien ses cultures de blé ou de maïs. Son exemple a largement contribué à
l'extension des prairies artificielles dans nos localités. Toutefois l'assolement est resté chez tous, l'assolement triennal,
avec jachère plus ou moins diminuée.

Tous ces perfectionnements tendent en somme à supprimer la jachère nue et arriver graduellement à l'assolement de deux ans, ce qui sera assez difficile, dans notre pays, les cultivateurs tenant à leur culture de 3 ans, manquant de ressources pour se procurer des engrais et ayant des baux que les propriétaires ont peu de tendance à vouloir faire plus longs. On n'entrera que trop lentement, il y a lieu de le craindre, dans la voie de l'agriculture nettement progressive.

Instruments agricoles.

Les progrès de l'agriculture sont lents aussi en ce qui regarde l'outillage. Dans beaucoup de fermes le labour s'opère encore avec des instruments rudimentaires.

L'antique araire, cette vieille charrue du moyen âge est loin d'avoir cédé partout la place à la charrue perfectionnée. Il est même très répandu dans la plupart des cantons et presque employé seul dans beaucoup de terres blanches. Cet araire des terres blanches, charrue simple, sans avant train, avec un soc triangulaire offrant deux ailes de faible dimension et versoir en bois, à peine contourné faisant angle prononcé avec le corps de la charrue n'effectue qu'un labour très superficiel. Le soc étroit fait de très petites mottes de terre, au gré du cultivateur qui le recherche, car par leur exposition à l'air elles ne peuvent se fuser, comme cela arrive dans les terres fortes. Par sa forme, par sa faible torsion, le versoir de l'araire pousse plutôt qu'il fait tourner la motte, et la renverse en l'écartant, la pressant et brisant la terre qui, dans ce sol, est de médiocre consistance ; mais l'ameublissement de la terre n'est produit par son intermédiaire qu'aux dépens de la vitesse et de la qualité du labour, la bande est mal retournée, l'herbe est mal cachée. Comme cette charrue manque de régulateur c'est par l'action de soulever et d'abaisser les mancherons qu'on détermine l'entrée du soc, efforts qui par leur irrégularité fatiguent également le laboureur et les animaux qui la traînent. Elle manque aussi d'aplomb, ce qui la rend plus difficile à tenir mais elle exige peu de tirage, en raison de la faible profondeur des labours.

La présence d'un régulateur, quand on l'ajoute, permet de labourer plus ou moins profondément la terre. Nous avons déjà montré l'utilité des labours profonds ; nous n'avons pas à y revenir ici.

La charrue à double versoir est aussi employée dans quelques parties de l'arrondissement, mais seulement pour billonner et ensemencer les céréales.

Autrefois la charrue des terres fortes ou argileuses était une charrue à avant train ou à roues, semblable au reste à l'araire, mais à soc large, à versoir contourné, levant déjà de fortes mottes de terre, ce à quoi le cultivateur ne trouvait plus là d'inconvénient car les terres fortes, lorsqu'elles ont été remuées, s'ameublissent facilement à l'air.

La charrue Dombasle aujourd'hui répandue partout et employée surtout pour les terres franches et fortes fonctionne sans avant train et a les qualités de solidité nécessaires, unies à une légèreté de traction qui diminue l'effort. Elle fatigue moins les animaux qui la traînent et fait un travail meilleur et plus expéditif. Elle est d'une direction facile et permet de labourer plus profondément. Des modèles de force variable s'adaptent du reste aux circonstances les plus variées : plus massive et plus lourde pour les labours profonds de 23 à 30 centimètres des terres fortes, une charrue de moindre force et à versoir moins allongé suffira pour les labours ordinaires en terre légère à une profondeur de 15 centimètres.

Le plus grand ameublissement des terres, la plus grande

propreté du travail fait par l'araire du pays a été un grand obstacle à l'introduction de la charrue perfectionnée. Celle-ci dans les terres blanches soulève en effet des mottes bien plus grosses qui ne s'ameublissent pas, et donnent au champ un aspect raboteux et motteux peu goûté des cultivateurs qui n'ont qu'une mauvaise herse, là où une herse puissante serait la corrélation nécessaire d'une puissante charrue.

Les herses dont l'usage est d'ameublir le sol après les labours, d'en égaler la surface, de la disposer à recevoir les semailles, et après les semailles d'enterrer la semence, sont de forme variable, à dents souvent trop courtes et travail par conséquent peu énergique. Notre agriculture se sert parfois d'une herse brisée réservée pour le hersage des petits billons. Le billonnage de nos cultures est dans une certaine mesure un obstacle à l'usage des herses perfectionnées.

Nos cultivateurs ne se servent pas du rouleau. Ils trouvent que les terres blanches sont souvent déjà trop battues et tassées par la pluie; son utilité pourrait être de tasser les terres trop légères, mais elles sont rares, d'écraser les mottes des terres compactes et de précéder avec utilité la herse. Faute de cet instrument, on est obligé souvent de briser avec la pioche les mottes de terre trop dures pour céder à l'action de la herse.

L'usage de la houe à cheval qui économise les frais de binage et existe maintenant déjà dans nombre de fermes, se répand avantageusement de plus en plus.

La houe à main est un des instruments les plus utiles de la petite culture; le basselon pour sarcler le maïs et les pommes de terre; le petit basselon pour le sarrasin, l'avoine, les pois, les fèves; il y a aussi le basselon à dents.

La pioche, espèce de houe plus épaisse, plus forte, plus longue, mais moins large que le basselon est employée pour les sarclages, dans les sols trop durs ou trop motteux, comme aussi pour le défrichement des bois quand elle est très lourde, très épaisse et très longue.

La pelle et surtout celle dite charbonnière sont aussi très employées. De même aussi la bêche connue sous le nom de rouchot qui sert pour lever les contours.

C'est le tombereau, charrette à 2 roues, basculant en arrière, qui est le véhicule en usage pour transporter les terres des contours sur l'étendue du champ; il sert aussi pour d'autres transports agricoles.

Les chars longs à quatre roues sont les voitures pour le service de la ferme. Assortis de ridelles, ils servent pour le transport des foins et des gerbes; ils servent aussi à transporter le fumier... etc.

Comme autres instruments en usage, citons encore la faux pour couper les foins, même aussi les blés, et le rateau emmanché obliquement pour les ramasser, la fourche de bois pour *foiner*; la faucille ou volant pour la moisson des céréales et quelques travaux d'émondage; la fourche de fer à 2 dents pour manier les fourrages, celle à 3 dents pour la litière.

Nos cultures trop morcelées se refusent à l'introduction des faucheuses, moissonneuses, faneuses, du rateau à cheval, etc., de toutes ces machines qui économisent le temps et la force. On ne les voit pas encore si ce n'est dans quelques communes du canton de Pierre. Elles ne pourront trouver leur application dans les petits domaines que par voie de location ou d'acquisition par association ou syndicat. Le battage à vapeur par entreprise a lieu au contraire à peu près partout; depuis longtemps des machines transportées de ferme en ferme battent le blé dans toutes les communes.

Nous ne voulons pas insister davantage sur les machines perfectionnées, ni sur les instruments nouveaux. Les perfectionnements agricoles sont lents. Plusieurs fabriques d'instruments, notamment celle établie autrefois à Louhans par la Société d'agriculture et celle de M. Plissonnier, de Loisy,... et les concours annuels de la Société ont servi à les faire connaître, trop lentement il est vrai, et à en propager quelque peu l'usage.

Mode de culture, billonnage, époque des semailles.

Quant aux modes de culture nous avons dit déjà que le labour en plates était très rare et qu'on cultivait à peu près partout en sillons, dans la Bresse, à l'exception des terres de fins et de quelques communes rapprochées du Jura.

L'usage des sillons étroits et relevés est presque général. Par les labours, les sommités des sillons se forment ordinairement à la distance de moins de 50 centimètres, quelquefois même bien plus rapprochées. La petite épaisseur de la couche végétale dans certains terrains, la faible profondeur des labours dans tous ceux où l'on fait usage de l'araire, ces circonstances jointes à l'humidité du sol qui trouve mieux à se dissiper par les raies nombreuses qui facilitent l'écoulement de l'eau, ont rendu nécessaire l'emploi du petit billonnage qui, en ramassant les terres en ados, fournit aux plantes une couche de terre végétale plus épaisse. Cette pratique diminue, il est vrai, la surface cultivable; mais il faut croire que la perte est rachetée en partie par l'amélioration quoique toute superficielle, du reste du sol. Il serait téméraire d'affirmer que, dans nos sols humides, le labour profond à plat serait préférable au billonnage.

Les labours sont faits généralement avec deux bœufs, quelquefois deux vaches ou avec un cheval. Le nombre des façons qu'on donne à la terre varie suivant les différentes qualités du sol. Il est le plus souvent de 3 ou 4. Le premier coup de charrue est donné ordinairement au commencement de juin, le 2ᵉ fin juillet ou commencement août, le 3ᵉ fin août ou dans les premiers jours de septembre et le 4ᵉ coup pour ensemencer.

Les semailles se font à la volée. On ne se sert pas du semoir. Les semences sont jetées à la main plus ou moins largement. Parmi les céréales d'hiver, l'orge d'abord et puis le seigle constituent les semailles les plus hâtives, fin septembre, surtout dans les terres légères. Le froment se sème depuis la fin de septembre jusqu'à la mi novembre, et ceux semés les premiers sont souvent les meilleurs. La plupart des orges et des avoines sont des céréales de printemps qu'on sème dès la fin de février ou la première quinzaine de mars. Les fèves se sèment à la même époque, même avant l'avoine. Le trèfle et la luzerne ne se sèment le plus souvent qu'au mois de mars et d'avril, dans les céréales et surtout le blé, etc... Les pois, les vesces en avril et les carottes depuis la mi-mars jusqu'au 15 avril ; les betteraves depuis le 10 avril ; les pommes de terre se plantent du 15 mars au 15 mai. C'est à la fin d'avril ou au commencement de mai seulement, par crainte des gelées tardives, que l'on sème le maïs, après trois labours dont deux avant l'hiver dans les terres fortes ; les haricots se sèment après le 10 mai. La semaille du sarrasin a lieu à la fin de juin. La navette est jetée au hasard dans le maïs ou le sarrasin. Quelques plantes ou récoltes sarclées doivent être semées ou plantées en ligne, fèves, pommes de terre, betteraves, carottes, maïs, haricots ; elles exigent deux ou trois binages. La houe à cheval, qui bine, la charrue à deux versoirs qui butte, sont destinées à remplacer le binage et le buttage exécutés à la main. Les navets, raves, rutabagas cultivés plutôt en récolte dérobée qu'en récolte principale, se sèment à la volée.

Engrais et amendements.

Le plus grand obstacle au progrès de l'agriculture se rencontre dans le manque de l'engrais. Les terres mal fumées font les récoltes médiocres. Le premier remède contre l'insuffisance du fumier c'est d'augmenter le nombre des animaux par l'extension des prairies permanentes et temporaires, le second est d'y suppléer par l'achat d'engrais artificiels.

Le fumier sera longtemps encore le principal engrais. Dans les fermes de la Bresse, son tas placé au milieu de la cour est assez bien rangé, à parois verticales et pour le garantir du soleil et de la sécheresse on le couvre parfois de mauvaises pailles et on l'entoure de fagots. D'habitude on ne sort le fumier des écuries pour l'ajouter au tas que tous les huit ou quinze jours, se bornant à recouvrir tous les jours d'une litière fraîche celle du jour précédent.

Le cultivateur se fait honneur de ses fumiers et peut être est ce pour en tirer gloire que le premier mai, en son milieu, est planté un bouleau ou une branche touffue. Pourtant leur disposition offre bien des défectuosités, surtout en ce qui concerne le purin qu'on laisse souvent perdre, entraîné par les eaux pluviales.

Ce serait pourtant si simple et si naturel de recueillir ce liquide si fertilisant qui est en quelque sorte la quintescence du fumier, de veiller à sa conservation, de le restituer de temps à autre au fumier qui le produit, par des arrosages qui en activeraient la fermentation, et enfin de l'utiliser en dernier lieu comme engrais liquide pour les cultures qui le réclament. Que faut-il pour cela ? un simple réservoir à la base du tas, une fosse à sol et parois bien étanches, car nous ne voulons parler que des procédés peu coûteux et faciles à mettre en pratique. Le tas doit être sur un emplacement glaisé, rendu imperméable et n'ayant une légère pente que sur un des côtés, de manière que le purin puisse couler de lui même dans le réservoir qui lui sera destiné. Tout autour du fumier, une petite rigole, avec un léger relèvement de terre, empêchera le purin de sortir et le garantira des eaux croupissantes qui voudraient s'y mélanger.

Le réservoir à purin qui se trouvera toujours placé à la partie la plus basse de l'emplacement du tas de fumier pourra avoir des dimensions très variées et à la rigueur que deux mètres carrés sur un mètre de profondeur. Une pompe fixée sur le réservoir serait alors de la plus grande utilité pour déverser le purin, soit sur le tas de fumier pour l'arroser, soit dans des tonneaux pour le conduire sur les champs ou prairies. Il est bon aussi pour ne pas perdre le purin qui sort des écuries garnies de bétail, d'avoir en dehors de chacune d'elles un creux dans lequel le purin arriverait par un petit canal pour être enlevé ensuite et transvasé dans les tonneaux qui serviront à le répandre sur les prés.

A ces tonneaux qui peuvent n'être que de vieilles futailles seront adaptés un robinet et (sous ce robinet) un couloir en zinc percé d'un grand nombre de trous et d'une longueur de quatre pieds environ. Quand le tonneau placé sur un tombereau arrive sur le pr.... on ouvre le robinet, on fait marcher le cheval et de cette manière on arrose une largeur d'un mètre et demi environ. Inutile d'ajouter que quand le purin est trop épais, on y ajoute de l'eau avant de s'en servir.

Une autre manière d'utiliser le purin c'est de l'employer dans les composts. Par exemple, pour une ferme ordinaire, le creux contre le fumier devra avoir environ dix mètres de longueur, deux mètres de largeur et deux mètres de profondeur. On fera jeter dans ce creux toutes les matières qu'on laisse perdre habituellement, toutes les ordures des cours, les débris de paille, les herbages des jardins, les balayures, les plâtras, les mauvaises cendres, les suies, les terres des curages, les feuilles des arbres et tous les débris quelconques. Ce mélange réuni au purin sortant du fumier produit un engrais abondant et excellent. Pour le bonifier on l'arrose de temps en temps pendant les sécheresses. Ce compost augmentera considérablement les engrais; après l'hiver le cultivateur sortira ces matières bien pourries et les transportera soit sur ses terres, soit sur ses prés. Il est bon d'ailleurs d'avoir deux fosses à compost, une que l'on commence et une autre qui achevée ne reçoit plus que de l'eau d'arrosage ou du purin.

Dans les quelques fermes de l'arrondissement de Louhans où ces procédés sont employés, le fermier en retire un grand profit et leur reconnaît de grands avantages. Pourtant l'usage des fosses à purin avec ou sans pompe, si souvent prôné et encouragé par la Société d'agriculture, celui de l'établissement de composts ne sont encore signalés que chez un petit nombre de bons cultivateurs de la région.

Mais c'est à peine aussi si l'on commence à employer comme supplément au fumier de ferme, ces engrais chimiques, les phosphates et scories de déphosphoration, le nitrate de soude, le chlorure de potassium, le sulfate de potasse dont nous devrons dire quelques mots dans un instant.

Le fumier reste la plupart du temps, seul ou avec les cendres, l'unique engrais de la ferme. On ne le conduit dans les champs qu'un jour ou deux avant la semaille, il y est distribué régulièrement par petits tas et ensuite répandu avec les mains.

Les cendres lessivées forment l'amendement le plus usité et pour ainsi dire le seul employé pendant bien longtemps par les agriculteurs dans la Bresse. On les répand par un temps sec, en les semant à la volée sur la semence, et on les enterre avec celle-ci, soit à la herse, soit par un labour superficiel.

Elles agissent plutôt par le phosphate de chaux et le calcaire qu'elles contiennent que par la potasse qui ne s'y trouve du reste qu'en proportion réduite par le lessivage. Elles produisent un effet merveilleux dans les terres fortes et dans les terres blanches et froides où elles sont un excitant puissant de la végétation, agissant comme la chaux sur les terres privées de calcaire. Leur action, loin d'être épuisée par le froment, continue encore à favoriser la végétation du maïs qui lui succède, et se prolonge plus longtemps encore.

On sait que la chaux qui est un des éléments les plus indispensables à l'alimentation des plantes manque généralement dans nos terres, sauf en quelques communes du canton de Cuiseaux qui se trouvent au pied des premières montagnes du Jura. Pourtant on n'a pour ainsi dire pas recours ici à l'emploi direct de la chaux pour le chaulage des terres. Nos cultivateurs lui ont toujours préféré les cendres. C'est dans la jachère, après les premiers labours, que ceux qui voudraient l'employer doivent la transporter sur le terrain pour la répandre ensuite après délitation. Son action serait excellente surtout dans les terres argileuses fortes et argilo-siliceuses. Mais elle est trop chère, d'autant que son emploi, au lieu de dispenser de fumer, doit être suivi, au contraire, d'une fumure en rapport avec la quantité appliquée.

Les marnes qu'on trouve dans la Bresse sont trop pauvres en carbonate de chaux pour être fructueusement utilisées.

Quant au plâtre, il n'est guère employé que par quelques propriétaires aisés pour activer la végétation dans les terres occupées par des trèfles et des plantes fourragères légumineuses.

Restent les engrais chimiques. Ils devront bientôt trouver

leur place dans nos cultures. Il faut, pour que nos terres puissent atteindre de meilleurs rendements, restituer au sol ce que les récoltes lui prennent, ces quatre éléments essentiels qui lui sont toujours indispensables, l'azote, l'acide phosphorique, la potasse et la chaux.

Nous avons fait analyser plusieurs échantillons de nos terres blanches et argileuses par le laboratoire agronomique de Cluny Elles sont loin d'avoir une richesse suffisante. Nous trouvons par exemple, pour 100, quelques centigrammes soit 0,02 à 0,08 de calcaire alors qu'un bon dosage exigerait au minimum 0,50 à 1 gr. Nous trouvons pour 1000 grammes de terre fine 0,50 à 1 gr. d'azote alors qu'il faudrait 1 gr. 1/2 par exemple, 0,80 a 1 gr. 50 de potasse au lieu de 2 gr., 0,40 à 0,60 d'acide phosphorique au lieu de 1 gr., c'est-à-dire pour nombre de nos terres il faut non seulement entretenir la fertilité, mais la créer.

L'azote s'emploie sous trois formes : nitrate de soude, sulfate d'ammoniaque et fumier ordinaire ; l'acide phosphorique se trouve surtout dans les phosphates minéraux et les scories de déphosphoration livrées à bas prix par l'usine du Creusot ; la potasse dans le chlorure de potassium.

Les céréales exigent, pour prospérer, un engrais complet, c'est à dire riche à la fois en azote, en acide phosphorique et en potasse ; la chaux est fournie par le phosphate. Il convient, pour le blé, de mettre à l'hectare 40 à 50 kilog. d'azote, 40 à 60 kilog. d'acide phosphorique, 30 à 40 kilog. de potasse.

L'acide phosphorique et la potasse doivent être mis avant l'hiver et enterrés par un labour. La dose d'acide phosphorique s'obtiendra par les scories de déphosphoration, 1000 à 2000 kilog. par hectare. Celle de potasse par 100 à 150 kilog. de chlorure de potassium. Au printemps 200 kil. de nitrate de soude ou même quantité de sulfate d'ammoniaque répandus en couverture et enterrés par un coup de herse donneront l'azote nécessaire. On sème ces engrais à la volée.

Les engrais chimiques employés dans de bonnes conditions permettront d'augmenter considérablement, de doubler même le rendement des récoltes. Les essais faits par la Société d'agriculture de Louhans, dans ses champs d'expérience, ont fourni déjà à cet égard des résultats probants. Nous devons espérer que ces engrais complémentaires finiront par tenir dans nos cultures une place importante à côté du fumier de ferme.

Produits du sol.

Nous avons fait connaître les principales productions agricoles de la Bresse Louhannaise dans leur rapport avec la superficie cultivée. On trouve dans l'arrondissement les éléments multiples de l'agriculture ordinaire : céréales (froment, seigle, orge, avoine, sarrasin, maïs), pommes de terre, betteraves, raves, prairies naturelles et artificielles, fèves, pois et vesces, navette et colza, haricots, chanvre, panis, etc.

Le froment est la plus importante de nos céréales et il sert en grande partie maintenant à la nourriture de la ferme.

On peut admettre que la production moyenne par hectare pour une année ordinaire, est de 14 hectolitres, ce qui donne pour tout l'arrondissement une production brute totale de 341.824 hectolitres, et en en déduisant environ 1/8 pour le blé de semence, une production nette de 300.000 hectolitres.

Le poids de l'hectolitre de blé varie de 75 à 78 kilog., il est en moyenne de 76 kilog. Les terres fortes de la Bresse paraissent donner les blés les plus lourds. Le rendement en paille est en moyenne de 20 quintaux à l'hectare.

Le seigle vient dans les sols les plus maigres. Ses emblavures ont, comme nous l'avons dit déjà, considérablement diminué.

L'orge (orge d'hiver ou escourgeon, et orge d'été, surtout dans les bonnes terres des bords de la Saône et du Doubs) n'occupe aussi qu'une bien faible étendue de la superficie cultivée.

Il en est de même de l'avoine.

Le maïs tient au contraire une très large place dans nos cultures et occupe la majeure partie du terrain réservé aux graines d'été qui succèdent aux blés récoltés l'année précédente.

On cultive, entre les plants de maïs, des haricots, des courges, des raves, des choux, parfois même des pommes de terre.

La culture du sarrasin, dit *de couture*, c'est-à dire semé fin juin dans l'année qui suit la récolte des blés (celui d'*étrouble*, c'est-à-dire semé immédiatement après la récolte du blé est très rare, n'existe que dans quelques terres privilégiées), quoique tenant bien moins de place que celle de maïs est encore assez répandue.

On connaît l'usage de ces grains. Ils sont propres non seulement à la nourriture de l'homme, mais surtout à l'engraissement de la fine volaille de Bresse. On dit qu'elle doit en partie à la nourriture avec le sarrasin, sa finesse et les qualités dont elle jouit.

Peu de cultivateurs ont introduit dans leurs cultures, le maïs fourrage.

La pomme de terre tient aussi une place importante dans les cultures et dans l'alimentation tant des hommes que des animaux. Tout en s'accommodant de tous les sols, elle préfère les terres substantielles, légères, perméables et meubles. Les terres tenaces, argileuses sont celles qui lui conviennent le moins.

Les fèves, les pois, les vesces servent aussi à la nourriture des hommes et à l'engraissement des porcs et du gros bétail. Les haricots surtout servent à l'alimentation de la ferme.

Les raves servent à la nourriture des hommes et des animaux pendant l'hiver. On a dû les conserver comme les pommes de terre en tas pyramidaux couverts de terre et nommés *raviers*.

Les betteraves qu'on conserve aussi en raviers pour les donner au bétail pendant l'hiver, après les avoir coupées en menus morceaux, sont très utiles aux bœufs qui les mangent avec avidité.

La navette et le colza fournissent aux habitants de la Bresse la plus grande part de l'huile qu'ils consomment pour leur éclairage et les aliments. Les tourteaux, *mattons* ou *pains de trèfle*, provenant tant du commerce et des grandes huileries que des petites répandues çà et là dans les communes, sont donnés au bétail, concassés et délayés dans l'eau et constituent pour lui une bonne nourriture et un stimulant apéritif.

On ne cultive guère le chanvre qu'en petit, autour de l'habitation pour l'usage de la ferme. On le fait rouir, en août ou septembre, dans l'eau des étangs ou des rivières, puis sécher sur *l'étrouble*. Il est tillé ensuite dans les veillées, puis converti en œuvre.

Le millet, *panis ou pilé* n'est cultivé aussi que pour l'usage de la maison.

L'arrondissement a de bonnes et belles prairies bordant les rivières. Leur irrigation a surtout lieu par le débordement naturel de ces cours d'eau.

Les autres prés, *prés balards*, sont arrosés avec les eaux pluviales qu'on détourne des chemins, des cours, des bâtiments, des contours des champs plus élevés, par de petits fossés d'irrigation.

Les prés artificiels consistent surtout en trèfle ordinaire et en trèfle incarnat, et prennent de plus en plus de l'extension. Beaucoup d'agriculteurs sèment aussi des vesces au printemps avec un peu de maïs et d'avoine pour les faucher en vert.

Il existait autrefois beaucoup d'étangs qu'on empoissonnait et cultivait alternativement. Depuis une cinquantaine d'années surtout, le nombre a considérablement diminué. La plupart ont été presque entièrement convertis en prés.

La culture potagère ou maraichère se développe surtout aux abords de Louhans, dans les terres sablonneuses de Franges, à Chateaurenaud . etc. Dans les fermes de la Bresse elle mériterait plus de soin. On ne devrait point laisser dans l'abandon comme cela arrive trop souvent la culture du jardin attenant ordinairement à la ferme, ne serait-ce que pour les légumes plus hatifs, les pommes de terre nouvelles, les choux et carottes précoces, les oignons, poireaux…. pour que la soupe s'en ressente avantageusement en toute saison.

Les arbres fruitiers aussi sont certaines années d'un grand rapport, quoique le sol leur soit en général peu favorable à cause du peu d'épaisseur de la couche végétale. Les pruniers, abricotiers, pêchers, cerisiers, poiriers, pommiers.., etc. donnent des fruits qui se consomment dans le pays et se vendent bien; mais à vrai dire, on ne s'occupe pas de cette culture pour le commerce. Les noyers donnent d'excellentes noix dont un certain nombre s'exportent. Il serait peut-être bon de moins négliger la culture de tous ces arbres fruitiers qui certaines années peuvent donner de grands profits à l'agriculteur. Ajoutons que la partie montagneuse du canton de Cuiseaux produit de très bons marrons.

Il n'y a que fort peu de vignes dans l'arrondissement, car, à part quelques terres surtout du canton de Cuiseaux, les autres par leur nature humide, froide, argileuse ou argilo-silicuse sont peu propres à la vigne qui y est très sujette à la gelée. Pourtant elle y était autrefois cultivée, tout au moins dans quelques champs que l'on connaît encore dans certaines propriétés sous le nom de *champ de la vigne*, et dans quelques communes où l'on apprécie l'avantage qu'il y aurait à faire chez soi sa petite provision de vin; plusieurs propriétaires ont planté de la vigne et font certaines années des récoltes satisfaisantes. Avec des plants bien choisis et en utilisant les expositions favorables, on finira peut-être par arriver à rendre plus commune cette culture.

Bois et Forêts.

Nous avons indiqué plus haut, dans le tableau de la superficie de l'arrondissement par nature de terrain, que les bois qui occupaient, en 1851, une superficie de 24.311 hect., n'en occupaient plus en 1879 que 19.153. La surface boisée est actuellement (en 1889) de 19.980 hectares qui se subdivisent ainsi qu'il suit :

Forêts domaniales.. ....   0 h

Forêts communales soumises au régime forestier .... 3050 h.

Forêts communales non soumises.......... 132 h

Bois et forêts appartenant à des particuliers.. 16798 h.

Total......... 19980 h.

Les essences les plus répandues sont le chêne, le charme, le bouleau, le tremble, l'aune et le coudrier. Leur proportion peut être représentée par : chêne 0,66, charme 0,18, bouleau 0.06, coudrier 0,03, aune 0,03, tremble, frêne 0,02.

Voici maintenant l'âge approximatif d'exploitation du taillis dans ces bois :

1e Forêts communales......$\begin{cases} 759 \text{ h. de 10 à 19 ans.} \\ 2291 \text{ h. de 20 à 25 ans.} \end{cases}$

2° Forêts particulières......{ 4000 h. de 10 à 12 ans.
8000 h. de 14 à 16 ans.
5000 h. de 18 à 20 ans.

On voit que l'administration n'a pas le même aménagement que les particuliers. C'est que les communes ne doivent en bonne administration, songer qu'au revenu qu'elles retirent de leurs bois, et l'on doit appliquer à la plupart des forêts communales soumises au régime forestier un aménagement à la révolution de 25 ans, parcequ'il a été reconnu, par l'expérience, que c'est vers cet âge que l'on obtient le maximum de produits en matière et en argent ; ainsi par exemple la valeur moyenne, à l'hectare, des taillis peut être évaluée de la manière suivante :

A 10 ans. 1800 fagots à 10 f le cent = 180 francs.
A 13 ans. 2600 fagots à 10 le cent = 260 —
A 16 ans. 1500 fagots à 20 et 10 stères à 7 = 370
A 19 ans. 1700 fagots à 20 et 30 stères à 7 = 550
A 22 ans. 1800 f. à 20 et 40 st. à 7 et 15 st. 10 = 790
A 25 ans. 2000 f. à 20 et 50 st. à 8 et 20 st. 10 = 1000

Les particuliers n'ont pas en général, une étendue de bois suffisante pour appliquer une révolution de 25 ans. Ils préfèrent exploiter plus souvent d'autant plus que le besoin d'argent peut les presser plus impérieusement que les communes. Cependant ceux qui possèdent des forêts importantes appliquent un aménagement qui se rapproche beaucoup de celui des communes (18 à 20 ans). La forêt du Miroir qui contient 250 hectares est même exploitée à 27 ans. Mais dans les environs de Louhans les taillis des particuliers sont exploités généralement à l'âge de 10 ou 15 ans. Il semble qu'on recherche trop dans l'exploitation des bois le profit le plus prompt possible.

Des taillis on fait surtout des fagots et aussi des paisseaux, des cercles, bien moins qu'autrefois pourtant, quoiqu'il y ait encore à Branges une foire de paisseaux et de cercles assez importante. Autrefois on employait beaucoup le coudrier qui se trouve en abondance dans les taillis exploités à courte révolution, pour la fabrication des cercles, mais actuellement cette fabrication est des plus restreintes. On en fait aussi des aiguillons et des fourches. On fait des manches avec le tremble ; des balais avec les brindilles du bouleau....

L'écorcement ne se fait que sur une petite échelle, moins d'un vingtième de la contenance totale des bois.

Les arbres donnent le bois de sciage et d'équarrissage. On met au bois de chauffage tout ce qui n'est pas propre à être travaillé, branchages, arbres gâtés... Les chênes sont débités en bois de charpente, sciages et merrain. Le mètre cube en grume vaut en forêt de 30 à 35 fr. ; le stère de chauffage 10 fr. et le cent de fagots 20 à 30 fr. Les bouleaux sont très recherchés pour la fabrication des sabots. Cette essence a actuellement une valeur supérieure à celle du chêne. L'aune ou verne est employée pour la fabrication des chaises.

Les forêts particulières de l'arrondissement de Louhans sont généralement bien garnies d'une futaie de chênes de moyenne grosseur. Dans certaines forêts importantes on rencontre cependant des arbres de grandes dimensions. Le chêne pousse avec beaucoup de vigueur dans la Bresse Louhannaise et y est généralement de très bonne qualité. Il est difficile d'établir une moyenne pour l'âge auquel on exploite les arbres : les plus jeunes (les modernes) sont exploités de 50 à 75 ans, les plus vieux (les anciens) atteignent 100, 120 et même 150 ans.

Les défrichements n'ont plus lieu maintenant sur une vaste échelle, la p'upart de ceux autorisés dans ces derniers temps n'ont eu pour objet que de petites parcelles que leur propriétaire défrichait, soit pour augmenter sa culture, soit pour éviter les dégats qui se commettent fréquemment dans les petits bois non gardés. Plusieurs propriétaires ayant obtenu l'autorisation de défricher préfèrent un bon bois à des terres plus ou moins mauvaises et maintiennent l'état boisé.

Animaux de la Ferme.

Le tableau suivant donne, relativement à la population animale de l'arrondissement les chiffres accusés à 50 années d'intervalle, par les recensements de 1837 et 1886.

	1837	1886
Espèce chevaline............	5396	4454
Anes et ânesses....................	54	52
Mulets et mules....................	4	16
Bêtes bovines....................	64310	89800
Bêtes porcines....................	34000	40000
Bêtes ovines....................	23000	7800
Bêtes caprines....................	420	600

D'après ces chiffres la population chevaline aurait diminué de plus de 900 têtes, mais l'espèce bovine en gagne environ 25000. L'espèce porcine est aussi en progrès, elle gagne 6000 bêtes ; par contre l'espèce ovine aurait perdu près des deux tiers, s'il n'y a par là une de ces erreurs de relevés trop fréquentes en statistique.

La race chevaline de la Bresse est de taille un peu petite, mais vigoureuse et apte aux travaux de l'agriculture. Les chevaux bressans ont eu leur époque de célébrité et si l'on en croit une chronique, le roi de France Charles VIII montait à la bataille de Fornoue, un cheval bressan. François Ier et Henri IV auraient aussi monté des chevaux de la Bresse. Cette race de Bresse est maintenant trop négligée. Pourtant presque tous les fermiers ont au moins une jument poulinière. Avec de bons croisements on déterminerait certainement une amélioration sensible.

Les 89890 animaux de l'espèce bovine de la statistique de
1886 se répartissent en 5200 taureaux, 11500 bœufs de travail, 2000 bœufs à l'engrais, 35000 vaches, 15600 élèves
d'un an et au-dessus (bouvillons 7000 et génisses 8600),
16800 élèves de six mois à un an, 3700 veaux au-dessous de
six mois. La race ou plutôt variété bressanne a le pelage
généralement d'un blond clair uniforme dit froment; les
marques blanches ou noires sont considérées comme des
signes d'impureté. En dehors de la production laitière pour
le beurre qui est vendu en grande quantité sur tous les marchés de l'arrondissement pour l'exportation, sa principale
fonction économique est de fournir des bœufs pour la culture
du sol bressan. Ces bœufs après avoir fourni leur carrière
comme travailleurs, s'engraissent bien.

Les porcs sont nombreux, de chair fine et de bonne qualité. La race bressanne est de tempérament vigoureux, rustique mais d'un développement un peu tardif et d'un engraissement un peu lent. Beaucoup de fermiers paient presque uniquement leurs fermages avec le produit des porcs
qu'ils engraissent.

L'humidité du pays n'est pas favorable à l'élevage du
mouton qui perd de plus en plus.

Les animaux de basse cour font l'objet d'un commerce
lucratif. L'élevage et l'engraissement des volailles est de
temps immémorial une des spécialités de la Bresse et la
Bresse Louhannaise ne le cède en rien à la Bresse des environs de Bourg, comme importance de cette industrie, sous
le rapport de la qualité comme de la quantité produite. Les
volailles bressanes sont exquises et d'un goût très fin. Les
poulardes n'atteignent pas un poids énorme, mais elles sont
bien rondes, bien proportionnées et la délicatesse extraordinaire de leur chair les fait estimer des gourmets ; du reste

elles ont été vantées par Gouffé et déjà aussi par Brillat Savarin et Berchoux qui dans sa gastronomie leur accorde la préférence en donnant en même temps une mention honorable aux moines de l'abbaye du Miroir dont son oncle fut un des derniers prieurs :

> « Souvent il visita son brillant réfectoire
> Où Comus triomphant présidait avec gloire. »

Une particularité digne de remarque de nos volailles, c'est la petite quantité de plumes qui en recouvre le corps, ce qui fait que les tuyaux, les trinquots sont très espacés ; les cuisiniers qui les plument et les amateurs les apprécient beaucoup pour ce fait.

Le coq de la race pure de la Bresse louhannaise a une très belle prestance. Sa crête droite, simple, dentelée, avec ses barbillons rouges et les oreillons blancs ressortent avantageusement sur son plumage entièrement noir. La poule avec sa crête repliée sur le côté, est également toute noire ; elle est très bonne pondeuse.

Mais maintenant la race pure devient rare et les volailles de races croisées, les poules communes existent partout et constituent l'ensemble de la basse cour. Les éleveurs recherchent la précocité des produits et un volume plus gros. Leur qualité tenant à des croisements bien choisis, à la nature du sol, au mode d'élevage, à la nourriture, est toujours très appréciée.

C'est une des branches les plus intéressantes et les plus productives de l'industrie du pays, tant par les volailles mêmes que par les œufs qui sont aussi, dans toute la Bresse, d'un produit considérable. Les volailles sont en liberté dans la cour et dans les environs du bâtiment dont elles s'écartent peu ; elles rentrent le soir au poulailler. Les jeunes poulets sont mis en cage vers l'âge de 2 ou 3 mois et gavés pendant trois semaines ou un mois.

Autrefois le produit de la basse cour ne figurait guère dans la comptabilité de la ferme, il était abandonné à la fermière pour ses « atours » Aujourd'hui il est devenu plus considérable, il est toujours assuré et presque permanent. Le fermier moins dédaigneux sait parfaitement le faire entrer en ligne de compte dans les recettes.

Il y a du reste aussi le produit des pigeons, canards, oies. Les troupeaux d'oies sont surtout nombreux dans la vallée du cours supérieur de la Seille et le long des vastes prairies de la Brenne, dans les communes de Frangy, Sens, Bellevesvre, Torpes, Mouthiers.... etc. Aussitôt la levée du foin faite on y voit paître pêle mêle les oies et les animaux de toute espèce. Mais si le gros bétail se retire avec les premiers froids, il n'en n'est pas de même des oies qui, dès le lever du soleil prennent leur vol pour aller paître au loin dans la vallée qu'elles ne quittent qu'à la nuit tombante pour rentrer fidèlement au logis. Tous les troupeaux partent en même temps, mais pas un seul ne se mêle à l'autre. Ils ont bien soin de garder leur distance. En avant et en arrière de chaque troupeau sont placés deux chefs qui se chargent de faire respecter les distances et le premier aventurier ne le serait pas impunément.

Les abeilles sont exploitées dans 5670 ruches; il est peu de fermes, peu de chaumières même qui n'en possèdent une ou plusieurs Elles produisent annuellement 25000 kilog. de miel et 3000 kilog. de cire. Elle réussissent assez bien à cause de la multitude des plantes qui couvrent le sol depuis mars jusqu'à la fin d'octobre. Mais le miel qu'elles donnent est ordinairement d'une couleur brune due surtout aux fleurs de sarrasin sur lesquelles ces insectes vont en récolter les matériaux, ce qui le déprécie un peu aux yeux des acheteurs.

En 1852 l'arrondissement de Louhans comptait 4891 chiens

dont 531 de chasse, 230 de luxe autres que de chasse, 347 de
bergers et de bouchers, 3044 de garde, dans les maisons et fermes isolées. Le nombre des chiens imposés d'après les renseignements qui nous ont été fournis par l'administration des
contributions directes s'élève aujourd'hui à 5800 : 576 rangés
dans la première catégorie (chiens de chasse ou de luxe),
5224 dans la seconde (chiens de garde). Il aurait donc encore
augmenté.

Le sol de notre Bresse n'est plus giboyeux, ni nos rivières
poissonneuses comme autrefois. Les propriétaires aisés se
livrent encore volontiers au plaisir de la pêche et de la
chasse. Ils prennent surtout des carpes, brochets, anguilles,
perches, brêmes, chevennes, rosses et goujons, et peuvent
tuer des lièvres, perdrix, cailles, grives, merles..., des
oiseaux de passage, et même dans quelques-unes de nos
forêts le chevreuil, le sanglier, le renard. Recommandons
leur d'épargner, quand ils le rencontrent sur leur passage, le
hérisson, cet insectivore précieux, jadis abondant, devenu
aujourd'hui bien rare, et tous les oiseaux utiles à l'agriculture, le pinson, la fauvette, le chardonneret, le rouge gorge,
le coucou, la huppe... et tous ces passereaux qui ne valent
pas, du reste, la charge du coup de fusil. Recommandons en
même temps aux gens de la campagne d'épargner la chouette
qu'ils aiment encore à clouer aux portes de leurs granges et
qui pourtant, pour quelques oiseaux qu'elle happe, débarrasse le cultivateur de bien des vermines et vaut mieux dans
une ferme, pour la destruction des rongeurs, rats et souris,
que tous les chats qu'on y entretient souvent bien inutilement.

Dans un chapitre consacré à l'histoire naturelle du pays,
nous pourrons, après avoir fait connaître la flore de la localité, dire aussi quelques mots de la faune et faire l'énumération des principaux animaux utiles et nuisibles que l'on
rencontre dans notre Bresse.

Progrès accomplis, améliorations à réaliser.

La Bresse Louhannaise est en somme un pays très productif. Mais l'agriculture n'y a pas réalisé des progrès bien importants et en rapport avec ceux constatés dans d'autres régions agricoles. Les procédés de culture restent encore arriérés et les cultivateurs persistent trop généralement dans leur esprit de routine. La propriété est divisée, les propriétaires ne sont point riches ; de là, peut être, le manque d'initiative et à l'égard de toutes les innovations une prudence trop excessive, pour ne pas dire une véritable méfiance. Ils préconisent peu les améliorations, leurs revenus ne permettant point les avances qu'elles pourraient exiger ; et ils aiment mieux, du reste, augmenter leurs domaines que de les améliorer. De son côté, le fermier, en augmentant le produit de sa ferme, craint de voir augmenter le fermage.

Pourtant il y a eu quelques progrès accomplis et des améliorations réalisées dans la culture du sol : les prairies artificielles se sont développées, le bétail a augmenté de nombre et donnant un fumier plus abondant a permis ainsi un léger accroissement des fumures, des essais multipliés de labours plus profonds ont été faits. Les habitations agricoles ont été mieux construites ; le bétail s'est amélioré non seulement dans la quantité mais aussi dans le choix des reproducteurs et des élèves; des travaux d'assainissement et de nivellement des champs, d'irrigation et de conversion des terres arables en prairies naturelles ont été accomplis. En même temps de nombreux dessèchements ont été opérés dans la contrée. D'anciens étangs transformés en prairies ont produit des fourrages qui, de médiocres d'abord, sont devenus de qualité meilleure par l'extension des travaux d'assainissement. Et ce dessèchement des étangs, poursuivi depuis un demi siècle, a eu pour résultat la diminution des fièvres périodiques, leur disparition presque complète en beaucoup de nos localités, et l'amélioration de la salubrité générale du pays.

On a essayé la pratique du drainage ; pourtant, il faut le reconnaître, alors qu'il semblerait que dans la presque totalité de nos terres humides et froides, le drainage pourrait être utilement employé, cette pratique à laquelle une certaine impulsion avait été donnée il y a une trentaine d'années par l'Administration et la Société d'agriculture, s'est fort peu développée ou a même cessé complètement. L'opération avait-elle été faite dans de mauvaises conditions ? Je l'ignore. Toujours est-il que déjà, dans l'enquête de 1866 sur la situation et les besoins de l'agriculture, la commission chargée de répondre pour l'arrondissement au questionnaire général, se voyait dans l'obligation de constater que les résultats obtenus avaient été nuls ou à peu près nuls.

Les irrigations, au contraire, deviennent de plus en plus soigneusement pratiquées. Sur le bord des cours d'eau il y a les irrigations naturelles par les débordements qui apportent la fertilité des vallées. Partout ailleurs on s'efforce de profiter des eaux qui coulent le long des routes et des chemins. L'irrigation des prés s'opère ainsi presque sans aucun frais, avec la simple initiative du cultivateur par le barrage et le détournement des eaux pluviales dans les moments favorables. Comme le dit un vieux proverbe « c'est l'eau qui fait l'herbe », on a pu augmenter notablement ainsi la production des fourrages.

La viabilité a fait depuis une cinquantaine d'années des progrès incessants. Le pays était autrefois presque inabordable dans la mauvaise saison ; à la moindre pluie, les routes, mêmes nationales et départementales, étaient défoncées et impraticables. Maintenant si les chemins ruraux sont souvent encore impraticables en hiver et dans un état resté à peu près primitif, les grandes routes et même les chemins vicinaux sont généralement en très bon état. La plupart des rampes trop rapides ont été rectifiées Des ports se sont construits sur la Seille navigable à Louhans, Branges... etc. Les chemins de fer ont donné à nos produits des débouchés plus faciles. Il en est résulté, on ne peut le nier, un accroissement réel du bien-être de la population. Elle est mieux vêtue, mieux logée, mieux nourrie. La situation présente est incomparablement meilleure que la situation correspondante, il y a un demi-siècle à peine.

Depuis quelques années s'est produit, il est vrai, ici comme dans toute la France, comme dans tous les pays du monde, un arrêt bien marqué non dans le progrès des méthodes culturales, mais dans le mouvement ascensionnel de la prospérité agricole. Quelles sont, en dehors des causes résultant d'une situation économique générale, celles qui offrent un caractère plus local et contre lesquelles peut chercher à réagir le cultivateur lui-même ? Un professeur d'agriculture les a résumées ainsi: insuffisance du rendement des terres cultivées en blé, ce qui augmente le prix de revient; insuffisance des fumures, ce qui est la cause du faible rendement des terres ; cherté de la main-d'œuvre, qui élève le prix de revient de tous les produits agricoles ; insuffisance des cultures fourragères qui met obstacle à l'élevage d'un bétail plus nombreux ; rareté des chaulages dans des terres qui demandent toutes l'adjonction de la chaux ; répugnance des cultivateurs pour l'emploi des engrais chimiques ou difficultés qu'ils rencontrent à cet emploi par l'absence des capitaux.

Les moyens d'y remédier consistent naturellement dans la continuation de ce qui a été commencé, comme progrès et améliorations réalisées, ainsi que nous l'avons indiqué ; c'est-à-dire dans la réduction de la jachère morte, l'accroissement des prairies artificielles et des cultures fourragères, l'augmentation du nombre du bétail (qui devrait dépasser la proportion de 2/3 de tête de bétail par hectare cultivé (1), des fumures plus abondantes, les soins donnés aux fumiers et l'utilisation plus complète des purins, l'emploi des engrais chimiques, le bon choix des semences et l'introduction de variétés nouvelles, les labours rendus graduellement plus profonds, l'assainissement et l'irrigation des prés soigneusement pratiqués, et enfin le perfectionnement de l'outillage agricole, moyens qui permettront de passer du vieux mode de culture à la culture perfectionnée. Il est fâcheux que pour tout cela les capitaux fassent défaut. Avec leur aide on pourrait se lancer plus à l'aise dans la voie du Progrès et soutenir plus vaillamment cette concurrence étrangère contre laquelle les uns demandent des droits de douane, d'autres des dégrèvements généraux sur les prestations, les droits de mutation... etc, mais qui serait, il est permis de le croire, plus efficacement combattue par l'amélioration générale des procédés de culture.

La base des innovations sérieuses reste dans l'initiative individuelle stimulée et encouragée par l'Administration et les Sociétés agricoles ; elle est encore dans tous ces moyens qui

(1) Pour une ferme de 40 hectares le fermier peut tenir dans ses écuries deux juments poulinières, huit bœufs, six vaches et quinze têtes de jeune bétail ainsi que dix ou douze porcs.

Le fumier produit par tous ces animaux est loin d'être suffisant pour l'exploitation.

Pour que la ferme puisse se suffire avec ses fumiers il lui faudrait comme nous l'avons déjà dit d'après les agriculteurs cités plus haut, l'établissement de prairies artificielles sur une étendue d'au moins 4 hectares ce qui donnerait des fourrages qui permettraient d'y tenir un plus grand nombre de bétail, 10 ou 12 bêtes en plus, ce qui augmenterait les engrais de près d'un tiers. Mais les fermiers par insouciance ou routine, préfèrent aux prairies artificielles une plus grande étendue de maïs parce qu'il tiennent à engraisser des porcs qui consomment tout leur maïs, sarrasin, etc... et ne leur fournissent que peu ou point de fumier.

dépendent du groupement des intérêts, de la mise en jeu de l'esprit d'association et de prévoyance A peine quelques cultivateurs assurent-ils aujourd'hui leurs bestiaux et leurs récoltes contre l'incendie, et moins encore contre la grêle et la mortalité du bétail La loi sur les syndicats agricoles peut aider puissamment aussi au progrès de l'agriculture, si ces syndicats ne dévient pas du but et ne font point une intrusion fâcheuse dans la politique des partis. En facilitant l'achat des engrais chimiques, des instruments perfectionnés et de certains produits nécessaires à l'alimentation du bétail et de la basse-cour, en se prêtant à toutes les nécessités que suscitent les circonstances, ils pourront comme les sociétés d'agriculture contribuer à la prospérité agricole du pays. L'action des Sociétés d'agriculture sera plus efficace en fondant dans leur sein même des syndicats qui pourront avoir encore, en raison de leur utilité directement pratique, cet autre résultat favorable, accroître le nombre des sociétaires.

Il faut chercher enfin à détruire tous les préjugés qui existent encore parmi les cultivateurs en donnant à la jeunesse, dès l'école primaire, des notions élémentaires d'agriculture qui lui permettent plus tard de réagir contre les tendances d'une routine invétérée. « Il semble, disait Bernard Palissy, dans ses recommandations contre la routine, qu'un chacun laboure la terre sans aucune philosophie et vont toujours leur trost accoutumé, en ensuivant la trace de leurs prédécesseurs, sans considérer les natures ni causes principales de l'agriculture,.... Je te dis qu'il n'est nul art au monde auquel soit requis une plus grande philosophie qu'à l'agriculture et te dis que, si l'agriculture est conduite sans philosophie, c'est autant que journellement violer la terre et les choses qu'elle produit ; et m'esmerveille que la terre et natures produites en icelle ne crient vengeance contre certains meurtrisseurs, ignorants et ingrats, qui journellement ne font que gaster et dissiper les arbres et plantes sans aucune considération. Je l'ose aussi bien dire que, si la terre estoit cultivée à son devoir, qu'un journaul produirait plus de fruits que non pas deux, en la sorte qu'elle est cultivée aujourd'hui ». Il est certain que des connaissances agricoles plus complètes développeront la capacité du producteur, comme les procédés scientifiques développent la fécondité du sol lui-même. Les exemples par les champs de démonstration qu'on devrait multiplier dans tous les cantons sont si probants qu'on ne peut nier que tel champ cultivé d'une manière plus conforme aux données de la science, peut produire le double de ce qu'il produit ou tout au moins la moitié ou un tiers de plus.

Ainsi donc, organiser une bonne et forte instruction agricole dans les écoles communales, y donner quelques connaissances pratiques, simples, élémentaires sur l'application des sciences à l'agriculture et surtout sur l'emploi des engrais chimiques dont l'usage sera bientôt reconnu partout indispensable, est une tâche qui s'impose. Il faut s'appliquer à instruire les travailleurs car en les instruisant on les enrichit, on les moralise et on les améliore de plus en plus

Constatons en terminant qu'un mouvement d'émigration de la population rurale vers les villes existe mais sans être toutefois très prononcé. Il porte surtout sur les garçons, Après le service militaire, quelques uns se placent comme domestiques dans les villes ou entrent dans l'industrie.

Les filles cherchent aussi à se placer comme domestiques de maison. Il ne semble point résulter de ce petit mouvement d'émigration une diminution sensible du personnel agricole et suffisante pour que le nombre des ouvriers ruraux ne soit plus en rapport avec les besoins de la culture. L'augmentation des salaires des domestiques employés pour la

culture a été la conséquence d'une situation économique générale, et corrélative à l'augmentation générale des salaires
des domestiques et ouvriers des villes. Le morcellement de
la propriété augmentant le nombre des petits propriétaires,
a diminué celui des ouvriers agricoles ; un certain nombre
d'entr·o eux devenus propriétaires travaillent encore par in
terva'les au service de ceux qui les employaient autrefois,
mais ils demandent pour leurs services une rémunération
plus élevée.

Commerce, industrie de la Bresse Louhannaise.

Le commerce de l'arrondissement de Louhans consiste principalement dans l'exportation de ses produits, bœufs gras, porcs, volailles, œufs, beurre, blés, bois de chêne,... etc, et l'importation des objets qui lui manquent, houilles, matériaux de construction, bois de sapins, pierre, chaux, plâtre, amendements, cendres, vins, fers, tissus et objets manufacturés, épices, quincaillerie....

Louhans, centre administratif et géographique de la Bresse Louhannaise est aussi le centre principal de son commerce. Ce commerce est considérable et tous les étrangers en sont frappés. Il y a à Louhans de grosses foires, le premier lundi de chaque mois (2 par mois pendant l'hiver, le 1er et le 3e lundi) Il s'y tient, en outre, tous les autres lundis des marchés dont l'importance dépasse celle de bien des foires d'autres pays. Il ne s'exporte pas moins de 1.200.000 kilog. de volailles (chapons, poulardes, poules, poulets, oies, canards, pigeons), œufs et beurre par le chemin de fer; 220.000 k. de St Germain-du-Bois; des quantités considérables aussi de Dommartin, Frontenaud..., etc, et presque autant par les voitures des volaillers. Ces produits sont en partie écoulés sur le Jura, la Suisse, Lyon et le Midi. Il s'en exporte aussi à Chalon, Dijon, à Paris et ailleurs. Cette exportation est de plusieurs millions de francs par an ; elle a été évaluée, pour Louhans seul, par un travail de la mairie, à cinq millions pour ces seuls objets.

Sans parler des bœufs de travail, des vaches, des veaux, des porcs maigres... le bétail gras abonde sur les marchés de Louhans. On a évalué jusqu'à 12.000 le nombre des porcs gras qui y ont été vendus ou livrés chaque année et à 2.000 celui des bœufs gras. Ces bestiaux dirigés en grande partie sur Lyon atteignent une valeur d'au moins 4 millions de francs.

Beaucoup de légumes s'exportent aussi maintenant àLons-le-Saunier et en d'autres points du Jura.

Les pruniers, abricotiers, pêchers, cerisiers, poiriers, pommiers, etc... donnent des fruits qui se consomment dans le pays et se vendent bien ; Mais à vrai dire, on ne s'occupe pas de cette culture pour le commerce.

Les noyers donnent d'excellents noix dont un certain nombre s'exportent Il serait peut-être bon de moins négliger la culture de tous ces arbres fruitiers qui certaines années peuvent donner de grands profits à l'agriculteur. Ajoutons que la partie montagneuse du canton de Cuiseaux produit de très bons marrons.

Les œufs s'exportent en quantité considérable; ils sont de grosseur moyenne et de bonne qualité.

Le beurre est abondant sur nos marchés, d'où il est dirigé sur Lyon, Dijon, etc. Il faut le reconnaître, sa qualité est médiocre. Il contient souvent trop de matières séreuses et ne peut se conserver, même salé comme en Bretagne ; on est réduit à le faire cuire. Sous cette forme, il prend le nom de *beurre fondu* Il n'entre pas dans cet état, dans le commerce d'exportation, mais chaque ménage en conserve ainsi sa provision qu'il renouvelle une fois ou deux par an, lorsqu'il est à bon marché.

L'industrie fromagère ne s'est manifestée que dans quelques communes des cantons voisins du Jura par l'établissement de fabriques de fromage de gruyère. L'éloignement des maisons les unes des autres nuit à l'établissement de ces fruiteries communes.

La ville de Louhans n'est pas le siège unique des marchés agricoles de la région. Viennent ensuite ceux de St-Germain-du-Bois, Pierre, Varennes-St-Sauveur, Mervans, etc. toujours bien approvisionnés en poulets, œufs, beurres.

Nous avons peu de chose à dire des industries locales, en dehors de l'industrie agricole. Une importante fabrique de chapeaux existe à Louhans où elle occupe plusieurs centaines d'ouvriers. Il y a dans beaucoup de communes, des moulins à vapeur et à eau, des tuileries assez nombreuses, des poteries comme à Savigny-en-Revermont où existe aussi une fabrique de fleurs ou herbes artificielles. Signalons encore la fabrication des chaises localisée dans les communes de Bantanges, Rancy et Jouvençon, industrie qui occupe cinq ou six cents personnes ; pourtant cette industrie, très prospère il y a 7 ou 8 ans, tend à perdre de son importance en raison de l'augmentation sensible du prix des matières premières et de la diminution des prix de vente.

Mais dans la plupart des villages, à part un certain nombre de sabotiers, quelques forgerons, taillandiers, charrons, charpentiers, menuisiers, huiliers, bouchers, boulangers, des marchands de mercerie, quincaillerie, épiceries, de rares cordonniers, des tisserands moins nombreux qu'autrefois, alors que le chanvre était plus abondant, tout le reste de la population est essentiellement livré à l'agriculture qui est la grande industrie de notre Bresse.

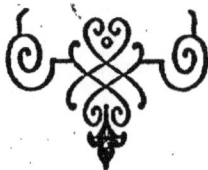

XIII

Histoire naturelle. — Flore, Distribution de la végétation dans la Bresse Louhannaise. — Règne animal, Faune.

Flore de la Bresse louhannaise. Distribution de la végétation. Plantes les plus communes. — Nous avons publié (1) d'après l'herbier de M. Moniez, la liste des plantes observées dans la Bresse Louhannaise, notamment aux environs de Louhans. Mais nous devons ici, en ce qui concerne la végétation spontanée de cette région, faire connaître les plantes les plus communes dans les différents terrains : la flore d'une localité emprunte nécessairement son caractère à la nature du sol sur lequel elle est distribuée.

Nous nous occuperons seulement ici des plantes phanérogames et cryptogames vasculaires en commençant par celles qui croissent dans le rayon du chef-lieu,

(1) *Nomenclature des plantes observées aux environs de Louhans avec l'indication sommaire de leurs principales propriétés et leurs usages.* — Louhans, imp. Aug. ROMAND 1878.

puis nous donnerons la liste des végétaux qu'on ne trouve pas aux environs de Louhans et qui sont particuliers aux rives du Doubs, et aussi ceux du calcaire des environs de Cuiseaux.

Nous diviserons arbitrairement les plantes de notre voisinage immédiat suivant leur station :

1° en plantes croissant dans l'eau ;

2°　　　»　　　　　»　　　dans les lieux très humides ;

3°　　　»　　　　　»　　　sur les terrains sablonneux ;

4°　　　»　　　　　»　　　sur les terrains argileux ;

et enfin 5° végétaux communs aux terrains argileux et sablonneux.

Il est bon de remarquer que le sol dit *terrain blanc* formé, comme on le sait, d'alumine et de silice réduite à l'état de poudre impalpable, reçoit les plantes de l'argile et celles de la silice.

On observera encore que les plantes spéciales à l'argile sont peu nombreuses, tandis que celles que l'on trouve particulièrement dans les sables sont très variées. De sorte que l'on pourrait reconnaître immédiatement que l'on foule l'argile en remarquant l'absence des espèces spéciales au terrain sablonneux. Avec le brassica cheiranthus, l'iberis nudicaulis, le sagina erecta, l'ornithopus perpusillus, les paronychiées du pays, l'hyoseris minima, le chondrilla juncea, l'athamantha oreoselinum, le jasione montana, le lamium amplexicaule, le plantago arenaria, le digitaria ciliaris, on est assurément sur le sable ; quand, au contraire, ces espèces disparaissent complètement, il est presque certain que l'on est sur l'argile.

Les listes que nous donnons contiennent l'immense majorité des espèces de l'arrondissement de Louhans.

Nous les devons encore à l'obligeance de M. Moniez (1), dont la complaisance fut inépuisable à l'égard de tous ceux qui voulurent comprendre la botanique dans le cercle de leurs études.

1° Plantes croissant dans l'eau.

Ranunculus hederaceus. (*Renoncule à feuilles de lierre*).
  »   aquatilis.   »   *aquatique*).
  »   trichophyllus.   »   *à feuilles capillaires*).
  »   sceleratus.   »   *scélérate, mort aux vaches*).
Nymphea alba. (*Nénuphar blanc*).
  »   lutea.   »   *jaune*).
Nasturtium officinale. (*Cresson de fontaine*).
  »   amphibium.   »   *amphibie*).
Isnardia palustris. (*Isnarde des marais*).
Trapa natans. (*Macre flottante, Cabasse*).
Myriophyllum spicatum. (*Myriophille, volant d'eau*).
  »   verticillatum.   »   *verticillé*).
Callitriche stagnalis. (*Callitriche des mares*).
Ceratophyllum demersum. (*Cornifle nageant*).
Helosciadium inundatum. (*Helosciadie*).
OEnanthe Phellandrium. (*Phellandre aquatique, ciguë d'eau*.
  »   fistulosa.
Bidens cernua. (*Bident à fleurs penchées*.
Utricularia vulgaris. (*Utriculaire commune*).
Menianthes trifoliata. (*Trèfle d'eau*).
  »   nymphoïdes. (*Faux nénuphar*)

(1) M. Moniez, professeur au collège de Louhans pendant plus de 10 ans et jusqu'en 1878, s'occupa beaucoup de botanique. Il a découvert sur les bords d'un étang, à Bruailles-en-Bresse, une espèce de Carex à laquelle son nom a été donné, le *Carex moniesi*, Lagr. plante nouvelle d'un type non encore représenté et désormais consacrée comme espèce dans les bulletins de la Société botanique de France.

Veronica beccabunga. *(Cresson de cheval)*.
Polygonum amphibium. *(Renouée amphibie)*.
Alisma plantago. *(Plantain d'eau)*.
Sagittaria sagitœfolia. *(Sagittaire à feuilles en flèche)*.
Potamogeton natans. *(Epis d'eau, potamot nageant)*.

»	fluitans.	»	»	flottant).
»	crispus.	»	»	feuilles crispées).
»	lucens.	»	»	luisant).
»	perfoliatus.	»	»	perfolié).
»	pusillus.	»	»	fluet).

Zanichellia repens. *(Zanichellie des marais)*.
Nayas major. *(Nayade commune)*.

   » minor. » fluette).

Phalaris orizoïdes. *(Phalaris à fleurs de riz)*.
Calamagrostis lanceo'ata. *(Roseau lancéolé)*.
Festuca fluitans. *(Fétuque flottante)*.
Typha latifolia *(Masse d'eau, roseau des étangs)*.
Sparganium racemosum. *(Ruban d'eau)*.
Lemna trisu'ca. *(Lentille d'eau)*.

   » polyrhiza. »
   » minor. »
   » gibba. »

2° Plantes des lieux très humides.

Ranunculus flammula. *(Renoncule flammette)*.
Caltha palustris. *(Souci des marais)*.
Nasturtium sylvestre. *(Cresson ou sisymbre sauvage)*.

   » palustre. » des marais).

Sisymbrium alliarca. *(Sisymbre alliaire)*.
Drosera rotundif'lia. *(Rossolis à feuilles rondes)*.
Parnassia palustris *(Gazon du Parnasse)*.
Stellaria uliginosa. *(Stellaire aquatique)*.
Epilobium hirsutum. *(Epilobe velu)*.

Lythrum hyssopifolia. (*Salicaire*).

Peplis portula. (*Péplide pourpier*).

Hydrocotyle vulgaris. (*Hydrocotyle, écuelle d'eau*).

OEnanthe peucedanifol·a. (*OEnanthe*).

Galium palustre. (*Gaillet des maris*).

» uliginosum. » *des fanges*).

Valeriana dioïca (*Valeriane dioïque*).

Petasites vulgaris. (*Petasite grand pas d'âne*,.

Inula britanica. (*Inule britannique*).

Senecio aquaticus. (*Seneçon aquatique*).

» pa'udosus. (*Seneçon des marais*).

Lysimachia vulgaris. (*Lysimaque commune*).

» nummularia. » *nummulaire*).

» nemorum. » *des bois*).

Myosotis palustris.(*Myosote des marais, ne m'oubliez pas.*)

Scrophularia aquatica. (*Benoite d'eau*)

Gratiola officinalis. (*Gratiole, Herbe au pauvre homme*).

Limosella aquatica. (*Limoselle aquatique*).

Veronica anagallis. (*Véronique mouron, Mouron d'eau*).

Pedicu'aris sylvatica. (*Pedicula're des bois, herbe aux poux*).

» pa'ustris. » *des marais*).

Mentha aquatica. (*Menthe aquatique*)

Lycopus europœns. (*Lycope d'Europe, Lance du Christ*).

Stachys palustris. (*Epiaire des marais*).

Rumet Hydro'apathum. (*Rumex, patience aquatique*).

Euphorbia palus'ris.(*Euphorbe des marais*).

Salix a'ba. (*Saule blanc, saule commun*).

» fragilis. (*Saule fragile*).

» purpurea. (*Saulé pourpre, osier*).

» cinerea. » *cendré*).

» aurita. » *à oreillettes*).

» caprœa. » *marceau. massange*).

Populus tremula. (*Tremble*).

Alisma ranuncu'oïdes. (*Flulçau*).
Juncus conglomeratus. (*Jonc commun à fleurs agglomérées*).
   » effusus.   »   »   *étalées*).
   » glaucus.   (*Jonc glauque*).
   » buffonius.   » *des crapauds*).
   » tenagœnia. » *inondé*).
   » lampocarpus » *à fruits luisants*).
Cyperus flavescens. (*Souchet jaunâtre*).
   » fuscus.   »   *brun*).
Epipactis palustris. (*Epipactide des marais*).
Scirpus palustris.   (*Scirpe des marais*).
   » ovatus.   »   *renflé*).
   » anicularis.   »   *épingle*).
   » fluitans.   »   *flottant*).
   » selacens.   »   *sélacé*).
   » lacustris   »   *ou jonc des chaisiers*).
   » triqueter.   »   *triangulaire*).
   » maritimus.   »   *maritime*).
   » sylvaticus.   »   *des bois*).
Eriophorum latifolium. (*Vinaigrette à larges feuilles*).
   »   angustifolium.   »   *à feuilles étroites*).
Carex disticha (*Laiches, carex distique*).
   » vulpina.   »   »   *vulpin*).
   » paniculata. »   »   *paniculé*),
   » cyperoïdes. »   »   *souchet*).
   » brizoïdes.   »   »   *brize*).
   » stellulata   »   »   *étoilé*).
   » elongata.   »   »   *allongé*).
   » cœspitosa   »   »   *en gazon*).
   » acuta.   »   »   *grêle*).
   » ampullacea   »   »   *ampoulé*).
   » vesicaria.   »   »   *vésiculeux*).
   » riparia.   »   »   *des rives*).

Marsilea quadrifolia. (*Marsilée à quatre feuilles*).
Pilularia globulifera. (*Pilulaire à globules*).
Lycopodium inundatum. (*Lycopode inondé*).
Equisetum eburneum. (*Prêle des marécages*).
   »   palustre.   »   queue de cheval).

3° Plantes des terrains argileux

Thlaspi campestre. (*Passerage, tabouret des campagnes*).
Lychnis dioïca. (*Silène des prés*).
Linum gallicum. (*Lin de France*).
Lythrum hyssopifolia. (*Salicaire à feuilles d'hysope*).
Sedum rubens. (*Orpin rougeâtre*)
Scandix pecten veneris. (*Peigne de Vénus*).
Sambucus ebulus. (*Hyèble, petit sureau*).
Tussilago farfara. (*Pas d'âne, tussilage*).
Trifolium fragiferum. (*Trèfle fraisier*).
Silaus pratensis. (*Silaus des prés*).
Cirsium palustre. (*Cirse ou chardon des marais*).
Lappa major. (*Grande bardane*).
Sonchus arvensis. (*Laitron des champs*).
Verbascum blattaria. (*Molène blattaire*).
Linaria spuria. (*Linaire bâtarde*).
Stellera passerina. (*Passerine stellère*).
Colchicum autumnale. (*Colchique c'automne*).
Juncus glaucus. (*Jonc des jardiniers*).

4° Plantes des terrains sablonneux

Ranunculus hederaceus. (*Renoncule à feuilles de lierre*).
Papaver argemone (*Pavot argémone*).
   »   dubium.   »   douteux).
Fumaria officinalis. (*Fumeterre officinale*).
Turritis glabra, (*Tourrette glabre*).
Brassica cheirantus. (*Chou giroflée*).

Iberis nudicaulis. (Ibéride à tige nue)

Reseda lutea. (Réséda jaunissant, gaude, herbe à jaunir).

Viola tricolor. (Pensée sauvage)

Drosera rotundifolia. (Rossolis à feuilles rondes).

Gypsophila muralis. (Gypsophile des murs).

Spergula arvensis (Spergule des champs).

Holosteum umbellatum. (Alsine en ombelle).

Stellaria uliginosa. (Stellaire aquatique).

Sagina erecta. (Sagine dressée).

Cerastium triviale. (Céraiste commun).

 »   arvense. »   des champs).

Hypericum humifusum. (Hyperic couché).

 »   pulchrum. (Hyperic élégant).

Erodium cicutarium. (Cicutaire).

Oxalis acetosella. (Oxalyde oseille, pain de coucou, alleluia).

Ononis repens. (Bugrane rompant, ononis, arrête-bœuf).

Trifolium arvense. (Trèfle des champs).

Ornithopus perpusillus. (Arnithope pied d'oiseau).

Ervum hirsutum. (Ers à fruit velu).

Fragaria sterilis. (Potentille fraisier, fraisier stérile).

Montia fontana. (Montie des fontaines).

Scleranthus perennis. (Gnavelle vivace).

Illecebrum verticillatum. (Illecebre verticillé).

Herniaria glabra. (Herniaire glabre).

 »   hirsuta. (»   velue).

Corrigiola littoralis. (Corrigiole des rivages).

Sedum acre. (Orpin brulant, pain d'oiseau).

Saxifraga tridactylites. (Saxifrage des murs).

Anthemis arvensis. (Camomille des champs).

Filago arvensis. (Filago des champs).

 »   montana. »   de montagne).

 »   gallica.   »   de France).

Hyoseris minima. (Hyoséride naine).

Chondrilla Juncea. (*Chondrille effilée*).
Pimpinella saxifraga. (*Boucage saxifraye*).
Athamantha oreoselinum. (*Athamanthe de montagne*),
Jasione montana. (*Jasione de montagne*).
   »   perennis.   »   *vivace*).
Campanula patula. (*Campanule étalée*).
   »   rotundifolia. (*Campanule à feuilles rondes*).
Myosotis versicolor. (*Myosotis à fleurs changeantes*).
Lamium amplexicaule. (*Lamier embrassant*).
Stachys arvensis. (*Épiaire des champs*).
Plantago arenaria (*Plantain des sables*).
Muscari racemosum. (*Muscari à toupet*).
Cyperus flavescens. (*Souchet jaunâtre*).
   »   fuscus.   »   *brun*).
Digitaria ciliaris. (*Digitaire ciliaire*).
Agrostis minima. (*Agrostide petite*).
   »   spica venti.   »   *jouet du vent*).
   »   alba.   »   *blanche, traînasse*).
Panicum viride. (*panic vert*).
   »   glaucum. » *ylauque*)
Aira canescens. (*Canche*).

5° Plantes communes au terrain argileux et au terrain sablonneux.

Anemone nemorosa.(*Anémone ou renoncule des bois,Sylvie*).
Thalictrum flavum. (*Piyamon jaune*).
Ranunculus acris. (*Renoncule acre ou des prés, bouton d'or*).
Ranunculus repens   (*Renoncule rampante*).
   »   arvensis.   »   *des champs*).
   »   auricomus. »   *tête d'or*).
Myosurus minimus. (*Ratoncule, queue de rat*).
Aquilegia vulgaris. (*Ancolie, aiglantine*).
Chelidonium majus. (*Grande chélidoine, grande éclaire*).

Barbarea vulgaris. (*Barbarée, herbe aux charpentiers*).

Arabis thaliana. (*Arabette de thale*).

Cardamine pratensis. (*Cardamine des prés*).

Sisymbrium alliaria (*Sisymbre alliaire*).

Draba verna. (*Drave du printemps*).

Viola hirta. (*Violette hérissée*).

Polygala vulgaris. (*Polygala commun, herbe au lait*).

Alsina media. (*Alsine moyenne, stellaire moyenne, mouron des petits oiseaux*).

Cerastium viscosum. (*Céraiste*).

Agrostemma gitago. (*Agrostemme, nieille des blés*).

Malva rotundifolia (*Mauve à feuilles rondes*).

   » sylvestris.   »   *sauvage, grande mauve*).

   » alcœa.   »   *alcée*).

Althœa officinalis. (*Guimauve officinale*).

Hypericum perforatum.(*Millepertuis, H. à feuilles perforées*).

   » tetrapterum. (*Hypéric à tige ailée*).

Geranium colombinum. (*Géranium pied de pigeon*).

   » dissectum.   »   *à feuilles découpées*).

   » molle.   »   *à feuilles molles*).

   » robertianum. (*Herbe à Robert*).

   » cicutarium. (*Géranium cicutaire*).

   » rotondifolium.   »   *à feuilles rondes*).

Rhamnus frangula. (*Nerprun bourdaine, peule verne*).

   » catharticus.   »   *purgatif*

Genista tinctoria. (*Genêt des teinturiers*).

Sarothamnus scoparius. (*Genêt à balai*).

Ononis repens. (*Arrête-bœuf, bugrane*).

Medicago lupulina. (*Luzerne lupuline, minette dorée*).

   » maculata.   »   *tachetée*).

Trifolium ochroleucum. (*Trèfle jaunâtre*).

   » medium.   »   *intermédiaire*).

   » pratense.   »   *des prés, trèfle commun*).

»   repens.   »   *rampant, trèfle blanc)*.

»   elegans.   »   *élégant)*.

»   procumbens.   »   *tombant)*.

Lotus diffusus. (*Lotier étalé*).

»   major.   »   *des marais)*.

Vicia cracca. (*Vesce craque, craque élevée*).

»   lutea. (*Vesce à fleurs jaunes*).

»   sepium. (*Vesce des haies*).

Lathyrus aphaca. (*Gesse sans feuilles*).

»   nissolia. (*Gesse de Nissole*).

»   hirsutus. (*Gesse à fruits velus*).

»   pratensis. (*Gesse des prés*).

Prunus spinosa. (*Prunellier, epine noire*).

Geum urbanum. (*Benoîte commune*).

Rubus discolor. (*Ronce à feuilles bicolores*).

»   fruticosus. (*Ronce frutescente*).

Fragaria vesca. (*Fraisier*).

Potentilla reptans. (*Potentille rampante*).

»   tormentilla. (*Tormentille*).

»   anserina. (*Potentille argentine, herbe aux oies*).

Spiræa ulmaria. (*Reine des prés, spirée ulmaire*).

Agrimonia Eupatoria. (*Aigremoine eupatoire*).

Aphanes arvensis. (*Alchemille des champs*).

Poterium sanguisorba. (*Petite pimprenelle*).

Rosa canina. (*Rosier sauvage, églantier*).

»   tomentosa. (*Rosier à fleurs tomenteuses*).

»   rubiginosa. (*Rosier à feuilles rouillées, églantier*).

Cratœgus oxyacantha. (*Aubépine, épine blanche*).

Pyrus pyraster. (*Poirier sauvage*).

Malus communis. (*Pommier sauvage*).

Circœa lutetiana. (*Circée parisienne, herbe aux sorciers*).

Lytbrum salicaria. (*Salicaire commune*).

Bryona dioïca. (*Bryone*).

Sedum cepœa. (*Orpin faux oignon*).

» rubens. » *rougeâtre*).

Sanicula europœa. (*Sanicle d'Europe*).

Eryngium campestre. (*Panicaut, chardon Rolland*).

Pimpinella magna. (*Pimpinelle blanche*).

Angelica sylvestris. (*Angélique sauvage*).

Heracleum spondylium. (*Berce branc ursine*).

Daucus carota. (*Carotte sauvage*).

Anthriscus vulgaris. (*Cerfeuil sauvage*).

Hedera helix. (*Lierre grimpant, lierre commun*).

Cornus sanguinea. (*Cornouiller sanguin, sanguinelle*).

Sambucus nigra. (*Sureau, tape*),

Viburnum opulus. (*Viorne sureau d'eau*).

Galium cruciatum. *Gaillet croisette velue*)

» verum. (*Gaillet vrai, caille lait jaune*).

» mollugo. (*Gaillet dressé, caille lait blanc*).

» uliginosum. (*Gaillet des fanges*).

Sherardia arvensis. (*Shérarde des champs*).

Valeriana officinalis. (*Valériane, herbe aux chats*)

Dipsacus sylvestris. (*Cardère sauvage, chardon, cabaret des oiseaux, baignoire de Vénus.*)

Scabiosa arvensis. (*Scabieuse des champs*).

» succisa. » *succise*).

Eupatorium cannabinum. (*Eupatoire chanvrin*).

Erigeron canadensis. (*Vergerette du Canada*).

Bellis perennis. (*Paquerette, petite marguerite*).

Chrysanthemum leucanthemum. (*Grande paquerette, grande marguerite*).

Solidago virga aurea. (*Solidage verge d'or, herbe des Juifs.*

Inula conyza. (*Inule, Conyze rude*).

» britanica. » *britannique*).

» pulicaria. (*Pulicaire, herbe aux puces*).

» dysenterica. (*Inule ou pulicaire dysentérique*).

Bidens tripartita. (*Bident, chanvre aquatique*)

» cernua. » *à fleurs penchées*).

Gnaphalium uliginosum. (*Gnaphale des marais*).

Anthemis cotula. (*Anthémis camomille*).

Achillea millefolium. (*Achillée mille feuilles, herbe à la saignée, saigne nez*).

Achillea ptarmica. (*Achillée ptarmique, herbe à éternuer*).

Matricaria chamomilla. (*Matricaire camomille*).

Artemisia vulgaris. (*Armoise, herbe de St Jean*).

Senecio vulgaris. (*Seneçon commun*).

» sylvaticus. (» *des bois*).

» Jacobœa. (» *herbe de Jacob*).

» paludosus. (» *des marais*).

Carlina vulgaris. (*Carline vulgaire, chardon doré*).

Centaurea jacea. (*Centaurée jacée, jacée des pres, tête d'alouette*).

Centaurea nigra. (*Centaurée noire*).

» cyanus. (*bluet*).

» calcitrapa. (*Chardon étoilé*).

Cirsium palustre. (*Cirse ou chardon des marais, bâton du diable*).

Cirsium lanceolatum. (*Chardon à feuilles lancéolées*)

Lampsana communis. (*Herbe aux mammelles*).

Hypochœris radicata. (*Salade de porc*).

Thrincia hirta. (*Thrincée hérissée*).

Scorzonera plantaginea. (*Scorzonère, carnabeau*).

Taraxacum officinale. (*Pissenlit, dent de lion*).

Crepis taraxifolia. (*Crépide à feuilles de pissenlit*).

» diffusa. (*Crépide étalée*).

Sonchus oleraceus. (*Laitron commun*).

Hieracium pilosella. (*Epervière piloselle*).

» auricula (» *auricule*).

» umbellatum. » *en ombelle*).

Phyteuma spicatum (*Raiponce à fleurs en épi*).

Campanula glomerata. (*Campanule à fleurs agglomérées*).

    »   trachellum. (»   *gantelée*).

    »   rapunculus, (»   *raiponce*).

    »   speculum. (»   *miroir*).

Erica vulgaris. (*Bruyère*).

Utricularia vulgaris. (*Utriculaire commune*).

Hottonia palustris. (*Millefeuille aquatique*).

Primula elatior. (*Primevère élevée*).

Lysimachia vulgaris. (*Lysimaque commune*).

    »   nummularia. (»   *herbe aux écus*).

    »   nemorum. (»   *des bois*).

Anagallis arvensis. (*Mouron des champs*).

Vinca minor. (*Petite pervenche*).

Erythræa centaurium. (*Petite centaurée, herbe à la fièvre*).

Convolvulus sœpium. (*Liseron des haies, grand liseron*).

    »   arvensis. (*Liseron des champs, petite vrillée*).

Lycopsis arvensis. (*Lycopside des champs*).

Lithospermum arvense. (*Grémil des champs*).

Solanum nigrum. (*Morelle noire*).

    »   dulcamara. (*Morelle douce amère*).

Verbascum thapsus. (*Bouillon blanc*).

Linaria vulgaris. (*Linaire commune*).

Scrophularia aquatica. (*Scrophulaire aquatique*).

    »   nodosa. (»   *à racine noueuse, herbe aux écrouelles*).

Euphrasia officinalis. (*Euphraise*).

Melampyrum arvense. (*Mélampyre des champs, rougeotte*).

    »   pratense (*Mélampyre des prés*).

Verbena officinalis. (*Verveine officinale, herbe à tous les maux*).

Mentha aquatica. (*Menthe aquatique*).

    »   rotundifolia. (*Menthe à feuilles rondes, baume ou menthe sauvage*),

Mentha pulegium. (*Menthe pouliot*).
Lycopus europœus. (*Lycope, marrube d'eau, lance du christ*).
Thymus serpyllum. (*Thym sauvage, serpollet*).
Clinopodium vulgare. (*Clinopode commun*).
Glechoma hederaceum. (*Lierre terrestre, rondelotte*).
Lamium purpureum. (*Lamier rouge, ortie rouge*).
 » album. (*Lamier blanc, ortie blanche*).
Galeopsis Galeobdolon. (*Ortie jaune*).
 » tetrabit. (*Ortie épineuse*)
Stachys sylvatica. (*Ortie fétide, épiaire des bois*).
Betonica vulgaris. (*Bétoine officinale*).
Ajuga replans. (*Bugle rampante*).
Teucrium scorodonia. (*Germandrée sauvage*).
Plantago major. (*Plantain à grandes feuilles*).
 » media. (» *moyen*).
 » lanceolata. (*Plantain à feuilles lancéolées*).
Polygonum convolvulus. (*Renouée liseron, faux liseron*).
Euphorbia cyparissia. (*Euphorbe cyprès*).
 » helioscopia. (» *réveille-matin, lait de serpent*).
Mercurialis annua. (*Mercuriale annuelle*).
Humulus lupulus. (*Houblon*).
Betula alba. (*Bouleau*).
Quercus pedunculata (*Chêne à fruits pédonculés, chêne commun*).
Quercus sessiliflora. (*Chêne à glands sessiles, chêne rouvre*).
Corylus avellana. (*Coudrier, noisetier*).
Carpinus betulus. (*Charme, charmille*).
Juniperus communis. (*Genevrier*).
Juncus effusus. (*Jonc*).
Luzula campestris. (*Luzule des champs*).
Paris quadrifolia. (*Parisette à quatre feuilles, herbe à Paris*).
Convallaria maialis. (*Muguet*).
Fritillaria meleagris. (*Fritillaire panachée, campène*).

Allium vineale. (*Ail des champs*).

Orchis viridis. (*Orchis verdâtre*).

» canopsea. » *à long éperon*).

» laxiflora. » *à épi lâche*).

» morio. » *bouffon*).

Calamagrostis epigeios. (*Calamagrostis terrestre*).

Agrostis alba. (*Agrostide blanche, trainasse*).

» minima. (*Petite agrostide*).

Phleum pratensis. (*Phléole des prés*).

Alopecurus pratensis (*Vulpin des prés*).

» utriculatus. (*Vulpin à vessies*).

Anthoxanthum odoratum. (*Flouve odorante*)

Aira cœspitosa. (*Canche en gazon*).

Holcus lanatus. (*Houlque laineuse, avoine laineuse*).

» mollis. (*Houlque ou avoine molle*).

Avena elatior. (*Avoine élevée*).

» fragilis. » *fragile*).

» flavescens. » *jaunâtre*).

Danthonia decumbens. (*Fétuque inclinée*).

Bromus secalinus. (*Brôme faux seigle*).

» mollis. » *mou*).

» arvensis. » *des champs*).

» sterilis. » *stérile*).

Festuca pratensis. (*Fétuque des prés*).

» tenuifolia. » *à petites fleurs*).

» ovina. » *des brebis*).

Dactylis glomerata. (*Dactyle aggloméré*).

Poa annua. (*Paturin annuel*).

Briza media. (*Brize commune, amourette tremblante*).

Cynosurus cristatus. (*Cynosure à crêtes*).

Triticum repens. (*Froment rampant, chiendent*).

» caninum. (*Froment des chiens, froment des haies*).

Lolium perenne. (*Ivraie vivace*).

Lolium multiflorum. (*Ivraie multiflore*).
»   temulentum. (*Ivraie enivrante*).
Pteris aquilina. (*Fougère aigle impérial, fougère commune, grande fougère*).
Polypodium vulgare. (*Polypode commun*).

Plantes particulières aux bords du Doubs

Sysimbrium supinum.
»   sophia.
Lepidium graminifolium.
Erisymum cheiranthoïdes.
Elatine alsinastrum.
»   hexandra.
Potentilla supina
Hippuris vulgaris.
Sium latifolium.

Sium angustifolium
Lonicera xylosteum.
Asperula arvensis
Cuscuta major.
Alisma damasonium.
Butomus umbellatus.
Gagea arvensis
Crypsis alopecuroïdes.
Scirpus michelianus.

Plantes particulières au terrain calcaire de Cuiseaux.

Anemone ranunculoïdes.
Helleborus fœtidus.
Aconitum lycoctonum.
Berberis vulgaris.
Corydalis solida.
Cheiranthus Cheiri
Arabis arenosa.
Cœrdamine impatiens.
Dentaria pinnata.
Iberis amara.
Helianthemum vulgare.
Dianthus carthusianorum.
Saponaria ocymoïdes.
Silene nutans.

Linum tenuifolium.
Althæa hirsuta.
Acer platanoïdes.
Geranium lucidum.
Genista anglica.
»   germanica.
»   sagittalis.
Cytisus laburnum.
Anthyllis vulneraria.
Trifolium rubens.
»   scabrum.
»   aureum.
Coronilla emerus.
»   varia.

Vicia dumetorum.
Orobus niger.
Prunus Mahaleb.
» Padus.
Rubus idæus,
Epilobium angustifolium.
Ptychotis heterophylla.
Carum Carvi
Peucedanum Tervaria.
Turgenia latifolia.
Rubia peregrina.
Asperulo cynanchica,
Globularia vulgaris.
Petasites vulgaris.
Artemisia absinthium
Gnaphalium dioïcum.
Carduus nutans.
Cirsium eriophorum.
» acaule.
Lactuca perennis.
Pyrola rotundifolia.
Gentiana cruciata.
» lutea.
» germanica.
Lithospermum arvense.
Cynoglossum officinale.
Physalis alkekingi.
Digitalis lutea.
» grandiflora.
Veronica teucrium.

Veronica chamœdris.
Mentha viridis.
Salvia pratensis.
Satureia hortensis.
Melittis melissophyllum.
Teucrium botrys.
» chamœdris
Ajuga chamœpytis
Daphne laureola.
» mezereum.
Mercurialis perennis.
Conval'aria polygonatum.
Lilium martagon.
Narcissus pœticus.
» pseudo-narcissus
Leucoïum vernum.
Orchis hircina.
Ophrys antropophosa.
» apifera.
Carex ornithopoda.
Andropogon ischœmum.
Melica ciliata.
Cynosurus cœruleus.
Ceterach officinarum
Polypodium Dryopteris.
» calcareum
Polytichum oreoptéris.
» theliptéris.
Scolopendrium officinale.
Blechnum spicant.

Nous ne voulons point entrer dans d'autres détails. Ces quelques centaines de plantes formeraient un herbier assez complet de la localité, quoiqu'il y manque quelques espèces et surtout des variétés. Nous avons donné ailleurs (1) l'indication sommaire de leurs propriétés et de leurs usages.

Citons encore, pour terminer cette flore de la Bresse Louhannaise quelques végétaux cryptogames :

Les *mousses*, dont les espèces sont nombreuses ;

Les *hépatiques*, plantes intermédiaires entre les mousses et les lichens ;

Les *lichens*, mousses blanches sur l'écorce des arbres ;

Les *algues*, conferves qui couvrent la surface des marais ;

Et enfin les *champignons*.

Cette classe intéressante nous offre surtout l'agaricus campestris (*agaric champêtre*) qui vient spontanément dans les prés et qu'on obtient aussi par la culture (champignon de couche), seul agaric véritablement recherché ici comme comestible ;

L'agaricus procerus, *agaric élevé, colmelle*, bon champignon de bois, assez rare, du reste ;

Des agarics suspects très nombreux dans les bois, comme le lactarius piperatus ou acris (*lactaire âcre ou poivre*), et quelques-uns vénéneux, ainsi l'agaricus pyrogalus (*agaric caustique*)...

L'*oronge*, amanita aurantiaca, très bon champignon, est assez rare dans nos localités ; la *fausse oronge*, amanita muscaria, très vénéneuse, est abondante dans nos bois, ainsi que l'*amanite bulbeuse*, amanita bulbosa, vénéneuse aussi.

Les *bolets*, boletus, y sont aussi très répandus. Le *cèpe*, boletus edulis, le *cèpe bronzé*, boletus acrus, et le *bolet rude*, boletus asper, sont comestibles, mais on doit

(1) Nomenclature des plantes observées aux environs de Louhans.

rejeter comme dangereux le *bolet bleuissant*, boletus cyanescens, qui est également très commun, et le *bolet livide*, boletus luridus.

La *chanterelle*, cantharellus, autre champignon des bois, de couleur jaune chamois, bien facile à reconnaître, est un bon champignon.

Je n'ai pas vu employer ici d'autres espèces comestibles.

Quant aux autres nombreuses espèces de champignons, citons encore parmi les plus fréquents, les *polypores*, polyporus, la *dédalée du chêne*, dedalea quercina, espèces d'amadouviers vivant sur les troncs d'arbres, les *coprins*, coprinus, champignons frêles qui viennent sur les fumiers, le *mérule pleureur*, merulus lacrymans, sur les bois humides, l'*helvelle élastique*, helvella elastica, la *pézize*, peziza epidendra, et enfin les *vesses de loup*, lycoperdon, très répandues et faciles à reconnaître.

Faut-il nommer encore, dans un ordre à part, l'*ergot de seigle*, sclerotion clavus ; les *moisissures*, mucor ; des *mucédinées*, comme le botrytis qui détermine la maladie des pommes de terre et l'*oïdium* de la vigne, oïdium Tuckerii ; et parmi les *urédinées*, les puccinia qui produisent la *carie* et l'ustilago, *charbon*, très commun sur nos maïs.

FAUNE DE LA BRESSE LOUHANNAISE

Le but de cet ouvrage étant de vulgariser les connaissances les plus utiles se rattachant à la topographie de notre contrée, j'ai puisé dans divers auteurs (1) et ajouté à une nomenclature, qui sans cela serait restée bien aride, les renseignements qui nous ont paru intéressants à faire connaitre. Du reste, je n'ai pas la prétention de donner ici la faune complète de l'arrondissement, surtout en ce qui concerne certains groupes comme les insectes, mollusques...., etc., mais j'ai tenu à énumérer dans les différents groupes, les espèces les plus connues et les plus intéressantes et à les caractériser en quelques mots comme animaux utiles ou nuisibles. Cette manière de voir répond aux nécessités de la méthode topographique que je me suis imposé.

Jetons donc un rapide coup d'œil sur les espèces animales qu'on rencontre dans notre région, en suivant la classification établie des quatre grands embranchements, *vertébrés, articulés* ou *annelés, mollusques, zoophytes*.

(1) Joigneaux, de la Blanchère, Ogérien...

I. — ANIMAUX VERTÉBRÉS

Ire CLASSE. — MAMMIFÈRES

1° L'ordre des **Chéiroptères** est représenté
Par les **Chauves souris** : *Vespertilio murinus*, Chauve
souris, et *V. auritus*, Oreillard commun. Les chauves
souris hivernent et l'été se tiennent cachées pendant
le jour dans les trous des murs, dans les greniers sous
les toits, dans les arbres creux. Ces animaux sont
réputés nuisibles, peut-être surtout parce qu'ils sont
laids. On les pourchasse et on les cloue à la porte des
granges, des poulaillers, des pigeonniers, pour en
écarter les autres et les empêcher de manger les œufs ;
mais ils sont pourtant utiles à l'agriculture, car en
réalité ils se nourrissent d'insectes nuisibles, papillons
de nuit, hannetons, cousins, moustiques. La chauve
souris qui habite les grottes de Baume et de Loisia,
dans le Jura, est le *Vespertilio barbastellus*.

2° Les **Insectivores** sont aussi des destructeurs
des insectes de nuit.

Le **Hérisson**, *Erinaceus europœus*, est un animal paisible et utile. Il passe l'hiver en léthargie dans son
terrier ; l'été, pendant le jour, il se tient caché dans les
fourrés sous la mousse et les feuilles sèches. S'il
détruit quelques couvées d'oiseaux qui nichent à terre
et parfois aussi quelques petits poulets, sa nourriture
principale se compose d'insectes, de limaces, de petits
animaux nuisibles, rats, reptiles, de fruits et rarement
de racines. Cela doit suffire pour le faire respecter. Sa
chair, comme gibier, est fort médiocre, néanmoins on
peut la manger.

La **Taupe**, *Talpa europœa*, se nourrit exclusivement de vers et de larves d'insectes nuisibles, utile à ce point de vue, surtout si l'on a soin d'étendre les taupinières ou tas de terre provenant des galeries souterraines qu'elle creuse en cherchant sa nourriture. Mais les services qu'elle rend sont bien amoindris par les dégâts qu'elle commet dans les champs, les jardins, les prés où elle coupe les racines des plantes, et multiplie ses taupinières ; à détruire alors, et c'est le plus souvent le cas, c'est ce qu'en pensent tous nos cultivateurs.

La **Musaraigne**, surtout la **Musaraigne d'eau**, *Sorex fodiens*, habite des trous qu'elle se creuse dans la terre, le long des étangs et près des rivières et ruisseaux : elle vit de larves, vers et insectes et n'est pas nuisible comme les Mulots et Campagnols.

4° Les **Carnivores** nous donnent des espèces encore assez nombreuses :

Le **Chat**, *felis*. Le **Chat sauvage**, *felis catus* est heureusement devenu assez rare dans nos pays. Cet animal carnassier se cache dans les fourrés épais ou sur les arbres, pour y surprendre les oiseaux, les écureuils ; il détruit les petits oiseaux et le gibier.

Le **Blaireau**, *Meles vulgaris*, seulement près des plateaux du Jura.

La **Fouine**, **Marte fouine**, *Mustela foina*, commune dans nos campagnes, cause souvent de grands dégâts dans les basses-cours, les colombiers, les poulaillers, mange les œufs, les pigeons, les poules ; bête très nuisible.

Le **Putois**, *Putorius infectus*, se rapproche l'hiver des habitations et s'attaque aux basses-cours ; mais il détruit aussi les souris, les rats et même les vipères.

La **Belette**, *Putorius vulgaris*, très commune, chasse

les rats, les mulots, les taupes, mais détruit aussi
beaucoup de menu gibier, de nids d'oiseaux, d'œufs,
de poussins, de pigeonneaux. Le chasseur ne doit pas
manquer de lui envoyer un coup de fusil partout où il
la rencontre.

Le **Loup**, *Canis lupus* ; autrefois assez commun, le
loup maintenant de plus en plus rare ne s'est montré
que durant les froids de certains hivers rigoureux.

Je ne fais que mentionner le **Chien**, animal domestique.

Le **Renard**, *Canis vulpes*, si dangereux pour les
basses-cours, est encore assez commun. Il détruit aussi
les lièvres, les perdrix, et par conséquent il est aussi
nuisible aux chasseurs qu'aux cultivateurs, c'est un
animal qu'il faut chercher à détruire de toutes les ma-
nières. Sa chair, en automne, quand il est gras, n'est
point à dédaigner. En hiver, il faut la faire geler fortement avant de la préparer.

La **Loutre**, *Lutra vulgaris*, espèce de **Marte aquatique**, habite solitaire dans son terrier ou le creux d'un
arbre le long des rivières et des étangs où elle détruit
beaucoup de poissons, la nuit.

4° L'ordre des **Rongeurs** nous offre :

Le **Campagnol**, *Arvicola* Il y en a plusieurs espèces :
Le **Campagnol des champs** ou **petit rat des champs**,
Arvicola arealis est à peu près de la grosseur d'une
souris, il se nourrit de graines, de racines, de tubercules, fait parfois de grands dégats dans les champs.
Une autre espèce plus grosse, **Rat d'eau**, *Arvicola
amphibius* vit sur le bord des ruisseaux et des étangs,
mais la nature argileuse ou silico-argileuse du sol ne
permettant pas à ce petit animal de fouir à son aise, il

n'est pas très commun, heureusement, car c'est un ennemi acharné du frai des poissons.

Le **Rat**, *Mus*, qui a de nombreuses espèces : le **Rat commun**, ou **Surmulot**, *Mus decumanus*, qui se rencontre partout, dans les granges, les jardins, les caves, les égoûts, le voisinage des eaux ; sans cesse occupé à détruire, il ronge tout, non seulement les provisions alimentaires, mais le linge, le vieux cuir, perce les planches, les cloisons, les murs. Il y a aussi dans les villes un rat d'égoût, **Rat d'eau**, variété du Surmulot. Le **Rat noir**, rat ordinaire, *Mus Rattus*, partout tend à disparaître devant le Surmulot, espèce beaucoup plus forte, plus méchante et plus vorace, qui pullule partout. Une autre espèce de rat, le **Mulot**, *Mus sylvaticus*, **Rat mulot** ou **Rat des champs**, confondu souvent avec le Campagnol, habite les bois, les champs, vit de graines et tubercules, et en automne vient aussi dans les maisons. Le **Rat Souris**. *Mus Musculus*, vulgairement la **Souris. Rate**, plus petite et plus élégante que le Rat, se loge dans les planches des maisons, dans les granges, dans les trous des murs. Tous les rats se multiplient d'une manière extraordinaire, heureusement les oiseaux de proie, l'homme, les chats, d'autres animaux, la rigueur des hivers en font périr un grand nombre.

L'**Écureuil**, espèce unique, *Sciurus vulgaris*, **écureuil d'Europe** est très commun dans nos bois ; il se nourrit de fruits, de noisettes, de glands, il lui arrive aussi de manger des œufs de petits oiseaux et les couveuses quand il peut les surprendre. Pourtant, par sa gentillesse, l'écureuil mérite d'être épargné.

Le **Lièvre**, *Lepus timidus*, **Lièvre commun**, vit solitaire dans les champs, les bois ; il est encore assez abondant.

Le **Lapin**, *Lepus cuniculus*, ne se trouve qu'à l'état domestique, il n'existe pas dans nos bois.

Le **Cochon d'Inde**, **Cabaye**, *Cavia Cabaia* est une espèce d'agrément, qu'on nourrit quelquefois dans les maisons, sous prétexte que son odeur chasse les rats.

5° Les **Ruminants**, en outre de nos animaux domestiques, du **Bœuf**, du **Mouton**, de la **Chèvre**, nous offrent à l'état sauvage, le **Chevreuil**, *Cervus Capreolus*, qui habite par couples dans quelques forêts, comme celle du Miroir, mais y devenant de plus en plus rare.

6° Les **Pachydermes**, en outre du **Cheval**, de l'**Ane**, du **Mulet**, du **Cochon**, nous offrent encore à l'état sauvage, le **Sanglier**, *Sus scropha*, souche du cochon domestique, autrefois plus commun dans notre contrée, ravageant les pommes de terre et les maïs, aujourd'hui très rare.

2ᵉ CLASSE. — OISEAUX.

Iᵉʳ ordre : **Rapaces ou oiseaux de proie**, les uns Rapaces de jour, les autres Rapaces de nuit.

Les **Rapaces diurnes** sont :

L'**Epervier**, *Nisus communis*, vulgairement *Tiercelet*, assez commun dans nos campagnes, détruit beaucoup de petits oiseaux.

Le **Milan**, *Milvus* ; divers **Faucons**, *Falco*, oiseau de passage.

La **Buse**, *Buteo variegatus*, **Buse commune**, utile à l'agriculture par la destruction des souris, mulots, taupes et insectes dont elle fait sa nourriture ; mais elle attrape aussi des petits oiseaux utiles et quelques poussins.

Les **Rapaces nocturnes** nous donnent diverses espèces très utiles mais auxquelles l'ignorance et les préjugés font faire une guerre acharnée :

Les **Chouettes**, *Strix*. la **Chouette des bois**, **Chouette Hulotte**, *Strix aluco*, qui niche et se tient la journée dans les vieux arbres, s'apprivoise facilement ; la **Chouette effraie**, *Strix flammea* dans les clochers, les vieilles habitations, les combles des greniers ; la **Chouette chevêche**, **Chouette Perlée**, *Strix passerina*, dans les bois, dans les creux d'arbre qui entourent les habitations.

Les **Hiboux**. *Otus* : le **Hibou commun ou Chat-Huant**, *Otus noctua* ; le **Petit Hibou**, *Otus scops*, le **Duc**; *Otus major*.

Les Chouettes, les Hiboux sont pour les gens de la campagne des oiseaux de malheur, les oiseaux de la mort. Ils considèrent leur cri au voisinage des habitations comme un mauvais présage ; aussi leur font-ils une guerre acharnée, et lorsqu'ils en peuvent saisir, ils les clouent les ailes étendues contre la porte de la grange. Pourtant ces oiseaux qui vivent de rats, souris, mulots, taupes, serpents, grenouilles, sauterelles et insectes divers rendent ainsi de grands services à l'agriculture ; on a grand tort de les tuer.

2e ordre : **Passereaux.** — Il y a :

Les **Passereaux omnivores:** le Corbeau, *Corvus corax* ; très répandu, en hiver, par bandes dans les champs, mange à peu près tout ce qu'il trouve, grains, fruits, légumes, insectes, les taupes, les souris...; fait du bien et du mal ; on ne s'en plaint pas trop.

La **Pie**, *Garrulus Picus*, vulgairement **Agasse, Jacquette**, se nourrit de petits oiseaux malades, de souris, de mulots, de larves et d'insectes, mais cause des dommages aux vergers, aux champs ; s'apprivoise facilement.

Le **Geai**, *Garrulus glandarius*, vulgairement **Jacquot**, fait aussi plus de mal que de bien.

Les **Passereaux insectivores : l'Etourneau** ou **Sansonnet**, *Sturnus vulgaris*, de passage régulier, arrive en juin et part en novembre. Les Etourneaux fréquentent surtout les prairies, pendant les mois de septembre et d'octobre, détruisent les limaces, les chenilles, insectes, vermines : oiseaux utiles. Ils passent la nuit, réunis, sur les joncs, les vergilles des bords des rivières. Les chasseurs, lorsqu'ils en ont tué, leur arrachent la langue afin de diminuer l'amertume de leur chair.

Le **Loriot**, *Oriolus galbula*, assez rare, détruit les insectes et surtout les chenilles.

La **Pie Grièche**, *Lanius*, **Pie-Grièche grise**, commune autrefois, devenue assez rare ; babillarde et vindicative, elle tue les petits oiseaux et ne mérite pas d'égards.

Le **Merle**, *Turdus*, **Merle noir**, *Turdus Merula*, sédentaire, vit isolément. fréquente les lisières des bois, les buissons.

La **Grive**. *Turdus musicus*, de chair excellente ; le **Mauvis**. *Turdus iliacus*, arrive par bandes en mars et avril, disparaît en mai vers le nord, revient en bandes plus nombreuses en septembre et octobre et part vers le midi, fin octobre ; le **Tiatla**. *Turdus pilaris*, passe aussi au printemps et en automne, par bandes nombreuses.

Les **Traquets**, *Saxicola :* le **Cul blanc**, le **Pied noir**, dans les champs, voltigent de motte en motte à la recherche des vers et des insectes.

Les **Rubiettes**, *Erithacus :* le **Rossignol**, *Erithacus Luscinia*, le **Rouge Gorge**, *Erithacus rubecula ;* les Rossignols se nourrissent de vers, d'insectes de toute espèce, de larves, des fruits de la ronce et du sureau ; oiseaux charmants, bons musiciens, ils méritent protection à tous les titres.

Les **Fauvettes**, *Sylvia :* la **Fauvette ou Bec fin à tête noire**, *Sylvia atricapilla ;* la **Fauvette des jardins**, *Sylvia hortensis ;* la **Fauvette babillarde, Bec fin babillard**, *Sylvia curruca ;* le **Saute buissons**, vulgairement **Quicra**, *Sylvia Orphea. etc.* Les Fauvettes arrivent au printemps et repartent en octobre. Ce sont des mangeuses d'insectes ; on en détruit trop souvent les nichées.

Les **Rousserolles**, *Calamoherpe ;*

Les **Roitelets**, *Regulus ;* le **Troglodyte ;**

Les **Bergeronettes**, Bergeronette grise, *Motacilla cinerea*, jaune, *M. flava*, Bergère, branle-queue, guigne-queue qui vit dans les sillons, pourchasse les insectes et suit les charrues pour attraper les vers ;

Les **Pipi**, *Anthus*, Bec figue. ..

Les **Passereaux granivores :** plusieurs espèces d'Alouettes, *Alauda*, vivent dans les champs, nichent à terre, se nourrissent de petites graines, mais aussi d'insectes, de larves, doivent être protégées ;

Les **Mésanges**, *Parus*, dont une est notre **Lardanche**, oiseaux vifs, grands mangeurs d'insectes, méritent d'être protégés ;

Les **Bruants**, *Emberiza*, dont le **Bruant jaune ou Verdière** ; le **Bouvreuil**, *Phyrrhula vulgaris*, vit d'in-

sectes, larves, vers, et aussi de graines, fruits ; bel
oiseau qui apprend bien à chanter ;

Les **Gros becs**, *Coccothraustes* ;

Les **Moineaux**, *Passer :* le **Moineau domestique**,
Passer domesti us ; le **Moineau à tête rouge**, *Passer
montanus.* Les moineaux sont de vrais parasites n'épar-
gnant pas nos jardins ; mais il faut leur savoir gré de
manger beaucoup de chenilles et de vers. On est par-
tagé sur leur compte ; les uns disent qu'ils font plus de
mal que de bien et les autres plus de bien que de mal.
Il vaut mieux les conserver à moins qu'ils ne soient
trop nombreux, et les éloigner des espaces à protéger
à l'aide d'épouvantails ou babouins.

Les **Pinsons**, *Fringilla*, plusieurs variétés : le **Pinson
ordinaire**, en patois **Quinson**, *Fringilla cælebs* ; le
Pinson d'Ardenne ou **des Ardennes**, *Fringilla monti-
fringilla*, qui arrive à l'automne et part au printemps ;

Les **Linottes**, vulgairement **Lunots**, *Fringilla can-
nabina*, plusieurs variétés ;

Les **Chardonnerets**, *Carduelis :* le **Chardonneret
élégant**, *Carduelis elegans*, est l'un des plus jolis oiseaux
de nos pays, très facile à élever ; le **Chardonneret
serin, canari**, *Carduelis canaria*, remarquable par son
plumage jaune et son chant et la facilité de son éducation n'existe qu'à l'état domestique En cage on croise
ces deux espèces.

Autres passereaux : le **Martin pêcheur**,
Acedo Alcyon, le long des cours d'eau, niche dans les
berges, dans des trous ; sa chair est de très mauvais
goût, aussi les chasseurs ne le tuent que pour l'em-
pailler.

Les **Hirondelles**, l'**Hirondelle rustique** ou **de cheminée**, *Hirundo rustica*, l'**Hirondelle de fenêtre**,

Hirundo urbica, oiseaux de passage qui nous arrivent avec le printemps et nous quittent à l'automne ; l'Hirondelle rustique nous arrive la première. On a ici un grand respect pour les hirondelles, on les considère comme portant bonheur aux maisons, elles détruisent du reste en volant un grand nombre d'insectes nuisibles.

Le **Martinet**, *Cypselus*, chasse avec ardeur les insectes, surtout le soir.

L'**Engoulevent**, *caprimulgus*, oiseau utile, aussi chasseur d'insectes et de papillons de nuit ; très rare.

3e ordre : **Grimpeurs.** — Dans cet ordre nous avons :

Le **Coucou**, *Cucus canorus*, oiseau de passage, arrive dans les premiers jours d'avril et part avant la fin de l'été ; détruit des œufs et même de petits oiseaux insectivores, mais mange aussi beaucoup de chenilles ; lui-même ne fait pas de nid, il dépose ses œufs dans le nid des autres.

Le **Pic**, **Pic vert**, *Picus viridis*, vulgairement **Pivert**, sédentaire dans les bois, les vergers. Il vit d'insectes, fourmis,..., qu'il cherche sous l'écorce des arbres ; pour s'en emparer, il frappe d'un côté pour les faire fuir, puis passant rapidement de l'autre côté de l'arbre, il en fait sa proie, manœuvre qui fait croire au vulgaire que l'oiseau, après avoir frappé d'un côté de l'arbre va voir de l'autre côté si le trou ne traverse pas. A tort considéré comme nuisible ; c'est un oiseau utile qui ne va frapper avec son bec que les arbres malades, aux endroits rongés par les insectes ou pourris par les infiltrations d'eau.

La **Huppe** ou **Poupette**, *Upupa epops*, arrive au printemps pour repartir en automne, niche dans les trous des arbres. On dit que la Huppe est un des oiseaux chez lesquels l'amour maternel est poussé au plus haut point; chez les anciens Égyptiens, elle fut l'emblème de l'amour filial, elle n'est plus chez nous que le symbole de la malpropreté; l'odeur infecte qui sort des trous d'arbre où elle niche a même fait croire, mais à tort, qu'elle faisait et enduisait son nid d'excréments humains. La Huppe se nourrit d'insectes, de courtilières, de vers de terre, de petits mollusques; elle est donc utile.

4ᵉ ordre : **Gallinacés.** — En outre des **Coqs, Poules, Dindons, Pintades, Pigeons** domestiques ou de volière, cet ordre nous offre :

Le **Ramier** ou **Pigeon ramier**, *Columba Palumbus*, oiseau de passage, part avant l'hiver, très sauvage.

Le **Fuyard**, **Pigeon sauvage** ou **Biset fuyard**, *Columba Livia*, espèce qui se soumet au contraire à la demi liberté du colombier, souche du pigeon domestique. Les pigeons fuyards coûtent peu au colombier, mais commettent des dégâts dans les champs, les semis.

La **Tourterelle**, *Columba Turtur*, **Tourterelle des bois**, **Tourterelle commune** ou **Tourterelle grise**, encore assez commune; la **Tourterelle à collier**, **Tourterelle blanche**, *Columba Risoria* ne se rencontre qu'à l'état de domesticité.

La **Perdrix grise**, *Perdix cinerea*, sédentaire, encore assez commune, mais bien moins qu'autrefois, niche dans les blés, les trèfles, les broussailles. Les perdrix vivent par troupes ou *compagnies*, composées du père de la mère et des petits (*perdreaux*) et habitent de préférence dans les champs cultivés en céréales; elles s nourrissent de larves et d'insectes, mais cela ne leur fait pas trouver grâce devant les chasseurs.

La **Caille**, *Coturnix vulgaris*, oiseau de passage, nous quitte en septembre, se tient dans les prés, les céréales.

5e ordre : **Échassiers.** — Les **Échassiers** nous offrent :

Le **Pluvier**, *Charadrius*, et le **Vanneau**, *Tringa Vanellus*, bien plus fréquent, **Vanneau pluvier**, *Vanellus melanogaster*, oiseaux de passage de plusieurs variétés que nous amène le retour de la mauvaise saison ; se nourrissent de larves, de vers, ils frappent la terre des pattes et du bec pour en faire sortir les vers. Ne méritent pas entièrement la réputation que leur a fait le proverbe : « Qui n'a pas mangé de vanneau ne sait pas ce que le gibier vaut ; — qui n'a pas mangé de pluvier ne sait pas ce que vaut le gibier. »

La **Grue**, *Grus cinerea*, oiseau de passage, au plumage gris et blanc, vient visiter aussi parfois nos parages ; elle voltige sur nos étangs et se repose à peine.

La **Cigogne**, *Ciconia*, de passage, mais très rare. A peine en voit-on paraître parfois quelques-unes. Elles suivent plus volontiers le cours des rivières et se reposent quelquefois dans les prés.

Les **Hérons**, *Ardea*, plusieurs espèces ; le **Grand Héron**, *Ardea cinerea*, assez fréquent ; le **Héron pourpré**, *Ardea purpurea*, des plus rares. On range aussi dans cette catégorie le **Héron grand Butor**, *Ardea minuta*. La chair des Hérons est très mauvaise. Quelquefois les habitants qui en 'uent les mettent en trophée comme les b...es et l s chouettes à la porte de leurs granges. Il y avait au .refois une croyance assez répandue dans la Bresse que nous avons trouvé repro-

duite dans une statistique officielle. On accusait le
Héron non seulement de manger le poisson des étangs,
mais d'y apporter encore un destructeur plus dangereux que lui pour la carpe et la tanche. On avait vu que
des étangs où l'on n'avait mis originairement que ces
deux espèces de poissons, offraient cependant lors de
la pêche plusieurs brochets et l'on disait alors qu'ils
avaient été apportés dans ces étangs par le héron qui
les aurait laissé échapper de son bec soit par hasard,
soit en voulant saisir quelque autre poisson meilleur à
son goût ou même joindre une nouvelle proie à la première. On a trouvé depuis des raisons meilleures pour
expliquer la présence de ces brochets.

Si le **Grand Butor**, *Ardea stellaris* est très rare, le
Petit Butor, *Ardea minuta* est encore assez abondant
et niche volontiers sur les branches des vorges et dans
les roseaux. Il guette et saisit les poissons qui appro-
chent du rivage. Dès qu'il aperçoit quelqu'un il se
cache entre les branches d'arbres ou dans les roseaux,
les joncs. Si le chasseur en trouve plusieurs il peut
souvent les tirer les uns après les autres, sans se presser, ceux qui restent ne cherchent pas à fuir. C'est
peut-être pour cela et en raison de cette apathie que
l'on donne parfois aux gens imbéciles le qualificatif de
Butor. La chair des Butors est encore plus mauvaise
que celle des Hérons.

Les **Courlis**, *Numenius*, plusieurs espèces, assez fréquentes, mais très difficiles à tirer.

Les **Chevaliers**, *Totanus* et parmi eux le **Cul Blanc,
Graveline**, *totanus ochropus*.

La **Bécasse**, *Scolopax rusticola*, oiseau de passage,
arrive en mars, repart en mai, second passage en
novembre. La Bécasse choisit les lieux sauvages et
humides, se tient dans les bois entrecoupés de ruis-

soaux, sur le sol couvert de feuilles et de mousse qu'elle
retourne avec le bec pour y saisir les vers qui forment
la base de sa nourriture. A la tombée de la nuit, elle va
dans les champs, cherche les endroits humides où elle
se fait prendre aux lacets.

La **Bécassine**, *Scolopax Gallinago*, se plait dans les
prairies marécageuses et au bord des eaux stagnantes
ou des sources qui ne gèlent pas. C'est comme la
Bécasse, un excellent gibier. On en voit deux espèces,
la grosse, **Bécassine ordinaire** et la petite, **Bécassine sourde** ou **Borgnat** que l'on fait partir d'ifficile-
ment même avec de bons chiens.

Le **Bécasseau**, *Tringa*, cul blanc, dont le plus fort
du passage est en juin, juillet, août, assez rare du reste.

Les **Râles**, *Rallus*, dont la famille est nombreuse,
depuis le **Râle de genêt** ou **Roi de Cailles**, *Rallus Rex*,
ainsi nommé parce qu'il vit dans la compagnie des
cailles dont il semble être le chef, essentiellement
insectivore, très utile, mais bon gibier, jusqu'au **Râle
d'eau**, *Rallus aquaticus*. vulgairement **Raille**, plus
petit que le Râle de genêt. d'un vol pesant, les longues
pattes pendant derrière lui, assez facile à abattre ; le
Râle d'eau est bien moins goûté que le Roi de Cailles.

La **Poule d'eau**, *Gallinula chloropus*, assez commune,
niche parmi les roseaux, vit d'insectes, de plantes
aquatiques..., court avec légèreté sur les herbes et
plonge très bien si elle est poursuivie. Son vol est
lourd et les pattes sont alors pendantes. Blessée, elle
reste très longtemps submergée, mais non sans revenir
à la surface pour respirer, ce qu'elle fait avec une telle
légèreté qu'à peine fait-elle rider la surface de l'eau.

La **Foulque**, ou **Judelle**, *Fulica atra*, assez abondante sur les étangs.

6e ordre : **Palmipèdes :** sont représentés dans notre région par diverses espèces de passage qui s'abattent sur nos étangs ;

L'**Hirondelle de mer, Falourde,** *Sterna Hirundo,* rare, se voit pourtant quelquefois sur nos rivières.

Les **Oies sauvages,** *Anser sylvestris, ferus,* dont le passage annonce le froid, quand elles descendent vers le midi et la fin de l'hiver quand elles remontent vers le nord. On les voit arriver dans les airs, formant de longs triangles, quelquefois des losanges, et conservant scrupuleusement le rang que leur assigne le hasard ou l'autorité. Leur cri les annonce au loin. Elle s'abattent rarement pendant le jour, à moins qu'elles n'aient été surprises ou forcées de changer de lieux. La couleur des oies sauvages est plus grise que celle des oies domestiques. Leur chair est assez médiocre et l'oiseau est toujours fort maigre.

Le **Cygne,** *Cygnus ferus :* quelques-uns viennent aussi nous visiter, mais bien rarement.

Les **Canards,** *Anas,* dont le genre renferme de nombreuses variétés et espèces ; ils arrivent du nord au mois de septembre sur les grands étangs, restent tout l'hiver et repartent au mois d'avril. Nous connaissons surtout le **Canard sauvage,** *Anas ferina,* dit **Col vert,** au plumage rappelant celui de nos canards domestiques, la femelle grise ; le **Canard souchet** ou **Rougeot,** *Anas Clypeata,* au bec arrondi, dilaté en cuiller ; le **Pilet,** *Anas acuta ;* les canards siffleurs ; les **Sarcelles,** espèces de canards bien plus petits, très communs aussi, dont la chair assez bonne du reste est regardée comme gibier maigre. Il y a la sarcelle d'été, *Ana. Grecca* ou *Cirsia,* et celle d'hiver qui est plus grosse *Anas querquedula.*

De nombreux **Plongeons**, variétés diverses sur les étangs, *Colymbus*.

3ᵉ CLASSE. — REPTILES

La classe des *Reptiles* est représentée :

1° Dans l'ordre des **Sauriens**, par les **Lézards** : le **Lézard gris**, **Lézard des souches**, *Lacerta stirpium*, qui habite les haies ; le **Lézard des murailles**, *Lacerta muralis*, sur les murs des jardins. Il y a aussi quelques **Lézards verts**, *Lacerta veridis*. Les **Lézards** sont des mangeurs de mouches et autres insectes ; il faut les respecter.

Transition entre les **Sauriens** et les **Ophidiens :** l'**Orvet fragile**, *Anguis fragilis*, vulgairement **Borgne**, dans les broussailles, très inoffensif, ne vit que de vers, d'insectes et de petites limaces.

2° Dans l'ordre des **Ophidiens** ou **Serpents** proprement dits (dépourvus complètement de membres) :

Serpents non venimeux : la **Couleuvre**, *Coluber atrovirens*, inoffensive ; le **Serpent d'eau**, **Couleuvre à collier**, *Coluber* ou *Tropidonotus natrix*. Les **Couleuvres** détruisent beaucoup d'insectes et de vers, et aussi de grenouilles, crapauds et même de petits oiseaux insectivores. On peut les tuer sans regret.

Serpents venimeux : la **Vipère** ou **Aspic**, *Vipera aspis*, le seul reptile dangereux que nous ayons, est encore assez fréquent, surtout dans les bois.

4ᵉ CLASSE — BATRACIENS

La classe des *Batraciens* est représentée par :

Les **Grenouilles**, *Rana* : la **Grenouille verte**, *Rana* *esculenta* ou *viridis*, grenouille des eaux stagnantes ou courantes ; la **Grenouille rousse**, *Rana temporaria*, qu'on rencontre habituellement dans les prés humides. Les Grenouilles se nourrissent de larves, d'insectes aquatiques, de vers, de petits mollusques, mais elles mangent aussi le frai des poissons.

La **Grenouille Rainette, Rainette verte, Reinette, Reine**, *Rana arborea*, se tient sur les arbres, se nourrit d'insectes. En avril elle se rend à l'eau pour travailler à la reproduction de son espèce (1).

Les **Crapauds**, *Bufo*, diverses espèces. Le plus répandu est le **Crapaud commun**, *Bufo vulgaris*: se rencontre dans les lieux humides ou ombragés, les caves, les jardins, les bois et les champs, sous les pierres ou dans les trous peu profonds qu'il se creuse et d'où il sort surtout la nuit pour chercher sa nourriture qui consiste en petits mollusques, limaces, vers, insectes nuisibles. On en rencontre de très gros, on les nomme alors **Bots**. On a tort de maltraiter les crapauds, car ce sont des animaux très utiles.

La **Salamandre**, *Salamandra*, se tient dans les lieux humides : **Salamandre terrestre**, *Salamandra maculosa* ; **Salamandre noire**, *S. atra* ; **Salamandre marbrée**, *S. marmorata*. Le **Triton** ou **Lézard d'eau, Salamandre aquatique**, se tient dans les fontaines, les

(1) On s'en sert, en matière d'amusement, comme baromètre, pour connaître l'état du temps. Pour cela, on prend un bocal à large ouverture, rempli d'eau aux deux tiers et recouvert de parchemin ou de papier criblé de petits trous faits avec une épingle. On met dans le bocal une petite échelle obliquement et puis la rainette. On lui donne de temps en temps des mouches vivantes et on change l'eau toutes les semaines environ. Quand le temps est au beau, la rainette monte, quand il est à la pluie, elle descend. A l'approche d'un orage, elle va se cacher dans le goulot sous l'enveloppe.

eaux stagnantes. Animaux très calomniés ; on les croit vénimeux et on ne boirait pas de l'eau dans laquelle se trouve une salamandre. On croit aussi, à tort bien entendu, qu'ils font gonfler les bœufs qui les mangent. Ils sont tout à fait inoffensifs et ils mangent des insectes et des vers.

5ᵉ CLASSE. — POISSONS.

La classe des poissons fournit des espèces que nous pouvons répartir ainsi en suivant les classifications établies.

Poissons osseux, groupe qui comprend à peu près tous les poissons de rivières :

1ᵉʳ ordre : **Malancoptérygiens abdominaux :** La famille des **Cyprinoïdes** fournit de nombreux poissons du genre Cyprin :

La **Carpe**, *Cyprinus Carpio,* carpe de rivière, carpe d'étang, se nourrit de vers, d'insectes, de graines et substances végétales et animales qu'elle trouve dans la vase. La chair est délicate et ferme chez les grosses carpes ; celle des carpes d'étang a souvent un goût de vase. Une variété que l'on rencontre quelquefois surtout dans les étangs, la **Carpe à miroir, Reine des carpes,** *Cyprinus specularis,* diffère peu de la carpe vulgaire avec laquelle elle donne des métis; sa chair est réputée plus délicate encore. On rencontre aussi quelques **Carpeaux** bien rares. Le Carpeau ne serait qu'une variété accidentelle du genre carpe, une carpe mâle, sujette à une espèce d'avortement de ses organes caractéristiques, on ne trouve en lui ni laitance, ni œufs.

Le **Cyprin doré de la Chine** vulgairement **poisson rouge**, *Cyprinopsis auratus* est élevé dans des mares où il se multiplie facilement et abondamment sans qu'on s'en occupe, surtout dans les mares à fond gras.

Le **Barbeau**, *Barbus*, *Cyprinus Barbus*, devenu rare dans nos rivières où il était autrefois assez abondant, se tient surtout dans les creux de moulins où l'eau est plus vive, et se laisse prendre plus facilement quand les crues ont troublé l'eau. Il se nourrit de vers, de poissons, d'insectes, de mollusques et de toute matière animale charriée au fond de l'eau. La chair du Barbeau est assez ferme et délicate. La laitance est grosse et bonne à manger. Les œufs sont vénéneux ou tout au moins purgatifs.

Le **Goujon**, *Cyprinus Gobio*, *Gobio fluviatilis*, en patois **Goiffon**, recherche les eaux vives, et les platis sableux des bords où il vit en petites troupes. Se nourrit d'insectes, vers, plantes, détritus....

La **Tanche**, *Tinca*, *Cyprinus Tinca*, recherche la vase, préfère les étangs aux rivières.

La **Brême**, *Cyprinus* ou *Abramus Brama*, est le poisson des eaux tranquilles, se réunit en troupes, entre deux eaux, commandées dit-on, par un chef auquel on donne le nom de *Roi des Brêmes*.

Le **Chevesne** ou **Chevenne**, *Cyprinus Squalius*, *Squalius Cephalus*, vulgairement **Chavoine** ou **Meunier**, se plait autour des moulins, des piles de pont, des barrages, dans les remous, partout où l'eau, sans être trop rapide, peut lui apporter sa nourriture. Il mange tout, même ce qui n'est pas de première propreté ; on lui a donné le titre de *Nettoyeur des rivières*. On l'appelle aussi *Brochet de cordonnier :* sa chair est médiocre, grasse et pleine d'arêtes, à moins qu'il ne soit très gros.

La **Rosse**, *Able Rosse*, **Rosset** ou **Gardon blanc**, *Cyprinus ou Leuciscus rutilus*, marche en troupes et se nourrit de vers, mouches, graines, herbes...; sa chair est blanche, légère, facile à digérer, mais remplie de petites arêtes. Le **Gardon rouge**, **Rosset rouge**, *Able Rotengle*, *Cyprinus* ou *Leuciscus erythrophthalmus* se nourrit aussi de vers, mollusques, insectes et végétaux; il a la chair meilleure que celle du **Gardon blanc**; il a aussi la vie plus dure.

L'**Ablette**, *Able*, **Diable**, *Cyprinus* ou *Leuciscus. Alburnus lucidus*, petit poisson gourmand, de qualité très médiocre, chair maigre, sèche et pleine d'arêtes. Les écailles de l'ablette servent à fabriquer des perles fausses.

La **Soeffe**, nom vulgaire, sorte de **Vandoise**, *Cyprinus* ou *Squalius Leuciscus*, poisson blanc au corps allongé est une espèce de transition entre l'Ablette et le Chevesne; voyage par troupes, est devenu bien moins abondant qu'autrefois comme du reste la plupart des poissons de nos rivières.

La famille des **Saumons** nous donne quelques **Truites** (*Salmo* ou *Trutta Fario*) égarées dans nos parages, prises tout à fait accidentellement, et d'un certain volume.

La famille des **Esoces** nous fournit le **Brochet**, *Esox Lucius*, poisson vorace, poursuivant tous les autres poissons, surnommé le *Requin des eaux douces*; sa chair est ferme, blanche, très estimée et passe après celle de la perche.

La famille des **Clupéoïdes** nous donne quelquefois l'**Alose**, *Alosa Clupea*, poisson qui habite la mer et remonte au printemps par la Saône et la Seille, jusqu'à Cuisery seulement.

2° ordre : **Malancoptérygiens subrachiens:** Cet ordre nous donne la **Lotte**, de la famille des **Gadoïdes**, Lotte commune ou de rivière, *Gadus Lota*, le seul poisson de sa famille qui remonte dans les eaux douces ; il aime les eaux vives, se tient surtout dans les creux de moulins, dans des trous, sous les pierres et près des barrages. Sa chair est très estimée ; les œufs sont purgatifs, ils ne se mangent point. Le foie, volumineux et très bon, a donné lieu au proverbe : « Pour un foie de lotte, une femme vendrait sa cotte ».

3° ordre : **Malancoptérygiens apodes.** La famille des **Anguilliformes** nous donne l'**Anguille commune**, *Murœna Anguilla*, assez abondante dans nos rivières, va se reproduire dans la mer. Sa voracité est très grande ; elle vit de poissons, frai, vers, insectes. Elle recherche les anfractuosités des pierres, les creux.. etc. Sa chair est assez agréable, grasse et délicate, mais difficile à digérer.

4°. L'ordre des **Acanthoptérygiens** nous donne dans la famille des **Percoïdes**, la **Perche**, Perche commune, *Perca fluviatilis*, poisson aux nageoires épineuses, très vorace, se nourrit d'insectes, vers et de petits poissons ; très difficile à écailler, mais elle est de chair très ferme, blanche, excellente et facile à digérer,

Une variété plus petite, *Perca asper*, qu'on appelle Perche du Rhin, Perche goujonnière, est de bonne chair aussi ; mais ce poisson trop petit et difficile à écailler est vu de mauvais œil par les cuisinières. On s'en passerait volontiers dans nos rivières.

Poissons cartilagineux. Nous citerons encore, dans ce groupe à part des poissons cartilagineux, dans l'ordre des **Chondroptérygiens,** un poisson très rare dans nos rivières, qui s'y égare quelquefois, et que des pêcheurs prennent surtout dans les nasses, la **Lamproie, Lamproie fluviatile,** *Petromyzon fluviatilis,* facilement reconnaissable à sa bouche en ventouse ou suçoir, et une série de trous arrondis comme des trous de flûte, de chaque côté du cou.

II. — ANIMAUX ARTICULÉS

Cet embranchement comprend les *Insectes,* les *Myriapodes,* les *Arachnides* et les *Crustacés.* Nous indiquerons sommairement les espèces les plus communes.

Ire CLASSE. — INSECTES.

La classe des **Insectes** présente de nombreuses variétés, les unes utiles, les autres nuisibles.

Ier ordre : **Coléoptères** (ailes à étui, 4 ailes, les deux premières en élytres, les deux autres pliées en travers) :

Le **Hanneton,** en patois Caincorne, *Melolontha vulgaris,* un des insectes les plus nuisibles, dévore les feuilles et sa larve ou *ver blanc* mange les racines des végétaux, moissons, légumes .., etc. ;

Les **Cétoines,** *Cetonia,* la **Cétoine dorée,** *Cetonia aurata,* à la carapace verte brillante, qu'on trouve souvent au cœur des roses, dont elle mange les pétales et les étamines, et la **Cétoine stictique,** *Cetonia stictica,* brune et pointillée de blanc, qu'on trouve aussi dans les roses, dans les fleurs du pommier, du poirier... ;

Des **Scarabées,** *Scarabœus,* de diverses espèces : les

Bousiers, *Copris*, qu'on trouve sous les excréments des herbivores. Ils volent avec beaucoup de bruit pendant les belles soirées et passent alors pour annoncer le beau temps, ne sont pas nuisibles ; le **Bousier.nasicorne,** *Scarabœus* ou *Copris nasicornis*, vulgairement **Rhinocéros,** qu'on rencontre aussi sous les bouses de vache ;

La **Trichie fasciée,** *Trichius fasciatus* ;

La **Lucane, Cerf volant,** *Lucanus cervus ;* le mâle remarquable par l'énorme développement des mandibules ; sa larve vit dans le bois du chêne ;

Les **Carabes,** *Carabus*, insectes carnassiers très utiles, vivant de chenilles, d'insectes, de larves. Il y en a diverses espèces, le **Carabe doré,** *Carabus auratus*, vulgairement **Jardinière, Grillot, Cheval à bon Dieu,** d'un beau vert doré, vivant à terre, très commun dans les allées de jardin ; d'autres espèces foncées et noires..., le **Carabe Bombardier,** *Carabus* ou *Brachinus crepitans*, qui a la singulière faculté d'expulser avec bruit lorsque ses ennemis le poursuivent une fumée par l'anus. Les **Larabes** manquent d'ailes ; leurs élytres ne servent qu'à former une cuirasse solide autour de l'abdomen.

Les **Cicindelles,** *Cicindela*, petits insectes utiles qui ressemblent aux précédents, carnassiers aussi, vivant de larves ;

Le **Zabre,** *Zabrus*, autre carabique très nuisible au blé et au seigle ;

Les **Dermestes,** *Dermestes*, dont les larves vivent dans les pelleteries, les fourrures, le lard, diverses espèces ;

Les **Dytiques,** *Dytiscus*, gros insectes noirs qui habitent les cours d'eau, les étangs, les mares ;

Les **Hydrophiles**, notamment l'**Hydrophile brun**, *Hydrophilus Piceus*, plus gros encore que les Dytisques, vivent dans les mares ; ce sont les plus grands insectes d'eau de nos pays ;

Les **Taupins** ou **Maréchaux**, *Elater*, ces insectes qui, mis sur le dos n'en sautent pas moins, par le choc de leur corps, à une assez grande hauteur ;

Les **Ténébrions**, le *Tenebrio molitor* dont la larve appelée *ver de farine*, se trouve dans les coffres à farine, dans la farine, le son, le pain ; le *Tenebrio culinarius*, dont la larve est le ver de cuisine ;

Le **Lampyre** ou **ver luisant** ; *Lampyris splendidula*, la femelle brille pendant les nuits d'été à travers les herbes et les buissons, au bord des chemins ;

Les **Nécrophores** ou **Enterreurs**, *Necrophorus Vespillo*, aux élytres noires traversées de bandes jaunes, un peu plus petits que le hanneton auquel ils ressemblent ; ils pondent sur de petits animaux morts, taupes, rats, souris, oiseaux, grenouilles, qu'ils enterrent en creusant par dessous ;

Les **Staphylins**, *Staphilinus*. noirs et infects aussi ;

Les **Gyrins**, le **Gyrin nageur**, *Gyrinus natator*... ;

Les **Cantharides**, **Cantharide vésicatoire**, *Cantharidus vesicatoria*, qui se tiennent habituellement sur les frênes dont elles dévorent les feuilles et aussi sur les troênes, le lilas, le sureau... ;

Les **Capricornes**, *Cerambyx*, dont les larves dévorent l'écorce et le bois des arbres ; l'un d'eux, le **Capricorne musqué**, **Muse**, *Cerambyx muschatus*, d'un beau vert brillant et d'une odeur agréable, commun sur les saules... ;

Les **Scolytes**, **Scolyte destructeur**, *Scolytus destructor* et les **Bostriches**, *Bostrichus*, **perce-bois**, très petits insectes dont les larves sont très nuisibles aux arbres, qu'ils attaquent sous l'écorce en creusant de petites galeries ;

La **Vrillette**, *Anobium*, qui fait des trous dans les meubles ;

Les **Charançons**, *Curculio*, reconnaissables à leur tête prolongée en sorte de bec et dont les larves vivent dans les fruits secs et les graines; nombreuses espèces: les **Charançons des greniers**, **Porte-bec**, dont une variété est la **Calandre du blé**, *Calandra granaria*, le **Charançon des pois** ou **Bruche**, *Bruchus pisi*, le **Ceutorhynque** qu'on trouve en bas de la tige des choux où il forme de petits renflements, l'**Anthonome** dont la larve est nuisible surtout au pommier et aussi sur le poirier lorsqu'ils sont en pleine floraison, les **Charançons du trèfle, du colza, du navet**, les **Rhynchites**, le **Charançon de la vigne**, **bêche** ou **lisette**, *Rhynchites betuleti* ou *bacchus*, le **Charançon des arbres fruitiers, des pommiers...**, *Rhynchites conicus* ou *bacchus*, confondu avec le précédent, le **Charançon des noisettes** ou **Baladin**, *Balaninus*, dont la larve rend les noisettes véreuses ;

Les **Criocères**, *Crioceris*, entre autres le **Criocère du lys** vulgairement **Violon**, *Crioceris Merdigera*, charmant insecte d'un beau rouge qui produit une sorte de cri en frottant le premier anneau de son thorax contre le second; il y a aussi le **Criocère des asperges**, *Crioceris asparagi* et bien d'autres encore ;

Les **Chrysomèles**, *Chrysomela*, aux brillantes couleurs et dans ce groupe la **Chrysomèle fastueuse**, *Chrysomela fastuosa*, l'**Eumolpe de la vigne** ou **Ecrivain**, *Emolpus vitis*; le **Doriphore**, *Doriphora decemli neata*, destructeur des pommes de terre, mais qui heureusement n'a pas encore ravagé nos champs ; ce sont des insectes nuisibles vivant de feuilles aussi bien à l'état de larves qu'à l'état adulte ;

Les Coccinelles ou Bêtes à bon Dieu, la Coccinelle à points, la Coccinelle à sept points, *Coccinella septempunctata*...etc., insectes carnassiers qui rendent des services en dévorant les pucerons.

2ᵉ ordre : **Orthoptères** (ailes droites, 4 ailes, deux en élytres et les deux autres pliées en longueur) :

Le **Forficule** ou **Perce oreille**, *Forficula auricularia*, très commun sous les pierres et sous les écorces ; ainsi appelé parce que ses mandibules ressemblent aux pinces dont se servent les bijoutiers pour percer les oreilles ; ce nom a fait croire, à tort, cet insecte dangereux pour les personnes qui dorment à terre. C'est toutefois un insecte nuisible comme du reste la plupart des Orthoptères ;

Les **Blattes**, **Cafards**, le **Cafard** ou **Blatte des cuisines**, *Blatta orientalis*, ne sortent que la nuit, omnivores, trop communs dans certaines maisons, nuisent aux provisions ;

Les **Criquets**, *Acrydium*, *Gryllus migratorius* et les **Sauterelles**, *Locusta*, orthoptères sauteurs, dans les prairies, dans les champs ; la **Locuste**, *Locusta* est la grande sauterelle verte de nos prés ;

Les **Grillons** ou **cri cri**, le **Grillon des champs**, *Gryllus campestris*, dans les prés et le **Grillon domestique**, *Gryllus domesticus*, dans nos habitations, dans sa demeure souterraine ou sous le manteau de la cheminée ; leur chant est produit par le frottement des élytres ;

Une de leurs espèces, la **Courtilière** ou **Taupe grillon**, *Gryllotalpa vulgaris*, cause de grands dommages dans les jardins en coupant les racines des plantes lorsque, comme une taupe, elle creuse ses galeries pour chercher les vers de terre et les insectes dont elle se nourrit.

3ᵉ ordre : **Névroptères** (4 ailes transparentes semblables et à nervures abondantes) :

Les **Libellules** ou **Demoiselles**, *Libellula, Aeschna*, qui volent dans le voisinage des eaux et se nourrissent de petits insectes ; le **Curé**, la **Demoiselle terrestre verte**, *Hemerobia perla* ;

Le **Fourmi-Lion**, *Myrmeleo*, ressemblant beaucoup à la **Libellule** dont la larve à mœurs très curieuses détruit beaucoup de fourmis ;

Les **Lépismes**, petits insectes d'un blanc nacré, très vifs et qui mangent le sucre, les vieux papiers et même le linge ;

Les **Phryganes** et divers insectes **Ephémères** ne vivant qu'un jour au plus, dont les larves, comme celles des Libellules, sont dans les mares.

4ᵉ ordre : **Hyménoptères** (4 ailes semblables, transparentes, membraneuses et croisées, à grosses nervures peu abondantes) :

Les **Tenthrèdes**, porte-scies, *Tentrhedo*, guêpes ou mouches à scie qui ont à l'extrémité de l'abdomen un prolongement ou tarière dentée comme une scie ; leurs larves dévorent les feuilles et les bourgeons des arbres fruitiers auxquels elles font beaucoup de mal ;

Les **Abeilles**, *Apis melliflora*, que l'homme élève dans des ruches pour en tirer la cire et le miel ;

Les **Guêpes**, *Vespa, Bracon flavator*, les **Frelons** *Vespa crabro*, les **Bourdons**, *Fucus*, qui leurs ressemblent beaucoup ;

Les **Fourmis**, *Formica*, espèces nombreuses, **Four**

mis noires. *Formica nigra*, **Fourmis rouges**, *Formica rubra* ... insectes nuisibles.

L'**Ichneumon**, *Ichneumon*, qui ressemble un peu à la Libellule, c'est un insecte utile qui détruit beaucoup de chenilles ;

Les **Cynips**, petits insectes qui piquent les feuilles des arbres pour y déposer leurs œufs, ce qui surtout sur les feuilles du chêne forme les *galles*.

5ᵉ ordre : **Lépidoptères** (4 ailes semblables et écailleuses) :

Papillons de nuit dont les plus rudimentaires sont les **Teignes**, *Tinea*, **Teignes des habits et tapisseries...** dont les larves trouent les vêtements de laine... etc. ; les **Agloses**, petits vers des livres dont on se débarrasse en feuilletant les livres et les exposant à la lumière du jour ; la **Teigne du blé ou Alucite**, *Tinea granella*, dont la chenille dévore les grains, plus pernicieuse encore... ;

Les **Noctuelles**, **Noctuelle des moissons**, *Noctua segetum*, **Noctuelle des légumes, du chou**, *Noctua oleracea, brassicæ* ;

Les **Pyrales**, *Pyralis*, **Pyrale de la vigne**, *Pyralis vitana* ou **Teigne des grappes**, **Pyrale des fruits** dont la larve est le ver des fruits ;

Les **Bombyx**, *Bombyx*, autres papillons nocturnes, lepidoptères terribles qui dévorent les feuilles des arbres lorsqu'ils sont à l'état de chenilles, la chenille vorace du **Bombyx moine**, celle du **Bombyx du chêne**... et bien d'autres encore. Le **Ver à soie** appartient à la famille des Bombyx. C'est à cette famille qu'appartient aussi le **Grand Paon**, le plus beau papillon de notre pays, dont les ailes sont grises avec une belle tache en forme d'œil.

Les **Phalènes**, diverses espèces : **Phalène du sureau**, etc. ;

Les **Cossus**, gâte bois, dont les chenilles rongent le bois des arbres.

Papillons crépusculaires : les Sphynx, gros papillons qu'on ne voit qu'à la fin du jour, l'un d'eux le **Sphynx tête de mort**, *Sphynx atropos*, ainsi nommé parce qu'il porte sur le corselet une figure jaune avec deux points noirs, qui ressemble un peu à une tête de mort.

Papillons de jour : les **Hespéries** aux ailes d'un brun verdâtre qui ne se redressent qu'à demi ; les **Polyomnates**, petits papillons bleus commun en automne et qu'on nomme aussi des **Argus** ; les **Satyres**, dont les ailes sont marquées à leur face inférieure de taches en forme d'yeux ; les **Nymphales** dont les mâles ont souvent les ailes d'un bleu changeant ; les **Vanesses**, papillons à couleurs variées, assez communs et dont les chenilles comme celles des Nymphales sont épineuses ; celle de la **Vanesse Paon de jour**, commune sur l'ortie, est facile à élever et devient un de nos plus beaux papillons, noir et rouge avec un œil multicolore sur chacune de ses ailes ; les **Piérides** dont le type est le **Papillon blanc**, *Papilio brassicæ* dont la chenille se plait particulièrement sur les choux ; les **Papillons** proprement dits, le grand **Papillon Machaon**, *Papilio machao*, le **Flambé**.., etc, à chenilles lisses.

6ᵉ ordre : **Hémiptères** (4 ailes dont 2 demi élytres : ordre auquel appartient la **Cigale**, insecte qui ne vit que dans les parties chaudes de la France, célèbre par le chant que le mâle fait entendre, dû à des organes placés sous l'abdomen. Nous avons :

Les **Cicadelles**, *Cicadella*, sont ces petits insectes sauteurs dont la larve fait comme une espèce de mousse de savon ou de crachats sur l'herbe des prairies ;

Les **Corises**, *Corixa striata...*, et les **Notonectes**, *Notonecta glauca...*, ;

Les **Nèpes**, **Nèpe cendrée**, *Nepa cinerea...*, qui grimpent le long des herbes aquatiques ;

Les **Gerris** et **Hydromètres**, *Hydrometra lacustris*, espèces d'araignées d'eau que l'on voit courir à la surface de l'eau sur leurs longues pattes ;

Les **Punaises** à odeur infecte : la **Punaise des lits**, *Cimex lectularis*, *Acanthea lectularia*, dont les ailes et élytres ont disparu, mais peuvent reparaître quand l'insecte est placé dans certaines conditions de développement ; la **Punaise des bois**, *Cimex* ou *Pentatoma nemorosa* ou *grisea* ; toutes deux sentent mauvais. Il y a aussi dans cette famille le *Lygœus saxatilis*, *Pyrrhochoris apterus*, **Punaise rouge, tête de mort**, sur les troncs d'arbre, au pied des tilleuls, le **Pentatome du chou** et des autres crucifères, *Pentatoma oleracea*, offrant sur son corps un mélange de noir et de rouge ;

Les **Poux**, *Pediculus*, animaux parasites des autres animaux, paraissent être des hémiptères privés d'ailes ;

Les **Aphides, Pucerons**, *Aphis*, désignés aussi sous le nom de **Poux des végétaux**, s'y développent en abondance ; diverses espèces : **Pucerons du chou**, *Aphis brassicæ*, de la fève, des arbres fruitiers, (puceron lanigère), de la navette, des colzas... et le **Phylloxera** ou puceron de la vigne.

7e ordre : **Diptères** (2 ailes) :

Les **Cousins, Moussillons.** *Culex, Culex pipiens,* dans les eaux calmes des fossés, mares, rivières... Ils ne pouvaient manquer de se développer ici. On les voit voler le soir en abondance ; ils cherchent l'homme et les animaux et font des piqûres douloureuses. On peut en prendre beaucoup dans les habitations. Il suffit, après avoir fermé les fenêtres et une heure avant de se coucher, d'allumer une lanterne dont on barbouille extérieurement les verres avec du miel. Les Cousins s'y précipitent et viennent s'y coller ;

Les **Mouches,** *Musca,* nombreuses espèces : la **Mouche domestique.** *Musca domestica.* sa larve est l'asticot du pêcheur à la ligne ; la grosse **Mouche bleue.** *Musca vomitoria,* dépose ses œufs sur la viande qui commence à n'être plus fraîche ; la **Mouche dorée.** *Musca cæsar* ; la petite **Mouche noire** ou **Piophile.** *Piophila casei,* qui recherche le fromage pour y pondre des œufs d'où sortent de petits vers blancs ; l'**Ortalide du cerisier.** *Ortalis cerasi,* en patois **Mouton.** toute petite mouche, son ver est blanchâtre ; la **Cécydomie.** *Cecydomia tritici,* dont la larve est funeste au blé, etc...;

Le **Taon,** l'**Œstre** ou **Tavin.** *Tabanus :* il y a l'**Œstre** du cheval, l'**Œstre du bœuf,** *Tabanus bovinus,* et celui du mouton.

2e CLASSE. — MYRIAPODES.

La classe des **Myriapodes,** vulgairement **Mille-pattes** ou **Millepieds,** comprend deux groupes :

Les **Iules, Mille-Pattes,** *Iulus terrestris,* se logent à l'extrémité des grosses fraises ;

Les **Scolopendres.** aussi dénommés **Mille-Pattes,** *Scolopendra electrica,* vivent dans les lieux humides, sous les pierres.

3ᵉ CLASSE. — ARACHNIDES.

La classe des **Arachnides** comprend dans nos pays :

L'ordre des **Araignées**. diverses espèces : les **Araignées domestiques**, *Aranea domestica*, les **Faucheurs**, **Araignées des champs**, *Aranea campestris*, *Phalangium opilio*, aux pattes démesurément longues, qui courent dans les bois et les champs à la poursuite de leurs proies ; l'**Argyronète aquatique**. *Argyroneta aquatica* ; les **Epeïres**, *Epeira diadema*, qui habitent les jardins. Les *Fils de la Vierge* sont des toiles d'Araignées des champs ;

La **Pince des bibliothèques**, si commune dans les vieux livres, est une Arachnide intermédiaire ;

L'ordre des **Acariens**, qui comprend les **Acares**. **Mites**, *Acarus :* la **Tique des chiens**, **Loup de bois** ou **Ixode ricin**. *Ixodes ricinus* ; les **Mites des feuilles** ou **Trombidions soyeux**, petites mites d'un rouge vif qu'on voit courir sur les feuilles des endroits frais ; les **Cirons** ou **Mites du fromage**, *Acarus siro* ; les **Sarcoptes de la gale**, *Sarcoptes scabiei*.

4ᵉ CLASSE. — CRUSTACÉS.

Cette classe nous donne dans les Crustacés supérieurs un type bien connu, l'**Ecrevisse**. *Cancer astacus*, autrefois très commune dans l'eau vive de certains ruisseaux, du côté des montagnes du Jura, bien moins abondante aujourd'hui.

On trouve aussi de petites **Chevrettes**, *Gammarus*, sous les pierres des ruisseaux, des rives.

Le **Cloporte**, *Oniscus asellus* ou *murarius*, vulgairement **Cochon de St-Antoine**, **Cochon de cave**, qui vit à terre dans les lieux humides et obscurs, sous les pierres, crustacé dont la poudre faisait autrefois partie d'un grand nombre de recettes.

ANNÉLIDES

Cette classe à part nous donne les **Lombrics** ou **Vers de terre**, *Lumbricus agricola*, très communs dans les terres fertiles qu'ils sillonnent en tous sens. Les vers ne font point de tort à nos jardins : au contraire, ils les perforent dans tous les sens et les drainent avec leurs galeries ;

La **Sangsue noire** ou **grise**, *Hirudo medicinalis*, dans quelques ruisseaux et marécages ;

Les **Vers parasites**, Ascarides lombricoïde et vermiculaire des enfants, **Ténia** ou **Ver solitaire**, **Douve du foie** des moutons...

III. — MOLLUSQUES

Ce troisième embranchement du règne animal nous donne :

Dans la classe des **Gastéropodes**, les **Limaces**, *Limax*, qui dévorent les plantes, légumes, fruits, feuilles et bourgeons des arbres, s'attaquent au seigle à mesure qu'il pousse...; elles sont absolument nuisibles, surtout la nuit par les temps humides. La plus dangereuse est la **Limace grise**, *Limax agrestis* ou **Loche** ; les grandes **Limaces rouges** et **grises**, *Arion empiricorum* et *hortensis*, ne sont pas si embarrassantes. Il y a aussi les **Limaces grises des caves** ; les crapauds les mangent ;

Les **Hélices** ou **Escargots**, *Helix*, beaucoup d'espèces et de diverses grandeurs : l'**Hélice vigneronne**, *Helix pomatia* et les **Escargots** ou **Colimaçons des buissons et des haies**, *Helix nemoralis et hortensis*... Les Hélices vivent de feuilles et de fruits ; en grand nombre elles deviennent dangereuses. On mange la grosse espèce.

Il y a aussi des **Gastéropodes d'eau**, les **Limnées**, *Limnæus fluviatilis*, **Escargots de rivière**...;

Dans la classe des **Lamellibranches**, les **Anodontes**, *Anodonta anatina*..., **Moules de rivière**, en patois **Viaux**.

IV. — ZOOPHYTES

Je n'ai fait que signaler dans ces derniers embranchements les animaux vulgaires. Je nommerai seulement parmi les **Zoophytes**, des **Polypes d'eau douce**, *Hydra*, et ces petits animalcules, **Infusoires**, dont le microscope seul peut signaler l'existence et qui vivent principalement dans les eaux stagnantes.

XIV

Maladies observées dans la région: Épidémies, maladies endémiques, maladies sporadiques. — Maladies des animaux, maladies épizootiques les plus fréquentes.

Épidémies. — Notre pays, dans le cours des âges, a subi les atteintes d'épidémies qui certainement furent plus fréquentes et plus meurtrières encore que celles qui se manifestent de nos jours. Les guerres de longue durée, les dévastations, les ravages amenaient consécutivement les disettes, les famines et souvent les épidémies qui trouvaient plus de prise alors sur une population en proie à tant de fléaux.

Il serait intéressant de faire l'histoire de ces épidémies qui tant de fois, durant les siècles passés, jetèrent la désolation et l'épouvante dans nos populations: le *Mal des ardents* ou *feu St-Antoine*, espèce d'ergotisme gangréneux qui parut souvent dans nos localités, comme dans toute la France, du dixième au douzième siècle; la *Peste noire* ou *à bubons* qui ravagea tout le pays surtout au quatorzième siècle et plus tard encore à diverses reprises et jusqu'au commencement du dix-huitième; la *Lèpre* introduite en France par les Sarrasins, plus tard rapportée de nouveau par les Croisés revenant de

Palestine et qui ne commença à disparaître que dans le dix-septième siècle. Ces maladies étaient devenues en quelque sorte permanentes, c'est-à-dire endémiques et avaient presque partout rendu nécessaire l'établisse-ment de nombreux lieux d'isolement. Les communes les plus importantes de notre région eurent leurs *mala-dreries,* leurs *malatières* dont les souvenirs se montrent encore dans beaucoup de dénominations locales de champs et de hameaux. Mais ce sont là des détails d'un intérêt historique qui trouveront plus naturellement leur place dans l'histoire de notre région.

Et ces grandes épidémies ou endémies n'empêchaient point aussi ces épidémies d'ordre alors plus secondaire, comme celles de *Variole,* maladie connue depuis long-temps déjà, faisant plus de victimes et laissant des conséquences plus graves encore que de nos jours, de *dyssenterie,* de *scorbut,* de *fièvres putrides* ou avec tout autre qualificatif de même gravité... ni ces maladies en quelque sorte permanentes, *fièvres intermittentes, paludi-ques...,, hydropisies* et autres affections résultant de cir-constances locales et de la misère.

Nous pourrions compter, dans ce siècle seulement, bien des apparitions de ces maladies diverses, sous forme épidémique dans notre Bresse Louhannaise. Les plus funestes furent celles de *dyssenterie,* notamment en 1815 et depuis à divers intervalles, de *croup* ou *mal de cou* en 1824, très grave dans la Bresse ; de *scarlatine* avec *angine couenneuse* en 1832 (décrite dans la thèse de M. Eugène Guillemaut); de *fièvres putrides* (c'était le mot alors) ou *typhoïdes,* à diverses époques et se main-tenant à l'état endémique ; d'*angines diphtériques* ou *couenneuses* en 1864, 1865 et années suivantes, épidémie des plus graves et d'une longue durée, qui fut l'objet do notre thèse inaugurale en 1866 devant la Faculté de Paris ; do *variole*, à diverses reprises dont une des plu. intenses pendant la guerre de 1870-'87 ; do *Suette mi liaire*, do *coqueluche*, de *rougeole*, do *grippe* ou *influenza*... maladies dont nous devrons dire plus loin quelque. mots.

Reconnaissons pourtant, après cette triste nomen-clature, que Louhans et la Bresse ont toujours été épargnés jusqu'ici par les épidémies de *choléra* qui depuis sa première apparition en France en 1832, se manifesta plusieurs fois et jusque dans des région. assez rapprochées de la nôtre.

Endémies. — Parmi les maladies endémiques c'est-à-dire celles qui règnent plus habituellement e semblent en quelque sorte familières au pays, on peu placer les *scrofules*, la *phthisie* et la *fièvre typhoïde*. affections qui, du reste, sont presque partout en France et en beaucoup d'autres pays, endémiques et trop par-ticulièrement régnantes. Aussi je ne fais que les nom-mer ici, devant encore en parler tout à l'heure à propos des maladies qui trouvent leur place et un rôle marqué dans le cadre de la pathologie locale.

Mais l'endémie que nous avons surtout à signaler c'est celle qu'on a appelé **endémie paludique** et qu se manifeste tout d'abord par les *fièvres intermittentes* o *d'accès*. Ces fièvres toutefois, hâtons-nous de le dire si fréquentes en Bresse autrefois, même dans la pre mière moitié de ce siècle, ont depuis beaucoup diminu et notre pays heureusement est en voie de perdre cet égard sa mauvaise réputation de *pays fièvreux*. Le terrains marécageux en bien des points ont été as ai nis, les progrès de l'agriculture ont fait utiliser les sol les plus mauvais et les voies de communication développées et mieux entretenues, les chemins de fer ont donné plus d'élan à l'industrie et au commerce. Les fièvres intermittentes n'y ont plus maintenant, sauf dans quelques communes, surtout dans les cantons de Pierre et Saint-Germain-du-Bois que des proportions très modérées. Là encore, où autrefois c'était général dans la plupart de nos localités, on les voit revenir chaque année comme épidémiquement, surtout en automne et au printemps, aux premières pluies, aux premières sécheresses ; les saisons chaudes et humides sont toujours les plus favorables à leur production. Elles se montrent surtout sous le type quotidien ou tierce (tous les deux jours) ; la fièvre quarte (tous les trois jours) a toujours été plus rare. L'accès commence par des frissons plus ou moins violents, le malade *tremble la fièvre* ou comme on dit plus vulgairement encore *grelotte la fièvre*; puis succède une chaleur brûlante à la peau avec accélération du pouls, et l'accès se termine généralement par une sueur quelquefois très abondante.

Autrefois ces fièvres étaient plus tenaces, plus sujettes à la récidive et prenaient même parfois un caractère pernicieux. Maintenant elles sont bien plus rares et moins rebelles.

Le sulfate de quinine qu'on peut faire précéder d'un vomitif ou d'un purgatif salin répété une ou deux fois, en est, chacun le sait maintenant, le véritable remède ; et il est souvent inutile de recourir aux fortes doses : 1 gramme dans la journée pris en 4 ou 5 fois à une heure d'intervalle, puis 50 ou 60 centigrammes donnés deux ou trois jours de suite suffisent le plus souvent.

Il est bon toutefois pour prévenir les rechûtes, de

recourir, de huit en huit jours et pendant un mois, à de nouvelles doses de sulfate de quinine, surtout pour les fièvres d'automne qui sont généralement plus tenaces ; ou tout au moins après les plus bénignes, de faire prendre un petit verre de vin de quinquina chaque jour ou une tasse d'infusion de petite centaurée.

Souvent autrefois, à la suite d'un empoisonnement lent et prolongé par les émanations marécageuses, les individus après avoir conservé longtemps des fièvres rebelles dépérissaient et prenaient la *cachexie paludéenne* bien plus rare aujourd'hui. On la voit pourtant encore chez quelques individus et même certaines années elle se généralise davantage. Elle est caractérisée par la pâleur de la peau, la bouffissure de la face et des autres parties du corps, l'engorgement des viscères abdominaux (la rate et le foie) et l'hydropisie. Les moyens qui réussissent le mieux contre elle sont avec l'emploi du quinquina, de la quinine, de l'arsenic, quelques diurétiques, préparations de scille, digitale, nitre que l'on peut associer quelquefois aussi aux drastiques, jalap.... etc.

Mais l'action des miasmes paludiques ne se révèle pas uniquement par les fièvres intermittentes avec les types divers et les conséquences dont nous avons parlé. Des fièvres ont pris quelquefois le caractère de *fièvres rémittentes*, simples ou bilieuses, et la rémittence se manifeste encore comme un état spécial de certaines maladies soit aiguës, soit chroniques, rendues ainsi justiciables de la médication spécifique. C'est ce que l'on ne doit point oublier dans notre Bresse où l'emploi fréquent du sulfate de quinine est nécessaire. Il faut même réagir contre le préjugé très répandu que la quinine fatigue l'estomac. L'abstinence du remède est bien plus à craindre que son abus qui est rare. Quelques doses n'auront jamais d'inconvénients, et il faut bien faire comprendre à tous que c'est un médicament des plus précieux.

N'insistons pas davantage à cet égard. N'ajoutons que quelques considérations inspirées encore par cette cause d'insalubrité qui se trouve dans les émanations miasmatiques et que nous avons déjà appréciée longuement dans un des premiers chapitres de cet ouvrage. Nous avons parlé des nombreux étangs de la Bresse d'autrefois; ils occupaient toutes les parties déclives des ondulations de terrain. Très heureusement pour la santé publique la plupart ont été desséchés et assainis; c'est un immense progrès hygiénique. Nous avons moins à redouter non seulement les fièvres paludiques mais peut être même les maladies épidémiques naguère si fréquentes dans leur voisinage et nous pouvons espérer en tous cas qu'elles seront moins dévastatrices qu'autrefois. Epuisés par les fièvres paludiques, les pauvres habitants des campagnes offraient une prise facile à toutes ces épidémies qui faisaient parmi eux de grands ravages: fièvres typhoïdes ou putrides, angines diphtéritiques gangréneuses ou couenneuses, scarlatines malignes, dyssenterie... etc. Ce n'est point certainement que ces épidémies ne soient plus à craindre. Elles reviennent et reviendront encore de temps à autre et trop fréquemment; mais ce sera, nous devons le croire, à intervalles plus éloignés et avec une intensité d'autant moins grande que le pays sera plus sain et la population plus robuste.

Au point de vue spécial de l'hygiène, le poison des fièvres paludéennes n'est point transmissible d'homme à homme, elles ne sont point contagieuses. Il ne saurait donc être question pour les précautions à prendre, de mesures d'isolement des malades, comme pour les fièvres éruptives, les angines couenneuses... etc. C'est contre le sol que doit être dirigée la lutte et c'est par des précautions d'un autre ordre qu'il est utile d'agir: Nous avons indiqué déjà plus haut (voy. Chap. Hydrographie, étangs et marais, page 54) les règles hygiéniques que l'habitant doit connaitre, et dont la meilleure est de fortifier son organisme par une bonne alimentation avec viande, vin et café. Nous avons signalé aussi les moyens d'assainissement que conseillent l'agriculture et l'hygiène, améliorations des terrains marécageux, travaux de desséchement...etc.

Un point sur lequel nous ne devons pas craindre d'insister, c'est l'influence des brouillards ou *nielles* du matin et des brumes du soir, les premiers chargés des effluves telluriques ou marécageux exhalés la nuit, les secondes ramenant vers le sol les effluves élaborés pendant le jour. C'est pour cela que dans les pays à fièvre il est d'une très grande importance que le travail du paysan s'accomplisse entre ces deux moments de la journée et qu'il faut craindre la rosée du matin et les longues sorties après le coucher du soleil.

Maladies sporadiques. — En outre des fièvres intermittentes et remittentes, on rencontre d'autres *fièvres* dites *continues*, quelques-unes de forme légère et peu durables, *éphémères*, c'est le nom que lui ont donné les cliniciens. Nous avons déjà indiqué la fréquence des *fièvres typhoïdes* ou *muqueuses*, dénominations qui ne tiennent qu'au degré de gravité. Il va sans dire que le pays paie également son tribut aux *fièvres éruptives*.

Les autres maladies sporadiques ou dominantes les plus communes dans notre région sont toutes celles qui dépendent d'une constitution lymphatique, d'un mauvais régime, d'un excès de travail, de la suppression brusque de la respiration, de refroidissements. Nommons les *rhumes, bronchites et catarrhes*, ainsi que les *pneumonies* et les *pleurésies*; les *maux de gorge, angines et esquinancies*; les *rhumatismes* et les *affections organiques du cœur* qui en sont souvent la conséquence; les *scrofules, la phthisie*, les *maladies des os, tumeurs blanches*; la *chlorose, l'anémie*; les *hydropisies*; les *maladies des dents, des gencives*. Les *irritations chroniques de l'estomac* sont également très fréquentes, ainsi que les *diarrhées et dyssentéries*; *l'athrepsie des enfants*; les *vers intestinaux*. Les *maladies du foie* se rencontrent encore, quoique moins fréquentes qu'autrefois. Faut-il citer aussi ces autres affections, la *gravelle*, le *diabète*, *l'albuminurie*, *l'apoplexie*, les *maladies du système nerveux*, *l'aliénation mentale*, les *maladies de la peau*... etc. Tout le cadre nosologique y passe. Nous nous abstiendrons, en parlant brièvement, du reste, de toutes ces maladies, d'en décrire les symptômes, voulant nous borner à une énumération mêlée de quelques considérations ayant autant que possible un caractère d'étude locale.

Fièvre éphémère, *fièvre de fatigue* ou de *courbature* : appelée éphémère par les médecins, non parce qu'elle ne dure qu'un jour mais parce qu'elle est passagère. C'est une *échauffaison*, une *fièvre de fatigue*, disent les paysans, et ils la contractent encore assez fréquemment après les dures journées des fauchaisons et des moissons. C'est une vraie maladie que nos ouvrages actuels de pathologie passent généralement sous silence, mais que Pinel avait décrite d'une façon très détaillée dans sa Nosographie.

Rappelons aussi cette autre fièvre, peut-être plus bénigne encore, qu'on appelle *fièvre herpétique* qui se traduit par des boutons aux lèvres et est déjà le plus souvent calmée quand cette éruption apparaît.

Fièvre typhoïde : *Fièvre muqueuse* ou *typhoïde*, ces dénominations s'appliquent à la même maladie, *muqueuse* tant qu'elle reste relativement bénigne ou plutôt sans danger, *typhoïde* dès que les symptômes de gravité apparaissent. Très fréquente dans nos localités où elle a comme un caractère endémique, elle s'y montre souvent dans des épidémies localisées, à foyers circonscrits, comme des épidémies de hameaux ou de maisons, mais d'autres fois aussi se généralisant davantage.

Il est difficile de ne pas la considérer comme contagieuse, elle l'est d'une façon trop évidente. Elle l'est peut-être par le contact, par l'air, par les exhalaisons des matières typhiques déposées en plein air ou dans les fosses d'aisance ; mais d'après les recherches modernes qui en ont fait une affection microbienne, c'est l'eau qui est le véhicule principal de cette contagion.

Quand l'eau est contaminée par les déjections des malades, par des déversements directs, le lavage des linges ayant servi aux malades ou surtout par les infiltrations des fosses d'aisance qui gagnent le sol, la nappe d'eau souterraine et les puits, l'épidémie frappe alors avec une intensité souvent trop persistante une famille, un groupe de maisons, un hameau, un quartier. Et l'on sait maintenant que le poison typhique, produit de micro-organismes, germes, microbes ou bacilles conserve longtemps ses propriétés nocives et qu'après plusieurs années même il peut avoir encore conservé toute sa force ; certains faits observés dans diverses de nos localités, à Frangy notamment et tout récemment encore dans un des hameaux du Miroir, s'ajoutent à ceux qu'ont fait connaître de nos jours d'éminents observateurs. A Frangy la fièvre typhoïde s'est manifestée pendant plusieurs années à diverses reprises dans un groupe de maisons desservies par le même puits. Au Miroir presque tous les habitants du même hameau ont été atteints : quatre sont morts, la plupart ont été extrêmement malades et ont échappé à grand peine. On a lieu de croire que le puits commun où pouvait s'infiltrer l'eau des cours avec tous les purins et les ordures qui s'y accumulent aura été contaminé par des déjections des typhyques jetées imprudemment sur le sol. Cela est d'autant plus probable que l'épidémie s'est localisée uniquement dans le hameau ; le reste de la commune n'a pas été atteint.

Même lorsqu'elle est épidémique la fièvre typhoïde a une certaine tendance à se confiner dans les lieux où elle a été apportée, à se localiser dans quelques parties de communes ou hameaux. Notre pratique dans la Bresse Louhannaise nous en a donné de nombreux exemples. Là où les microbes aujourd'hui connus de la fièvre typhoïde, trouvent un terrain approprié et des conditions spéciales, ils se développent, se multiplient et accomplissent leur œuvre funeste.

Les habitudes locales, l'existence de flaques, de cloaques fétides sur le sol, de fumiers autour des maisons ou d'un terrain humide sur lequel stagnent les excréments humains donnent des conditions propres à favoriser l'élaboration et le développement des germes de l'infection typhoïde. En même temps ces autres mauvaises conditions hygiéniques que nous avons signalées, le défaut d'aération dans des chambres étroites, la négligence des précautions et des soins de propreté, une alimentation défectueuse, l'influence déprimante des grandes fatigues favorisent évidemment la transmission de la maladie.

Les formes qu'elle revêt sont variées. Elle subit l'influence de la constitution médicale régnante, du tempérament. Elle montre la prédominance abdominale, pulmonaire, cérébrale ; elle affecte la forme inflammatoire, catarrhale, muqueuse, bilieuse, adynamique, ataxique, putride. A coté de formes très graves on rencontre comme des formes très diminuées de la maladie, état fébrile typhique peu intense, fièvre avec embarras gastrique de courte durée, accès de fièvre plus ou moins violents. Il n'est pas rare de lui voir un caractère intermittent ou rémittent, présenter des alternatives régulières de mieux et de mal, de bons et de mauvais jours, intermittences sur lesquelles le malade ou ses proches appellent fréquemment l'attention du médecin ; d'où l'emploi des fébrifuges généralement indiqué dans ces fièvres typhoïdes ou muqueuses qu'on dénomme souvent dans la pratique *fièvres continues* ou *rémittentes*.

La fièvre typhoïde ou muqueuse apparait indistinctement dans toutes les saisons de l'année ; l'été ou l'automne paraissent être les saisons les plus à craindre pour son développement.

La forme qu'on appelle *muqueuse* et qui se caractérise par un engorgement peu considérable du ventre, un météorisme peu prononcé avec un léger gargouillement de la fosse iliaque droite et reste souvent à l'état de fièvre relativement bénigne est assez commune dans la région. Elle parcourt en trois semaines ses diverses périodes.

La fièvre plus spécialement appelée *typhoïde* dure plus longtemps ; on l'appelle assez volontiers dans le pays la *fièvre de 40 jours*. Il lui arrive même souvent de dépasser le 60ème et sans se terminer d'une manière funeste.

Les rechûtes dans le cours de la maladie, surtout vers sa fin et pendant la convalescence, sont encore assez fréquentes. Quant aux récidives elles sont certainement très rares, au dire de tous les praticiens.

Les décès sont en moyenne, d'après nos statistiques, de 1 cas sur 9 personnes atteintes.

Pour ce qui concerne le traitement, bien des méthodes ont été préconisées. Les évacuants surtout au début, les antipériodiques et les potions huileuses sont peut-être encore ce qu'il y a de plus utile ; dans la forme cérébrale et ataxique, le musc et des révulsifs ; dans les accidents thoraciques, le kermès, l'acétate d'ammoniaque et le polygala ; dans la forme adynamique, l'extrait de quinquina ; enfin les antiseptiques qui s'adaptent à la nature nouvellement connue de la maladie. Il y a bien d'autres remèdes qui ont été tour à tour vantés et peuvent être employés par les médecins qui ont l'habitude de prodiguer les drogues d'une main peu avare ; mais souvent la plus simple expectation donne des résultats aussi satisfaisants que la médication la plus compliquée.

Au point de vue de la prophylaxie, ce que nous avons dit de la nature de la maladie montre assez l'importance des mesures hygiéniques à prendre, surtout pour prévenir la formation et le transport des germes morbides et éloigner de l'alimentation les

eaux souillées ou susceptibles de l'être. On a aujour-
d'hui assez de résultats décisifs et rapides obtenus par
la fermeture de puits, le comblement de certaines
fosses d'où provenaient les germes contagieux.

Il faut s'attacher, à la campagne, à une meilleure
disposition des fumiers et du purin qu'il ne faudrait
point laisser s'étaler librement et se répandre dans la
cour des fermes, insister sur la nécessité d'enlever
rapidement les déjections des typhiques, et d'éviter
l'imprégnation du sol et la contamination des puits
par les infiltrations d'eau contenant des matières
fécales, On ne saurait trop recommander aux habitants
de faire curer régulièrement les puits où ils s'alimentent, de les isoler absolument des purins et surtout des
lieux d'aisance et endroits où s'accumulent les excréments humains, de bien se garder, lorsque dans un
village une personne est atteinte de la fièvre typhoïde
de jeter ses déjections dans les cours, il faut les enterrer
dans les endroits d'où elles ne puissent aucunement
pénétrer dans les puits, fontaines, citernes ou réservoirs quelconques d'eau potable.

Il est utile aussi de recommander des désinfectants,
l'eau phéniquée... etc.

Si une épidémie se montrait dans une école, un
collège, l'établissement devra être immédiatement
évacué.

Fièvres éruptives. — La Rougeole se présente
tantôt à l'état sporadique, tantôt à l'état épidémique ;
le plus souvent comme les autres fièvres éruptives
elle revêt cette dernière forme. On en voit de petites
épidémies tous les trois ou quatre ans, aussi presque
tous les individus ont eu la rougeole dans leur enfance.

La bronchite en est la complication la plus ordinaire et peut entrainer quelquefois une broncho-pneumonie, un catarrhe capillaire des plus graves ; néanmoins la rougeole reste en général bénigne et n'entraine que bien rarement des accidents graves et mortels.

Elle est très contagieuse et se transmet par le contact, l'air, les exhalaisons de la peau et des poumons. La plupart des cas de rougeole proviennent de la contagion par les écoles. Aussi les réglements pour prémunir contre elle édictent avec raison que les enfants qui en ont été atteints ne pourront rentrer en classe qu'au bout de six semaines ; et lorsque les cas se sont multipliés la fermeture de l'établissement est avec raison mise en pratique. S'il s'agit d'un pensionnat le renvoi des malades et au besoin le licenciement sont encore plus nécessaires parceque la maladie y prend le plus souvent un caractère plus grave qu'à l'extérieur.

D'une façon générale pourtant, les précautions sont moins sévères pour la rougeole que pour les autres fièvres éruptives. Elles est moins grave, les parents le savent bien et l'hygiéniste peut aussi être moins rigide au point de vue des mesures prophylactiques car si par l'isolement on parvient à sauvegarder un enfant pendant une ou plusieurs épidémies on est obligé pourtant de se dire qu'il n'en sera pas moins presque fatalement exposé à toutes les chances d'une contagion ultérieure, puisqu'une première atteinte seule met à l'abri de la maladie.

Comme la rougeole, la **Scarlatine**, plus spéciale-ment appelée ici *fièvre rouge* est très contagieuse et comme elle est plus grave, elle réclame en raison du danger de la contagion des précautions plus sévères et pendant plus de temps encore, certainement pas moins de six semaines. Cette durée est justifié par les observations les plus nombreuses, car non seulement la gravité est plus grande, mais l'action contagieuse de la scarlatine par les convalescents est bien plus tenace que pour la rougeole. Tout le monde, du reste, ne subit pas la scarlatine en quelque sorte forcément comme la rougeole et il convient de prendre toutes les précautions pour écarter des enfants le danger de la contagion.

Lorsqu'un cas de scarlatine se déclare dans une famille, à plus forte raison dans une école, il faut autant que possible isoler le malade. S'il s'agit d'un établissement public, d'un collège, d'un pensionnat, d'une école, bien plus encore que dans les épidémies de rougeole il sera nécessaire, si on n'a pu éloigner à temps les premiers malades, de licencier les élèves pour éviter une épidémie qui trop souvent risquerait de compter des cas malheureux.

Quand elle affecte la forme épidémique, la scarlatine offre en effet, assez généralement un caractère sérieux de gravité; c'est ce que moi-même j'ai observé dans ce pays à plusieurs reprises. Mais antérieurement l'épidémie compliquée d'angine grave, observée et décrite par mon père, en 1834, fut une des plus intenses et des plus meurtrières de la région.

La **Variole** ou **petite vérole** est aussi une maladie très contagieuse. Si elle est généralement de peu d'importance quand elle ne se montre que d'une façon sporadique et isolée, ses épidémies sont le plus souvent graves et meurtrières. Celle qui coïncida avec la guerre franco-allemande de 1870-1871 fit dans tout le pays de nombreuses victimes, surtout dans nos campagnes plus qu'à Louhans même où les vaccinations des enfants étaient depuis nombre d'années plus générales et plus régulières. Il y eut beaucoup de cas de *variole noire* ou *hémorhagique*, et alors presque toujours mortels.

Comme traitement la variole comme les autres fièvres éruptives n'exige souvent que les boissons diaphorétiques, le repos, la diète, une douce chaleur.

Au point de vue de l'hygiène privée, l'isolement du malade constitue le meilleur moyen prophylactique, en même temps que l'éloignement des personnes saines. L'isolement du malade devrait durer jusqu'à ce qu'il n'y ait plus de pellicules sur la peau ; de même le retour à l'école d'un enfant convalescent de variole ne devra être autorisé comme pour la rougeole et la scarlatine que lorsqu'il ne pourra plus être une cause de contamination pour les autres élèves.

Nous ne voulons pas parler ici des étuves à désinfection ; mais nous pouvons conseiller de purifier l'air, les vêtements, les habitations par l'eau phéniquée et autres désinfectants, vapeurs sulfureuses... etc.

La Vaccine a rendu les varioles moins meurtrières. Mais, si on ne veut la rendre obligatoire, une chose qu'il serait bien urgent de faire tout d'abord serait de la rendre toujours possible. Il faudrait que par une meilleure organisation d'administration médicale ou sanitaire on ait la vaccine non seulement pour rien mais facilement, sous la main et à sa portée. On a triomphé des préventions qui s'étaient élevées autrefois contre elle. Il faudrait maintenant convaincre aussi les populations de l'utilité des revaccinations. Il y a de ce côté insouciance générale; à peine quelques personnes y ont elles recours en temps d'épidémie et encore surtout des dames ou demoiselles qui réclament le prophylactique plus par frayeur de se voir déparer le visage que par crainte du véritable danger. C'est surtout sur les enfants des écoles qu'il faut agir, en vue de l'avenir ; et nous devons compter pour cela beaucoup sur les instituteurs, comme sur les médecins cantonaux.

La **Suette miliaire** est bien plus rare que les précédentes maladies, mais les épidémies qui se montrent quelquefois de cette affection caractérisée surtout par des sueurs abondantes et continues et une éruption miliaire lui donnent souvent alors une sérieuse gravité.

La durée de la maladie est souvent d'un mois et plus, nous l'avons vu durer plusieurs mois, même une année dans quelques cas exceptionnels et se terminer encore assez fréquemment par la mort, 1 fois sur 10, et même davantage, surtout du côté de Cuiseaux, en se rapprochant des montagnes du Jura.

Le traitement que nous avons vu le mieux réussir dans cette maladie est celui où l'on met en usage le sulfate de quinine et l'extrait de quinquina, car souvent du reste, en raison du grand nombre d'étangs et des cours d'eau de la région, la forme de l'affection est remittente. Il ne faut pas favoriser les sueurs ; il faut au contraire donner des boissons un peu fraîches et acidules aux malades au lieu de boissons excitantes et chaudes qui exciteraient la sudation.

Maladies de refroidissement, maux de gorge, rhumes, bronchites... etc. — Le « refroidissement » est la cause ordinaire des *maux de gorge* ou *angines simples*, des *coryzas* ou *rhumes de cerveau*. Il produit aussi les *laryngites* ou *enrouements* qu'on appelle encore *extinction de voix*, les *bronchites*, les *rhumes* qui peuvent *tomber sur la poitrine*, dégénérer en *catarrhes* et qu'on accusera aussi, *rhumes négligés*, de conduire à la *phthisie ;* les *pneumonies* et *pleurésies*, qui dans le langage populaire sont appelées *chaud et froid, sang glacé ;* ou atteignant d'autres organes, l'*entérite* ou *diarrhée*, les *névralgies*, les *rhumatismes*, la *péricardite*... etc. Un mal d'yeux assez fréquent, la *conjonctivite*, irritation des paupières et du blanc de l'œil résulte souvent d'une simple *fraîcheur*. Nous reviendrons brièvement sur quelque-unes de ces affections que nous ne faisons que nommer et qui sont dûes souvent à l'action du froid.

Les **Maux de gorge** sont fréquents ici. Les temps humides et froids et les vicissitudes atmosphériques contribuent puissamment à leur développement. L'an-gine simple ou **tonsillaire**, très commune chez les jeunes gens surtout est de toutes les espèces d'angines la variété la plus bénigne. Elle se termine presque toujours par résolution ; quelquefois et c'est alors l'esquinancie, angine phlegmonneuse, par un abcès. Le médecin est fréquemment appelé par des malades qui réclament le soulagement qu'apporte la ponction avec le bistouri quand l'abcès est formé ; mais les mouchetures qu'on est souvent porté à faire trop tôt ou inutilement n'amènent qu'un soulagement mo-mentané, suivi parfois d'une recrudescence plus forte et plus douloureuse. Il faut savoir résister au désir d'agir qui est loin dans tous les cas, d'être suivi d'un résultat utile.

Je ne veux pas insister sur le traitement. Je dirai seulement que les gargarismes valent mieux que le bas de laine autour du cou, qui est encore de pratique ha-bituelle à la campagne et même ailleurs. C'est là un préjugé qu'il est bon de combattre.

Il en est de même, du reste, de la prétendue vertu préservatrice du cachenez qui de toutes les parties du vêtement est bien la plus inutile et rend au contraire à ceux qui en usent et abusent, et c'est encore un cas trop fréquent, la gorge bien plus susceptible d'irritation au froid et d'inflammation et cause certainement ainsi plus d'angines que le bas de laine n'en guérit. Combien vaut mieux le petit foulard discret qu'on dissimule dans une poche, et qui est bien suffisant comme protection contre les brusques changements de température; l'élégance et l'hygiène y gagnent.

Angine couenneuse ou **diphthérique.** — Cette maladie est très commune et s'est souvent montrée dans la région louhannaise à l'état épidémique, dans le cours de ce siècle. La plus grave et la plus longue de ces épidémies fut celle qui dura de 1863 à 1868 dans laquelle plus de 3000 cas ont été observés par mon père et par moi dans les diverses communes de Louhans et l'on conçoit que le nombre des cas pour tout l'arrondissement fut bien plus considérable. Plus du quart des enfants atteints moururent sous les coups du fléau. La mortalité fut moins grande chez les adultes, seulement du dix-huitième au vingtième environ.

Nous avons remarqué que c'était surtout dans les lieux bas et humides qu'apparaissaient le plus souvent les angines couenneuses pour de là s'étendre par contagion aux lieux circonvoisins. L'humidité et particulièrement le froid humide, l'encombrement dans des logements étroits, la malpropreté, la misère ont pu être accusés à juste titre de contribuer à leur développement. Mais la contagion est toujours la principale cause de l'extension de l'épidémie et les cas les plus bénins peuvent transmettre les formes les plus graves.

Il est à remarquer qu'une première atteinte de cette maladie ne confère point l'immunité.

Cette angine est caractérisée par la production de fausses membranes, espèces de peaux ou de couennes qui se forment dans la gorge et atteignent quelquefois l'appareil respiratoire. Lorsque cette production s'arrête au gosier c'est l'*angine couenneuse;* lorsqu'elle descend au larynx c'est le *croup* qui étouffe le malade en obstruant les conduits de la respiration. Mais nous ne pouvons faire ici tout le tableau de la maladie ni en indiquer les suites et complications. Nous devons surtout mettre en relief certaines considérations d'ordre prophylactique.

C'est par le transport des particules provenant des fausses membranes que la contagion parait s'effectuer. Souvent, ce qui parait indiquer que le contage de la maladie est peu diffusible bien moins que celui des fièvres éruptives, l'épidémi se circonscrit dans des fermes ou des hameaux. Il n'en est que plus utile, au point de vue des précautions à prendre, d'insister sur les mesures d'isolement. Le séjour prolongé près des malades doit être restreint aux personnes indispensables à l'administration des soins; un séjour de quelques instants pour les adultes, expose moins au danger. C'est surtout du reste les enfants (et c'est entre 3 et 12 ans qu'il y a le plus de réceptivité) qu'il faut éloigner avec le plus de rigueur. *Fuge cito, longinquus abi, serusque reverte*, partir vite, aller loin et ne revenir que le plus tard possible: c'est pour cette maladie surtout qu'on peut conseiller le transport des enfants restés sains dans une autre localité. Si par suite de la position sociale des familles ce moyen n'est pas toujours pratique, il faut tout au moins chercher à écarter les enfants, à les retenir dans une des chambres les plus éloignées de celle du malade. On doit recommander encore les moyens d'aération et de désinfection.

Enfin, en ce qui concerne la propagation par l'école, une mesure d'hygiène préventive à appliquer, en temps d'épidémie, consiste dès qu'un premier cas aura été constaté, dans l'éloignement immédiat après examen de la gorge, de tout enfant suspect, c'est à dire présentant sur les amygdales la moindre plaque douteuse. Si les cas se multiplient il faut sans plus tarder licencier tout à fait l'école.

Quant au traitement il est bon de recourir de prime abord à l'emploi de médicaments perturbateurs de l'élément morbide et spécifique, vomitifs et purgatifs, puis de toniques et stimulants pour faire résister l'organisme à l'intoxication. Quelques cautérisations avec la solution de nitrate d'argent, l'acide chlorhydrique ou le perchlorure de fer ont l'avantage de nettoyer la gorge et quand les couennes sont très étendues de soulager ainsi beaucoup le malade. Il faut soutenir les forces par le vin, le bouillon, le café, le quinquina. Il faut s'ingénier à exciter l'appétit par des recherches d'aliments qui plaisent.

Quand les fausses membranes ont envahi le larynx et produisent de la suffocation l'opération de la trachéotomie est la dernière ressource.

Le **croup** véritable, en dehors de l'angine couenneuse diphthérique est assez rare et ne se voit que chez les jeunes enfants.

Le pseudo croup et différentes espèces de **laryngites** dues souvent à l'action du froid humide et à l'imprévoyance des mères qui font sortir leurs enfants le soir, mal couverts, se présentent encore assez fréquemment, mais n'ont heureusement du croup que l'apparence et cette toux croupale qui fait peur. Une chose est à recommander : un vomitif ne tue jamais un enfant et il peut le sauver, l'usage de la poudre d'ipéca est donc tout indiqué en pareille circonstance.

Coqueluche. — La coqueluche est fréquente chez les enfants. Elle se manifeste spécialement par une toux suffocante composée de quintes pénibles, bien caractéristique. Elle est très contagieuse et rarement mortelle. Elle est généralement plus dangereuse quand elle atteint l'enfant à l'époque de la dentition et avant l'âge de deux ans.

Les épidémies de coqueluche reviennent tous les trois ou quatre ans, c'est à dire quand elle trouve chez les nouvelles générations l'aliment qui lui permet de reparaître et de s'étendre épidémiquement.

Je n'ai rien à dire de spécial sur cette maladie. Souvent elle résiste opiniâtrément aux remèdes que l'on emploie, puis cesse d'elle-même après quelques semaines, ce qui fait croire à l'efficacité de certains remèdes empiriques dont l'emploi coïncide avec le moment où viendrait naturellement la guérison.

Bronchites et Catarrhes. — La bronchite est une des maladies les plus communes, surtout l'hiver et le printemps et elle dégénère souvent chez les personnes âgées en catarrhe pulmonaire chronique ; on l'appelle souvent *rhume négligé*. Elle est fréquente aussi chez les enfants mais est alors bénigne le plus souvent et de courte durée.

Sa fréquence est due au froid humide et aux vicissitudes atmosphériques dont l'action irrite les organes respiratoires. Nous ne dirons rien du traitement ; mais pour atténuer l'action de l'air froid sur les bronches et le poumon des personnes prédisposées à ce genre d'affections et comme on dit « délicates de la poitrine », on leur recommandera volontiers ces précautions bien connues de respirer, quand elles y sont trop exposées, par le nez et non par la bouche pour que l'air passant par un trajet plus long s'échauffe un peu avant d'arriver aux poumons, ou encore de tamiser l'air qu'elles respirent à l'aide d'un mouchoir placé devant la bouche et les narines.

Grippe ou influenza. — La *Grippe* qui éclate de temps à autre tantôt parait être une bronchite épidémique, s'annonçant par une fièvre vive, de l'abattement, de l'anxiété, de la toux, des points de côté changeants, des maux de cœur et des vomissements, sujette parfois à des complications plus ou moins graves, ou bien revêt une forme plus insolite, avec moins de toux, mais avec fièvre, mal de tête, brisement des membres inférieurs, nausées, éruption cutanée et souvent prostration, faiblesse, on préfère alors lui donner le nom exotique d'*influenza* parce qu'elle atteint, comme pendant l'hiver 1889-1890, une partie considérable de la population. Elle reste toutefois généralement bénigne et sa durée varie de quatre à quinze jours. Elle revêt trois formes principales, la forme nerveuse, la forme catarrhale et la forme gastrique.

La *Grippe* ou *influenza* est évidemment de nature infectieuse et probablement dûe à un micro-organisme encore inconnu. Elle est pourtant impressionnée d'une façon incontestable par les vicissitudes atmosphériques. L'humidité froide favorise son expansion et ses progrès.

Les épidémies de cette maladie ne comportent aucune mesure prophylactique spéciale ; elles sont en général de courte durée. Ce qu'il y a surtout à faire au point de vue préventif, c'est de ne pas s'exposer aux causes qui déterminent l'apparition des rhumes, bronchites...., aux courants d'air, aux refroidissements... etc., car si ces causes sont impuissantes par elles-mêmes pour faire naître une épidémie de grippe, elles peuvent la faire éclore chez les personnes prédisposées. C'est surtout lorsque les malades ne prennent pas de précautions suffisantes qu'il y a à redouter ces complications redoutables de bronchites capillaires, broncho-pneumonies, pneumonies, dangereuses surtout chez les catarrheux et les cardiaques.

Comme traitement, les émollients, les narcotiques faibles, quelquefois un vomitif, ou de légers purgatifs sont mis en usage. Le sulfate de quinine, l'antipyrine surtout nous ont paru assez efficaces. L'expectation simple et le repos suffisent du reste dans la majorité des cas.

Pneumonie. — La pneumonie ou fluxion de poitrine, est fréquente dans la région. On peut résumer l'étiologie de cette affection par les deux mots du paysan, un *chaud et froid*. C'est l'inflammation du parenchyme pulmonaire ; la toux, la fièvre, les points de coté, les crachats rouillés ou sanguinolents la caractérisent. Si parfois elle est mortelle, le plus souvent pourtant elle n'est pas très grave, surtout dans les lieux où l'air n'est pas vif. On lui voit revêtir diverses formes, inflammatoire, catarrhale, bilieuse, ataxique.... sous l'influence du tempérament du malade, comme aussi de la constitution médicale régnante.

Il est de règle, surtout à la campagne, dès que l'on

se sent atteint par un refroidissement, surtout un *chaud et froid* de cette gravité, une *sueur rentrée*, selon les expressions vulgaires, de se faire transpirer à outrance (pour faire sortir la sueur qui est rentrée) en buvant quelques tasses d'infusions chaudes, se faisant appliquer des sachets de son de froment grillé, étant couvert d'épaisses couvertures dans le lit, de manière à suer beaucoup et *mouiller deux quatre chemises*. Recommandons tout au moins à cet égard d'être prudent, non excessif et de prendre les précautions nécessaires.

Comme traitement l'usage classique du tartre stibié à haute dose ne m'a pas paru à recommander ici. Quelques infusions de fleurs pectorales, du sirop, des potions gommeuses, des loochs, des cataplasmes, parfois des vésicatoires, quelquefois des toniques spiritueux m'ont semblé plus utiles.

Pleurésie. — Les pleurésies sont communes aussi, mais bien moins que les fluxions de poitrine. Elles sont plus fréquentes à la campagne qu'à la ville, les cultivateurs étant plus sujets aux causes de refroidissement contre lesquelles ils ne prennent pas les précautions nécessaires. La fluxion de poitrine ou pneumonie, *chaud et froid, sueur rentrée* passe pour se déclarer à l'occasion d'un refroidissement qui succède à un échauffement, tandis que la pleurésie, le *purisy* en patois et vieux français, serait produite d'emblée par le refroidissement simple et en particulier par le refroidissement humide. C'est comme on dit encore le *sang glacé*, la *sanglacure*. On l'observe en toutes saisons.

Névralgies. — Le froid est souvent la cause de névralgies, de sciatiques quelquefois assez rebelles.

Rhumatismes. — Les affections rhumatismales,

soit aiguës, soit chroniques, sont assez fréquentes, rhumatisme articulaire et rhumatisme musculaire et reconnaissent pour cause principale la prédisposition héréditaire et le froid humide contre lequel on ne prend pas assez de précautions. La forme chronique est très commune chez les gens de campagne et il n'est point douteux que l'humidité de l'atmosphère y prédispose.

C'est surtout dans des logements salubres, l'usage des vêtements de laine et les moyens hygièniques convenables qu'il faut chercher une protection efficace contre l'invasion du rhumatisme. Quant aux diverses méthodes de traitement vantées par les auteurs depuis le sulfate de quinine jusqu'au salicylate de soude, je n'ai point à les juger, mais j'inclinerais plûtot vers ce dernier comme moyen approprié au rhumatisme articulaire. La maladie n'est généralement pas mortelle ; ce qui la guérit, comme le disait un grand médecin, c'est vingt jours, il aurait pu dire : quelquefois quarante ou cinquante.

Les **Maladies** du cœur ne sont pas rares et sont souvent la conséquence d'anciens rhumatismes qui ont amené de l'endocardite et dans le jeu des soupapes ou valvules du cœur des désordres qui sont le point de départ de ces affections.

L'**Asthme** n'est point très fréquent du moins en dehors de celui qui est symptomatique des lésions organiques du cœur. On donne généralement ce nom à l'oppression qui résulte de ces affections, des congestions et catarrhes pulmonaires et « il est asthme » est une expression vulgaire appliquée à celui qui en est atteint.

L'**Hydropisie**, assez commune, est aussi le plus souvent le dénouement des maladies du cœur dont elle est le résultat en quelque sorte physiologique ou mécanique, depuis l'*œdème des jambes* jusqu'à l'hydropisie générale ou *anasarque*. Cette dernière manifestation termine les jours de beaucoup de nos vieillards et on l'appelle volontiers *hydropisie de poitrine*.

L'hydropisie ordinairement symptomatique d'autres maladies, des affections de foie... etc ne se montre que rarement comme affection essentielle. Autrefois elle était très fréquente comme conséquence des fièvres intermittentes, mais l'assainissement du pays a fait sentir manifestement et heureusement son influence sur le nombre, la gravité et la conséquence de ces fièvres.

Chlorose, anémie. — On rencontre encore assez fréquemment, soit à la ville, soit à la campagne, ces affections que caractérisent l'appauvrissement du sang (*le sang tourné en eau*) et par suite la pâleur de la peau (*pâles couleurs*), la faiblesse des pulsations cardiaques, les palpitations, les syncopes, l'essoufflément et consécutivement les troubles de la digestion, du système nerveux, les maux d'estomac, les maux de tête, les douleurs névralgiques, l'insomnie.... Ce sont des *maladies de langueur*, un *languisson* comme on disait autrefois. Heureusement un traitement bien dirigé, des ferrugineux, le quinquina, une bonne alimentation, de la viande, du vin font encore revenir assez vite la coloration des tissus et la guérison.

Scrofule. — Le développement du système lymphatique que nous avons indiqué comme une résultante de l'influence de l'état de l'air, de l'humidité du climat, et de mauvaises conditions hygiéniques favorise la production des affections scrofuleuses et tuberculeuses.

Les manifestations caractéristiques de la scrofule sont ce que le langage populaire appelle les *humeurs froides* et elle est surtout redoutée non pour ses graves conséquences, la phthisie pulmonaire, les caries osseuses, les tumeurs blanches... mais pour les *coûtures* ou *écrouelles* qu'elle laisse après elle. A un degré moindre elle présente ce qu'on appelle « *les glandes* » et on se borne souvent à dire du scrofuleux qu'il est *lymphatique*.

A la campagne comme à la ville, la scrofule est assez fréquente; ainsi que la phthisie, le rachitisme, les tumeurs blanches, le carreau... A côté de la cause héréditaire, l'influence défavorable de l'humidité froide, le logement dans des habitations malsaines, humides, mal aérées, le défaut d'une alimentation suffisamment substantielle y prédisposent, en facilitent les manifestations et en occasionnent le développement et souvent les symptômes amendés pendant les étés secs et chauds se réveillent avec une nouvelle force à la mauvaise saison.

Combien l'on voit d'enfants, de jeunes gens, de jeunes filles, au teint pâle, le nez gros et large, les chairs bouffies, les lèvres gonflées, les yeux rouges, les glandes sous-maxilaires et cervicales engorgées, souvent malades et traînant une vie languissante. Les manifestations du vice scrofuleux sont dans l'enfance des coryzées fréquentes, des ophthalmies, des engorgements, des glandes sur le cou, la tuberculisation des glandes mesentériques ou *carreau*. Dans l'adolescence la poitrine peut être menacée par la tuberculisation pulmonaire ou *phthisie* ou bien les os peuvent être atteints, des déformations de la colonne vertébrale se produire... etc.; enfin dans l'âge mûr et à tout âge du reste les articulations offrent prise aux tumeurs blanches dont les conséquences sont aussi si funestes.

Quelle que soit l'utilité de certaines méthodes thérapeutiques, des traitements préconisés, l'huile de foie de morue que son prix peu élevé met à la disposition de tous et qui est un médicament populaire, l'iode, les préparations iodurées, les amers, toniques, ferrugineux.., ce qui est surtout indispensable, c'est d'avoir recours à une hygiène attentive pour l'habitation qui doit être saine, bien aérée, avec un air autant que possible sec et chaud, les vêtements pour garantir du froid et de l'humidité, l'alimentation où la viande doit entrer en qualité suffisante, et tous les soins ici d'autant plus indispensables qu'on a à redouter de si nombreuses complications.

Les mêmes causes qui président au développement des scrofules agissent aussi sur la production du **rachitisme** qui réclame du reste les mêmes modifications hygiéniques.

Phthisie. — La phthisie est une maladie qui se transmet le plus souvent par voie d'hérédité; mais elle peut naître aussi sous l'influence de causes individuelles, du genre d'existence ou de causes occasionnelles, un de ces *rhumes négligés* auxquels l'opinion publique fait toujours jouer le rôle le plus marqué. Il est vrai que pour le vulgaire elle fut souvent considérée aussi comme le produit d'une *gale rentrée*.

La phthisie est elle contagieuse? Cela ne parait plus douteux aujourd'hui et depuis longtemps du reste on avait dans le public tendance à le croire. Après la mort d'un phthisique on a vu toujours la famille se préoccuper de savoir s'il n'y avait pas danger de se servir de

ses vêtements et de son linge. Maintenant les recherches modernes ont fait trouver le microbe, le bacille
de la tuberculose, que la contagion peut propager d'un
individu malade, *attaqué de la poitrine*, à un individu sain ;
mais nous devons dire que pour cette contagion il faut
vraisemblablement des circonstances particulières de
réceptivité et une promiscuité à longue durée.

Cette maladie fait de nombreuses victimes à la campagne comme à la ville. L'humidité de l'air, celle du
sol y prédispose des organismes appauvris. Le campagnard est encore plus soumis que l'habitant de la ville
au froid et aux intempéries extérieures et les inflammations des poumons sont fréquentes chez lui ; il y a aussi
dans son habitation, comme nous l'avons vu, autant de
conditions d'encombrement, de causes d'infection et de
contagion que ne parvient pas à neutraliser l'action
vivifiante de l'air qu'il respire dans les champs.

Comme précaution hygiénique : il faut entretenir la
pureté et le renouvellement de l'air dans la chambre
occupée par un tuberculeux, il faut éviter autant que
possible sinon de partager sa chambre, du moins de
faire lit commun avec lui.

Le traitement préventif seul offre des chances de
réussite. Les sujets d'une constitution délicate nés de
parents phthisiques doivent éviter toutes les causes
qui engendrent la maladie. Leur régime sera tonique et
fortifiant ; il devront éviter le froid, l'humidité, porter
de la flanelle, faire un exercice modéré....

Comme remèdes, le moins possible, en revanche
beaucoup de lait : Le matin et le soir les malades doivent boire le lait chaud, autant que possible quand on
vient de le traire. On y joindra les aliments d'une digestibilité parfaite, les œufs crus ou à la coque, la viande

crue hachée avec un peu d'eau de vie, les peptones.....
L'huile de foie de morue, les toniques, le quinquina en
décoction associé avec la gomme, peuvent être très
utiles, le goudron, la creosote, les calmants opiacés....
etc ; mais c'est sur l'hygiène surtout qu'il importe d'insister.

Après le décès d'un tuberculeux, il ne faut faire usage
des objets qui lui ont servi qu'après une épuration par
le lessivage à l'eau bouillante.

Cancer. — A partir d'un certain âge on voit encore
des cas de cancer dans une certaine proportion. Ses
formes les plus ordinaires sont les cancers des seins, de
l'utérus et de l'estomac.

**Maladies de l'estomac, irritations chroniques,
Gastrites, Dyspepsies.** — Les maladies gastriques
sont communes. Beaucoup de gens, surtout à la campagne, se plaignent d'avoir *l'estomac décroché, le crochet
de l'estomac démettu*, selon l'expression vulgaire journellement employée. Ce décrochement de l'estomac si
fréquemment invoqué dans l'étiologie populaire des
dyspepsies pour expliquer les vomissements qui en sont
un des symptômes ordinaires correspond à ce qu'on
appelle aujourd'hui dans le langage médical la *dilatation de l'estomac* que beaucoup de médecins voient ou
croient voir dans toutes ces affections. Si on n'emploie
pas encore ici le lavage de l'estomac, en revanche les
commères ne manquent pas qui le « raccrochent », qui
le « remettent » par le massage aidé de signes cabalistiques, des emplâtres et l'application d'une ceinture.

Les *aigreurs d'estomac*, le *pyrosis* ont souvent pour
cause une alimentation défectueuse. Les poudres de
magnésie, de rhubarbe, avec un peu d'opium réussis-

sent assez bien dans ces formes de dyspepsie très fréquentes. Mais je n'ai pas du reste à énumérer ici toutes les formes des affections de l'estomac ni d'une thérapeutique très variée.

Diarrhée, Entérite. — La diarrhée, le «dévoiement» des humeurs se développe comme un acte consécutif à l'indigestion ; c'est ce qu'on appelle alors un *dérangement d'entrailles*, la *foutre*, la *foire*, la *drouille*, en somme un *flux* ou *cours de ventre*.

On voit souvent la diarrhée se manifester avec fréquence vers l'été et au commencement de l'automne. On attribue généralement ces dérangements à l'abus des fruits verts ou incomplètement mûrs, à l'ingurgitation d'une grande quantité d'eau ; c'est alors *l'indigestion d'eau*. Ils peuvent être aussi dus à un refroidissement, au défaut de précautions hygiéniques, à l'absorption d'eaux impures.

L'entérite revêt quelquefois une forme épidémique, mais généralement de peu de gravité, *diarrhée, cholérine*, rarement grave.

Une ceinture de flanelle portée sur la peau est souvent, contre les diarrhées, d'un usage très utile et en prévient le retour.

C'est surtout chez les enfants en bas âge que la diarrhée est fréquente comme véritable entérite, soit à la suite d'un sevrage brusque et opéré dans la saison chaude, soit parce que ces petits enfants auront mangé trop tôt, non encore ou à peine sevrés.

Quant au *choléra* il n'a jamais paru dans le Louhannais. Je me hâte d'ajouter que ce n'est pas une raison de ne point prendre, même par avance, au point de vue de l'hygiène publique, et par le développement de meilleures conditions hygiéniques, toutes les précautions nécessaires pour prévenir ce terrible fléau dont nous ne sommes point sûrs d'être toujours exempts.

Constipation. — On rencontre souvent aussi des gens atteints de constipation opiniâtre, qui jugent très dangereuse la rétention des gaz dans l'intestin et l'invoquent comme cause de *coliques*, en *barrant les vents*. Ils partagent entièrement à cet égard l'opinion de l'école de Salerne qui veut « que l'on fasse canonner le derrière — pour mettre hors cette matière » et ajoute, selon une traduction un peu libre : « peter magnifiquement — peut faire vivre longuement. »

Pour tous nos constipés de la campagne les vents captifs sont aussi dangereux que la bile recuite qui les engendre. Il faut à tout prix leur donner cours. Des infusions de fenouil et d'anis, de légers purgatifs, quelques décigrammes de magnésie anglaise avant le repas conviennent à cet effet.

Dyssenterie. — La dyssenterie ou *flux de sang* est une affection assez commune en été et en automne, et souvent même elle règne épidémiquement dans nos campagnes. La chaleur excessive, les variations rapides de la température, les refroidissements brusques des nuits d'été sont des causes prédisposantes pouvant influencer activement des organismes surmenés par les travaux des moissons. Joignons à cela l'eau bue pour étancher la soif en quantité souvent trop abondante, sa qualité parfois défectueuse, les fruits verts. Ces conditions favorisent le développement de la dyssenterie qui, certaines années, s'étend rapidement et devient épidémique et contagieuse.

La maladie débute alors le plus souvent par des

angoisses à la région de l'estomac et par un embarras gastrique, un malaise général, de la lassitude, de l'anorexie ; la langue est couverte d'un enduit blanchâtre et l'haleine forte, les selles sont muqueuses, bilieuses. Le traitement efficace consiste alors dans l'ipécacuanha d'abord, ou bien un purgatif salin, puis des boissons émollientes, les tisanes d'orge ou de riz... Les douleurs abdominales, les selles teintes de sang, avec ténesme miiode et raclures de boyaux indiquent une phlegmasi intestinale violente. Les cataplasmes, l'opium sont alors nécessaires... etc.

Les épidémies de dyssenterie ont fait à plusieurs reprises dans nos campagnes de nombreuses victimes. Cette maladie sous cette forme est très contagieuse ; aussi faut-il désinfecter et enfouir les déjections des malades qui sont les principaux agents de la transmission, prendre de sérieuses précautions hygiéniques par l'aération et les émanations chlorurées, phéniquées pour neutraliser les miasmes qui se concentrent autour des malades, surveiller l'alimentation, et au moment des grands travaux de l'été remplacer l'eau plus ou moins altérée, par une infusion de café qui serait là d'un grand secours, éviter les refroidissements. . ; les ceintures de flanelle placées sur la peau sont aussi très utiles.

Les **Maladies du Foie** sont plus rares qu'autrefois, depuis que les fièvres intermittentes ont diminué de nombre et de gravité.

La *Colique hépatique* se rencontre avec ses symptômes habituels produits par les calculs. Quelquefois la *lithiase biliaire* si fréquente chez le vieillard, au lieu de se manifester par la colique hépatique affecte une forme plus latente et ne s'accuse que par quelques symptômes comme l'endolorissement du foie, quelques vomissements, une teinte subicterique et un mouvement fébrile plus ou moins marqué.

Je n'ai qu'à signaler aussi la **Colique néphrétique**, la **Gravelle**. L'usage de la tisane de stigmates ou *barbe* de maïs donne de bons résultats contre la gravelle et mérite d'être recommandée aussi dans les maladies de la vessie.

Les *calculs vésicaux* sont relativement rares.

Le **Diabète** et l'**Albuminurie** s'observent plus communément qu'autrefois. Cela tient vraisemblablement à ce que ces maladies sont mieux connues et mieux constatées.

Les **Hernies** sont fréquentes. Il faut les attribuer à cette défectuosité constatée dans la constitution des habitants, au défaut de tonicité des tissus, ainsi qu'aux efforts nécessités par les rudes travaux de la campagnes ; de là le nom vulgaire de *forçures*.

Maladies de la bouche et des dents. — La *carie dentaire* est très commune. C'est certainement aux conditions de l'air, du sol, à la température, à l'action du froid humide en même temps qu'à la fréquence de la constitution lymphatique qu'il faut en attribuer la cause, ainsi que des nombreuses fluxions qu'expliquent l'abondance des fluides séreux et le défaut de tonicité. Nous expliquons par le même motif cette tendance exagérée à la salivation que nous pouvons constater souvent chez les gens de campagne surtout dans la fraction la moins bien nourrie.

Les *maladies des gencives*, le *déchaussement des dents*

sont aussi bien plus fréquentes dans nos campagnes qu'à la ville et elles paraissent bien plus nombreuses chez les gens qui se nourrissent mal et ne boivent que de l'eau que dans la classe plus aisée qui se nourrit mieux et consomme un peu de vin. Le défaut de soins de la bouche et des dents en favorise le développement; peut-être pourrait-on invoquer aussi la nature de l'eau. Mais il est certain que ces affections seraient moins fréquentes si l'hygiène de la bouche était moins négligée.

L'inflammation généralement assez bénigne de la bouche connue sous le nom d'*aphtes*, *stomatite aphteuse*, se rencontre encore assez fréquemment aussi et on la confond quelquefois avec le *muguet* ou *chancre blanc*, maladie parasitaire très dangereuse dans la première enfance qui indique le plus souvent une détérioration de l'économie et se complique de diarrhée. Le muguet est contagieux; aussi quand un enfant le prend il faut l'isoler.

Il y a aussi la stomatite ulcéreuse, qui est également contagieuse, et se voit quelquefois chez les enfants des écoles. Elle se caractérise par le développement sur le bord des gencives, et souvent aussi à l'intérieur des joues, des lèvres et sur le voile du palais d'ulcérations grisâtres, saignantes, qui tendent à gagner en étendue et en profondeur, avec fétidité forte de l'haleine.

Vers intestinaux. — Les vers, principalement les lombrics, se rencontrent chez un grand nombre d'enfants; c'est à l'eau qu'il faut les attribuer. C'est d'ailleurs un fait incontestable que les vers sont une affection de moins en moins commune dans les villes qui ne s'approvisionnent pas d'eaux stagnantes et là où l'on fait usage de filtres. Ainsi à Paris ils sont devenus très rares.

Les vers ne déterminent guère le plus souvent que quelques troubles digestifs et généraux, vomissements, toux nerveuse, etc. Mais il est d'usage de leur faire jouer dans la production des maladies des enfants un rôle des plus importants et de leur attribuer la plupart des maladies dont ils sont atteints. On exagère ainsi outre mesure les accidents qu'ils provoquent et l'on gorge presque tous les petits enfants de semen contra, de sirop vermifuge, ou de pastilles de santonine, comme remède curatif de toutes sortes d'affections et même préventivement.

Athrepsie. — Ce qui est malheureusement trop fréquent chez les enfants, c'est cet état de dépérissement progressif connu sous le nom vulgaire de *patte d'oie*, auquel on donne maintenant dans le langage médical le nom d'*athrepsie* dont M. Parrot a si bien tracé le tableau

Le peu de résistance des sujets dans la première enfance fait que la moindre atteinte portée à l'économie et surtout aux fonctions respiratoire et digestive peut devenir rapidement fatale. La moindre bronchite peut être mortelle pour le nouveau-né en entravant l'hématose et produisant l'asphyxie lente, le refroidissement graduel et la mort. De même un lait altéré ou insuffisant, l'usage du biberon déterminent des diarrhées et des vomissements incessants, l'amaigrissement progressif, l'acidité des premières voies, le développement du muguet, enfin cet état de cachexie et d'inanition graduelle qui constitue l'*athrepsie*.

Faisons remarquer ici que ce défaut de résistance se retrouve dans toute l'enfance: la peau délicate, les muqueuses sensibles à l'extrême sont sujettes aux éruptions, aux inflammations catarrhales prolongées avec tendance aux récidives et à la chronicité. Consécutivement l'appareil ganglionnaire s'engorge et devient le siège d'inflammations caséeuses ou suppuratives. Avec un peu de prédisposition, c'est la maladie *scrofuleuse* et la *tuberculose* dont nous avons déjà parlé et qui frappent alors cruellement le jeune âge.

Méningite. — L'enfance est aussi prédisposée aux inflammations aiguës du cerveau et de ses enveloppes, méningite simple ou tuberculeuse, encéphalite, etc.

Convulsions. — Même quand les centres nerveux ne sont pas directement atteints dans les maladies infantiles, ils souffrent presque toujours, par voie sympathique ou reflexe, et traduisent souvent alors leurs souffrances par les convulsions qui peuvent se produire dans les moindres affections, de même qu'elles naissent aussi sous l'influence du travail de la dentition ou de la présence de vers dans l'intestin. Nous avons indiqué plus haut certains préjugés qui se rattachent aux convulsions, si fréquentes chez les enfants.

Il va sans dire que la gravité des convulsions est en rapport avec la cause qui les a occasionnées ou avec la maladie à laquelle elles se rattachent. Leur fréquence chez les enfants nous autorise à reproduire ici quelques conseils sur les soins qu'il convient de donner en attendant la venue du médecin.

Il faut les déshabiller rapidement pour laisser plus libres les mouvements de leur poitrine. Si l'enfant est pâle il faut le placer horizontalement, la tête même un peu basse et le ranimer en lui jetant un peu d'eau froide par la figure et en excitant la peau par des frictions et même par la fustigation. Si au contraire la gure est rouge, congestionnée, on tient la tête un peu haute, on applique des sinapismes aux extrémités, et on veille à ce que la température de la chambre ne soit pas trop élevée, condition qui a pu être quelquefois la cause même des convulsions. Le seul fait de transporter un enfant d'une chambre chaude dans une autre relativement fraîche ou de le présenter à l'air d'une fenêtre ouverte a suffi quelquefois pour mettre fin à des accès convulsifs.

Comme l'a dit un hygiéniste éminent, Fonssagrives, dans les conseils qu'il donne aux mères sur les maladies des enfants, il est bon que l'on sache dans les familles que si les enfants ont quelquefois succombé dans une première convulsion, ces faits malheureux sont d'une extrême rareté. La gravité des convulsions gît dans leur aptitude à se reproduire et dans la gravité même des maladies auxquelles elles se rattachent à titre de symptôme. C'est une raison pour ne pas trop s'émouvoir au milieu de la scène dramatique que produit dans une famille un accès de convulsion ; c'en est une aussi pour ne pas perdre son temps à des pratiques insignifiantes ou dangereuses.

Maladies cérébrales, Apoplexie, Ramollissement.... etc. — L'apoplexie ou hemorrhagie cérébrale, *attaque* ou *coup de sang* selon l'expression vulgaire n'est point rare chez les personnes âgées. La cause prépondérante de cette affection consiste dans une prédisposition innée de l'appareil des vaisseaux sanguins ; l'hérédité joue nécessairement un grand rôle dans sa production. Le régime trop substantiel, les boissons alcooliques, la constipation habituelle y prédisposent et doivent par conséquent être évités par toute personne ayant déjà eu une attaque.

La gravité d'une attaque d'apoplexie nécessitant une

intervention immédiate, nous indiquerons de placer tout d'abord le malade dans un endroit frais, à l'abri de la lumière et du bruit, de lui tenir les jambes pendantes, dans la position assise afin que le sang descende plus facilement du cerveau; appliquer des compresses d'eau froide vinaigrée sur le front, linges chauds, cataplasmes, sinapismes aux jambes ; et quand le malade reprendra connaissance il faudra lui donner des boissons froides, soit de l'eau sucrée avec du vinaigre ou du citron, soit du café noir très concentré.

Je ne fais que signaler ici les *paralysies* résultant de l'hémorrhagie cérébrale, le *ramollissement du cerveau....* etc.

Névroses. — Les maladies qui appartiennent à cette classe ne m'ont paru ni plus ni moins fréquentes qu'ailleurs. On rencontre quelques cas de **chorée** ou *danse de St-Guy*, d'**Epilepsie** ou *haut mal, mal caduc*, d'**Hystérie** ou *attaquement de nerfs*. La vraie hystérique est encore une *possédée* et faisant remonter sa cause à l'esprit malin, on aurait au besoin encore recours à l'exorcisme. Les simples *attaques de nerfs*, les *vapeurs* sont chez quelques femmes, cela se voit encore même à la campagne, une forme plus légère de la névropathie qu'on traduit par *avoir des crispations, avoir ses nerfs*.

La campagne offre comme la ville des cas d'**Aliénation mentale** dont les formes les plus fréquentes sont l'*idiotisme* et la *manie*. On rencontre aussi de temps à autre quelques cas mais relativement rares de *delirium tremens*, résultant de l'alcoolisme.

La **Pellagre**, endémie de beaucoup de pays à maïs, ne s'est point montrée dans notre région. Nous avons indiqué plus haut l'explication que l'on donne de cette immunité.

Les **Maladies de la peau** ont souvent pour origine l'insuffisance ou le défaut des soins de propreté. L'immense majorité des gens de campagne ne se baignent pas, à moins de tomber accidentellement dans l'eau. Même en cas de maladie le bain n'est pas en usage. Aussi les affections cutanées sont assez communes.

Les enfants sont sujets à ces éruptions croûteuses de la face et du cuir chevelu, que le médecin appelle de l'eczéma, de l'impetigo, et qu'on dénomme vulgairement *griffe*, *rognard*, *croûtes de lait*, *gourmes*. Pour beaucoup de parents, c'est un signe de bonne santé de leurs enfants, ou si elles sont trop fortes et tenaces la cause en est alors au lait de la nourrice, c'est un *lait répandu*, une *croûte laiteuse*. On s'abstient le plus souvent de les laver ; aussi le défaut de propreté les entretient.

On rencontre chez les adultes plusieurs espèces de *dartres* ou *diètres*, pityriasis, psoriasis...... etc, et les *teignes*, moins fréquentes qu'autrefois. Les *teignes* constituées par des végétaux parasitaires dont les semences ou spores se transmettent d'un individu à l'autre sont par conséquent très contagieuses : teigne proprement dite ou *teigne faveuse*, tout enfant qui en serait atteint doit être éloigné des asiles et écoles jusqu'à sa complète guérison, *teigne tonsurante*, *teigne décalvante* ou *pelade*, en apparence plus innocente, mais que les enfants se communiquent souvent dans leurs jeux, en prenant la coiffure les uns des autres.

La *gale* était bien plus commune aussi alors que les soins de propreté étaient encore moins observés que de nos jours. L'insouciance et l'ignorance laissaient le plus souvent s'aggraver la maladie avec formation de boutons vésiculeux ou pustuleux. Il faut éloigner de l'école les enfants qui en sont atteints et prévenir les familles de les faire coucher seuls.

Il serait désirable pour mettre obstacle au développement de ces maladies de voir mettre en pratique d'une façon régulière les mesures d'hygiène corporelle et de propreté, prescriptions sur lesquelles nous aurons à revenir.

Les **maladies vénériennes** sont encore assez rares à la campagne. Il est à craindre de les voir s'accroître avec la facilité des voyages et les modifications que les progrès (celui-ci n'est pas désirable) de la civilisation entrainent dans la vie sociale.

La **Pustule maligne, le Charbon** se voient encore quelquefois. On les traite par les incisions, cautérisations et l'administration d'antiseptiques à l'intérieur, toniques.... etc.

On donne souvent ici le nom de charbon aux moindres *anthrax*, aux gros *furoncles ;* aussi les empiriques ne manquent pas qui le traitent avec succès.

J'aurais dû signaler plus haut les **Oreillons**, en langage vulgaire les **Orlots**, maladie qui aurait pu trouver sa place après les fièvres éruptives, car elle s'en rapproche par quelques caractères et est une des maladies contagieuses les plus fréquentes de l'enfance. Elle est souvent épidémique dans les écoles, et se caractérise par un gonflement quelquefois assez volumineux vers l'articulation de la mâchoire, au dessous des oreilles, prenant un côté d'abord, puis le plus souvent les deux successivement ; elle n'a généralement pas de gravité.

Les **Ophthalmies** et certaines comme l'*ophthalmie catarrhale* et l'*ophthalmie purulente* sont contagieuses et surtout à craindre chez les très jeunes enfants, pouvant la seconde surtout, amener la perte de l'œil.

Affections de l'utérus. — Dans la pratique médicale

comme dans les conversations des commères, il est souvent question des maladies de matrice. Le vulgaire féminin attribue bien des malaises à cet organe, et l'expression « attaquée de la matrice » caractérise un des diagnostics populaires les plus fréquents pour bon nombre d'affections abdominales, de maladies lentes avec faiblesse et dépérissement. Pour les soigner les rebouteuses ont libre carrière : emplâtres, breuvages, ceintures, signes secrets, rien ne manque à leur arsenal d'une thérapeutique extravagante.

Du reste les femmes qui sont réellement atteintes de ces affections se font scrupule de permettre au médecin les investigations nécessaires. Il semble que, les premiers renseignements produits, leur pudeur ombrageuse se refuse à un examen plus complet.

Telle se prêtera immédiatement au *toucher* pour être édifiée sur la réalité d'une grossesse qu'elle soupçonne ou redoute, mais elle ne peut s'y soumettre pour une maladie que l'on veut reconnaitre et refuse énergiquement l'emploi du spéculum. Il semble même que la pudeur s'accroit avec l'âge ou du moins les plus jeunes paraissent moins sujettes à cette fausse honte et plus disposées à réclamer les secours de la médecine.

La **Leucorrhée**, *catarrhe utérin* simple, *fleurs blanches*, est assez fréquente et se développe surtout grâce à la prédominance de la constitution lymphatique.

Accouchements. — Le médecin n'est appelé surtout à la campagne que pour les accouchements difficiles qui nécessitent la Version ou l'application des Fers, ou lorsque la sage femme se trouve en présence d'un accident sérieux.

Des sages-femmes sont établies maintenant dans la

plupart des communes et remplacent les *commères* qui en tenaient l'emploi. Un temps précieux n'est point perdu quand l'aide du médecin est nécessaire et bien des accidents graves, des dangers, des suites funestes sont ainsi évités.

Chirurgie. — Les fractures, luxations, entorses, sont fréquentes à la campagne et nombreux aussi sont les *rebouteux* qui *regaugnent* les membres cassés ou déboités, remettent les foulures et lèvent les entorses. Les médecins ne sont que rarement appelés ; mais nous avons déjà insisté longuement sur ces habitudes d'empirisme qui ont laissé quelquefois à de pauvres patients de fâcheux résultats.

En dehors de ces lésions des membres, des plaies de diverse nature, des ulcères assez fréquents, de quelques tumeurs, d'accidents qui nécessitent des amputations ou opérations d'urgence, le champ de la pratique chirurgicale est assez restreint. Je n'ai rien de spécial à dire. Les affections médico-chirurgicales qui rendent les opérations nécessaires, vont en raison de la facilité des communications souvent chercher leur traitement près des spécialistes des grandes villes, surtout de Lyon.

Tel est le tableau à coup sûr incomplet de notre pathologie locale. J'ai voulu surtout indiquer, avec quelques caractéristiques spéciales, la fréquence plus ou moins grande des diverses affections qui se manifestent le plus ordinairement dans nos localités.

Maladies des animaux les plus fréquentes, Epizooties.

L'influence de l'air et du sol ne se fait pas seulement sentir sur l'homme. Elle agit aussi sur les animaux domestiques.

Comme dans l'espéce humaine les maladies les plus fréquentes chez les animaux résultent ici de l'humidité froide et des vicissitudes atmosphériques. D'autres proviennent de l'humidité des pâturages, de l'usage trop prépondérant des fourrages verts en certaines saisons, de l'altération des fourrages, etc... La peste bovine ne s'est pas montrée depuis une vingtaine d'années. La péripneumonie contagieuse des bêtes à cornes a été observée il y a quelques années dans le canton de Pierre. La fièvre aphteuse est assez fréquente. On voit assez souvent des gastro-entérites typhoïdes et nombre d'autres maladies. Nous dirons quelques mots des plus communes pour chaque espéce animale ; mais il n'entre pas dans notre plan de donner la description de ces diverses affections et encore moins d'indiquer le traitement.

Race Chevaline. — En ce qui concerne les chevaux on observe souvent ici :

Les **Angines**, les **Bronchites** généralement peu graves, la **Fluxion de poitrine** ; ces maladies sont dues le plus souvent au refroidissement subit de la peau ou à l'ingestion de trop grandes quantités d'eau froide.

Le **Lampas**, enflure du palais assez commune sur les

chevaux dont les incisives de lait n'ont pas encore été remplacées. Dès qu'un cheval cesse de manger, le propriétaire de la bête, ou le maréchal-ferrant appelé à le visiter, vite lui ouvre la bouche, trouve qu'il a le *lampas* et sans autre examen pratique une déchirure d'un *fin coup de corne de chamois*. Une pareille opération, dans une partie aussi sensible et faite généralement sans motifs plausibles est d'autant plus abusive qu'on a le plus souvent affaire à une toute autre affection que celle que l'on prétend traiter.

Les **Coliques,** fréquentes surtout dans le moment de la poussée des trèfles, occasionnées le plus souvent par une surcharge alimentaire et l'indigestion. Les maréchaux croient souvent y voir en même temps ce qu'on appelle les **avives,** un gonflement des parotides qu'ils traitent parfois d'une façon barbare.

La **Jaunisse** assez commune au printemps, due souvent à la consommation trop abondante de fourrages verts que le cultivateur ne refuse pas à ses bêtes, car pour leur nourriture plus il a, plus il donne.

La **Gourme,** principalement chez les jeunes chevaux, inflammation des premières voies respiratoires, avec engorgement des ganglions sous maxilliaires et tuméfaction. On l'attribue trop aisément à une crise dépuratoire ; généralement elle se développe sous l'influence prédisposante de la dentition, de la fatigue, du travail, des changements brusques de nourriture ainsi que de l'air froid et humide, des brouillards épais. Elle se propage aussi par voie d'infection ; elle est appelée *simple* ou *maligne* suivant l'intensité des symptômes.

Les **Maladies de la peau** dues souvent aux fourrages nouveaux, qui n'ont pas été *ressuyés*.

La **Morve** *aiguë* et *chronique*, très contagieuse surtout dans sa forme aiguë et à laquelle prédisposent les écuries mal aérées, malsaines, la malpropreté, l'alimentation défectueuse, l'épuisement par un travail excessif. Son existence suscite le desideratum d'une application rigoureuse de l'inspection des foires et marchés.

Les **Maladies du pied**, la **Fourbure**, les **Tumeurs osseuses des jambes**, **Eparvins**, les **Molettes**, dilatation des membranes tendineuses, formant tumeur molle au-dessus du mollet. Les éparvins et les molettes si fréquemment observés chez les chevaux reconnaissent souvent pour cause un travail pénible chez de jeunes bêtes qui ne sont pas encore formées.

Race Bovine.— Les animaux de la race bovine sont sujets aux **Indigestions**, *indigestions simples* pendant l'hiver le plus souvent, *gazeuses (météorisation* ou *tympanite)* pendant l'été. Un bœuf arrivant du travail ou du pâturage présente-t-il un peu de ballonnement, à cause d'une digestion dérangée, l'empirique appelé déclare souvent que l'animal a le *charbon à la langue,* ce dont il s'assure en lui ouvrant la bouche. Il y voit ou croit y voir un engorgement des parties latérales de la langue et des vésicules qu'il ouvre avec la pointe d'un mauvais canif et qu'il frotte ensuite avec une monnaie d'argent, après quoi il laisse l'animal en repos, ce qui, à coup sûr produit tout l'effet attribué à son opération puisque par ce repos la digestion momentanément interrompue s'achève, le ballonnement disparait et la bête reprend son appétit un instant suspendu. La maladie n'est grave et le moyen alors n'échoue que si au lieu d'une légère indigestion on a eu affaire à un véritable mal de langue, *charbon de la langue* ou *charbon volant* que l'on rencontre parfois chez les bêtes bovines et qui offre alors une sérieuse gravité.

L'indigestion n'est cependant pas toujours considérée comme un charbon à la langue. Parfois l'empirique cherche ailleurs et fait subir un traitement différent du précédent. Ce traitement consiste à introduire la main dans le rectum de l'animal et à le vider, le débarrasser quelque peu brutalement en grattant même avec les ongles la membrane qui tapisse l'intestin. Ce qui n'empêche pas, si la production des gaz résultant de la fermentation alimentaire est considérable, la bête de se ballonner et de prendre une tympanite qui n'était pas combattue ne tarde pas à faire périr l'animal qui, mieux soigné, aurait pu être sauvé ; mais la réputation du médecin aux bêtes reste sauve, car on est convaincu que si le résultat a été si funeste et n'a pu être conjuré, c'est que l'animal aura *avalé un venin*.

La Jaunisse compliquée généralement d'**entérite** ou **gastro-entérite** est traitée, comme du reste les suites de l'indigestion et la plupart de ces maladies, par une soupe à la graisse avec des mauves, des orties, de l'herbe St-Jean, de la verveine. Cela ne peut pas faire de mal ; mais elle est le plus souvent considérée par les fermiers comme étant une maladie charbonneuse, aussi n'ont-ils rien de plus pressé que de faire de nombreuses piqûres à la peau sous prétexte de donner du jour ou de recourir au procédé de traitement habituel pour le bétail, un séton, au bas du cou, dans lequel ils passent ordinairement une racine d'hellebore. Si l'animal guérit ce n'était qu'un *charbon blanc*. La fièvre charbonneuse (avec bactéridies) mortelle est regardée par eux comme une attaque d'apoplexie.

La **Phthisie pulmonaire** ou **Tuberculose** est ici appelée *Bessel*. Ma bête *bessache*, disent les gens. Un seul symptôme commun à plusieurs maladies le leur fait reconnaître : c'est la flexion de la colonne épinière en contre bas, par la pression qu'ils exercent sur cette partie, en la pinçant avec l'index et le pouce. Cette maladie assez fréquente était pour l'espèce bovine une des maladies rédhibitoires prévues par la loi du 20 mai 1838, aujourd'hui abrogée. Le diagnostic était difficile à établir sur l'animal vivant, il en résultait quelquefois des difficultés sérieuses pour l'expertise. Il n'y a maintenant plus de vices rédhibitoires pour l'espèce bovine. Quand un propriétaire vend en foire une bête qui *bessache*, l'acheteur qui se trouve ainsi trompé néglige l'action de droit commun et se contente de revendre la bête qui finalement arrive à un petit boucher de campagne. Comme ce boucher est à l'abri de l'inspection il fait passer dans la consommation la bête atteinte c'est-à-dire une viande qui peut être malsaine et dangereuse pour le public.

On s'occupe déjà de modifier la loi sanitaire du 21 juillet 1881, et en ce qui touche le *bessel*, la tuberculose des bovidés, on va jusqu'à proposer (et le Sénat l'a admis déjà en première lecture) que tous les animaux reconnus tuberculeux par le vétérinaire délégué seront abattus, enfouis ou livrés à l'équarrisseur. Cette mesure ne serait pratique qu'avec une organisation sérieuse du service sanitaire rendant possible une inspection rigoureuse et en accordant, ce qui est indispensable, une indemnité équitable aux propriétaires qui seraient ainsi dépossédés au nom de l'intérêt public.

L'**Anémie**, l'**Hydrœmie** que quelques propriétaires ou fermiers confondent souvent encore avec une maladie charbonneuse est fréquente en Bresse et y fait dans le bétail d'assez nombreuses victimes.

Les gens de campagne donnent aussi le nom de *Tai* a bien des maladies différentes, anémie, bronchite, commencement de phthisie... On fait alors le plus souvent encore, comme traitement, des incisions sur les reins, généralement deux de chaque côté, dans lesquelles on met, pour faire couler une demie-tête de poireau fendue en long ; on graisse aussi les reins avec du saindoux.

La **Fièvre charbonneuse** et le **Charbon symptomatique** se rencontrent aussi. Plusieurs causes peuvent faire naître la *fièvre charbonneuse*, l'usage de mauvais fourrages, d'eaux saumâtres et infectes pour abreuver le bétail, les changements brusques de température, les brouillards, l'habitation des lieux bas et humides. Le développement du *charbon* ou *tumeur charbonneuse*, maladie contagieuse au premier chef par le contact immédiat et la cohabitation est aussi favorisé par l'humidité. On a vu de temps à autre ces maladies sévir dans diverses de nos localités. Rappelons ici l'obligation impérieuse formulée par la loi, plus indispensable encore pour le charbon que pour les autres maladies contagieuses (1) de la déclaration imposée à tout propriétaire d'un animal atteint ou soupçonné d'être atteint, déclaration à faire sur le champ au maire de la commune qui pourra avoir à prescrire la séquestration, la visite, l'abattage et l'enfouissement.

(1). La loi du 21 juillet 1881 sur la police sanitaire des animaux qualifie de maladies contagieuses dont son art. 1er la peste bovine, la péripneumonie contagieuse, la clavelée, la gale (chez le mouton), la fièvre aphteuse ou Cocotte, la morve, le farcin, la dourine, la rage, le charbon.

La **Fièvre aphteuse** ou *Cocotte* est une des maladies le plus communément observées. Elle est éminemment contagieuse et l'inspection des foires et marchés serait souvent utile pour éviter la propagation du mal; mais cette loi que l'on propose déjà de modifier, la loi du 21 juillet 1881 sur la police sanitaire des animaux n'est pas encore appliquée dans nos localités.

Rarement, pour cette maladie encore plus que pour les autres, le propriétaire des bestiaux malades vient demander des soins aux vétérinaires; aussi la maladie n'étant pas réprimée à temps, les pertes subies sont énormes; par suite d'une maigreur excessive du bétail, dans peu de jours, la chute de songlons, la mort peuvent survenir. Les jeunes veaux surtout sont presque toujours irrémédiablement perdus. La maladie se communique facilement aux chevaux, aux cochons, aux chèvres. Disons toutefois que d'une façon générale c'est une maladie qui guérit et il suffit souvent de soins de propreté.

En outre de ces maladies, signalons encore les **Avortements**, assez nombreux, dont les causes sont dans la plupart des cas le manque de soins, la malpropreté des écuries, leur peu d'aération, une nourriture avariée et souvent insuffisante des boissons malsaines ou trop froides, les coups, les chutes, les variations trop brusques de température.

Race porcine. — Les maladies des porcs sont nombreuses. Les principales sont :

Les **Indigestions**, assez fréquentes.

Les **Maladies des intestins (Entérites)** toujours graves, et si les animaux guérissent, ils sont retardés dans leur engraissement et ne procurent guère de bénéfice à leurs maitres. On fait grand usage ici, pour les remonter, de la poudre cordiale.

Les **Soies** ou le *Soyon*, le *Poil* maladie assez commune qui a son siège à la base des soies sous le cou en avant ou sur les côtés du cou dont la peau devient rouge. Le cochon *rancasse*, le mal lui *barre le souffle.* Quand la peau est rouge, violacée sur les côtés du cou, ce sont les *Vives*, affection considérée tantôt comme une angine, une esquinancie gangréneuse, parfois se compliquant aussi d'inflammation du tube digestif. On la voit assez fréquemment à l'état épidémique et elle est souvent mortelle. Pour éviter ces affections, lorsqu'on craint leur développement on doit conseiller de donner aux porcs des logements plus salubres et de leur faire prendre des boissons acidulées par le vinaigre et blanchies par la farine d'orge ou de seigle. Mais celui qui est appelé pour soigner les porcs a pour habitude dans ces cas d'inciser la chair autour des soies dont la base est enflammée et de tirer sur elles pour les arracher. Quand le mal est plus grave, que la peau est rouge, violacée sur les cotés du cou, la langue rouge, le gosier enflammé, il fait des incisions non seulement sur les cotés du cou, mais à la langue, aux oreilles, à la queue. Pour le cochon, il faut une saignée locale ; le procédé, la base du traitement vulgaire c'est de faire des coupures un peu partout. Si le cochon ne saigne pas il est perdu, il n'y a plus de remède. Tout l'art du médicastre se borne à ces moyens. Il y a bien encore pourtant les *voyages* à certaines chapelles, même à Louhans où l'on vient *offrir* pour le bétail, à St-Antoine, surtout le 17 janvier, jour de la fête du Saint. C'est même là, pour beaucoup, un excellent moyen préventif. On a cru longtemps que la main de Saint-Antoine était dans l'église. Le *voyage* ne suffisait pas, il fallait une offrande; sous la forme d'un tronc, la main était là pour recevoir.

On appelle **Billes** l'engorgement des ganglions du cou. La cause en est souvent le froid humide ayant agi depuis longtemps. Quand l'affection est très intense, les animaux parfois en périssent.

On a observé quelques cas de **Ladrerie**, affection due aux vers appelés cysticerques qui se développent dans le tissu cellulaire (*cochon grené*) ; cette maladie devient de plus en plus rare.

Le **Rouget** ou **Mal rouge** est très rare aussi, ainsi que la *Pneumo-entérite*.

La **Clavelée**, espèce d'affection varioleuse dans le jeune âge du porc, peu grave, fait rarement des victimes.

Race ovine.— Pour les moutons, dont l'élevage est du reste très peu développé ici et diminue de plus en plus, c'est la *Gale*, la *Clavelée*, la *Cachexie aqueuse* ou *Pourriture*, le *Tournis* et l'*Inflammation* chronique simultanée *des plèvres et des poumons* qui sont les maladies les plus fréquentes.

Race caprine. — La chèvre prospère aussi difficilement en Bresse. Pour s'y maintenir il faut qu'elle y soit élevée. Il est bien rare qu'un spécimen importé y vive longtemps ; l'animal devient *anémique*. Le *Tétanos* aussi est fréquent chez la chèvre.

Race canine. — Les chiens sont sujets à la *maladie du jeune âge* ou *maladie des chiens*, que tous contractent avant l'âge de 12 à 15 mois, caractérisée par un état catarrhal des membranes muqueuses, moins grave et pouvant même passer inaperçue chez ceux élevés à la campagne. Un remède vulgaire consiste à faire avaler au chien malade quelques pincées de sel de cuisine; le sirop de nerprun est également adopté par les chasseurs comme un bon spécifique. Les évacuants obtiennent du succès dans le début; nous nous permettrons de dire que c'est l'huile de ricin ou le sulfate de soude qui sont à préférer surtout à ces autres remèdes comme le calomel, le kermès qui ont l'inconvénient de produire quelquefois une superpurgation mortelle. On abuse aussi trop du séton.

Citons encore comme maladies des chiens, l'*épilepsie vermineuse*, les *maladies cutanées*, l'*ictère*, le *goitre*, la *rage*.

Volailles. — Sur les poules on observe l'*Entérite simple* et l'*Entérite spécifique*. *Diarrhée* ou *Choléra des poules*. Les années humides contribuent au développement de cette maladie qui s'est souvent montrée avec plus ou moins d'intensité à l'état épidémique. Elle ne se déclare qu'à des époques éloignées mais lorsqu'elle sévit, la mortalité est considérable. Les prescriptions de l'hygiène doivent être rigoureusement appliquées : logements blanchis au lait de chaux, propreté des juchoirs, boissons dans des auges de fer ou de fonte, vastes logements... etc. Mais surtout du côté de la Bresse on préfère venir et souvent de loin *offrir* à St-Laurent, dans l'Eglise de Château-Renaud. A Château-Renaud pourtant on est plus sceptique; les gens du voisinage n'y viennent déjà plus.

Quelques mots encore de l'Empirisme pour les maladies des animaux. — Nous avons parlé dans un chapitre précédent de l'empirisme en médecine et de la persistance de sa pratique dans nos campagnes. Pour les maladies des animaux, il a conservé en beaucoup de nos localités une influence non moins grande ; les erreurs et les préjugés de la routine se montrent encore ici avec une ténacité et une force qui écarte les médecins-vétérinaires et prive le pays de leurs secours.

Le chef-lieu de l'arrondissement, Louhans, n'a eu un vétérinaire que par intervalles et en est depuis plusieurs années dépourvu ; à peine un ou deux exercent dans un arrondissement essentiellement agricole. Cela ne se conçoit que trop. On n'exerce une profession dans une localité que lorsque cette profession peut procurer quelques bénéfices et tout au moins assurer les moyens d'existence. On préfère les empiriques. L'art vétérinaire est presque tout entier entre les mains des maréchaux-ferrants, et des médecins des bêtes, sortes de devins, connaissant le métier comme par intuition se trouvent dans presque tous les villages.

Les maladies frappent et enlèvent les bestiaux ; bien des gens dont l'esprit reste affublé encore des préjugés antiques, loin d'en rechercher la cause dans les circonstances vulgaires, les dispositions particulières dans lesquelles se trouvent leurs animaux, dans ce qui les entoure, un logement défectueux, le défaut de propreté, une alimentation mauvaise, des fourrages avariés, les eaux croupissantes dont ils les abreuvent, et les intempéries des saisons qui ont précédé le développement des maladies, les attribuent volontiers encore à des causes cachées ou surnaturelles. Aussi s'empressent-ils d'avoir recours aux empiriques, voire même aux devins et sorciers, et ils comptent plus sur les paroles fatidiques, les sorts levés, les jets de sel, les aspersions et processions autour des animaux dans le sens du soleil levant... etc. que sur un véritable traitement ; heureux quand quelques moyens hygiéniques accompagneront les paroles et les cérémonies magiques, quand, par exemple, le médecin aux bêtes prescrira de nettoyer les écuries et les étables, et fera arroser le foin d'eau salée, après avoir prononcé toutefois sur le sel le fameux *hercgo gomet* des vieux grimoires.

L'idée qu'ont les gens de campagne que les animaux ne sont pas malades comme nous, leur a fait de tout temps préférer l'empirisme à la médecine raisonnée ; et le vétérinaire qui d'emblée voudra frapper d'anathème toutes ces erreurs aura peine à gagner leur confiance.

Pour y arriver il lui faudra plus que de la science et du mérite, mais un grand savoir faire, et malheur à sa réputation si la guérison des bêtes qu'il soigne n'a pas lieu. Si l'animal meurt, c'est toujours la faute du vétérinaire et tout le village et même les communes voisines seront bientôt instruites de ce résultat sur lequel on ne manquera pas de gloser. Mais avec l'empirique il peut périr impunément, la réputation du médicastre ne sera pas atteinte.

L'empirique de village, le *médecin aux bêtes*, laisse généralement le traitement des animaux de l'espèce chevaline au maréchal-ferrant de la ville qu'on est tacitement convenu de regarder comme plus expert et plus savant pour ces animaux. En avouant son ignorance et convenant de son incapacité à cet égard, le médecin aux bêtes prouve ainsi ses hautes connaissances dans l'art de guérir les maladies qui atteignent le bétail, l'espèce bovine. Le traitement des porcs est aussi dans ses attributions. Pourtant le *Hongreur*, le *Châtrou* se réserve quelquefois la spécialité pour ces derniers. Nous avons indiqué les procédés vulgaires et quelquefois barbares du traitement.

Pendant que le vétérinaire attend le client qui ne vient pas, les médecins aux bêtes sont toujours appelés. Ils font les incisions, pratiquent les saignées, posent des sétons et cela souvent d'une façon inconsidérée et abusive. Quelques remèdes excitants et toniques, en topiques ou administrés à l'intérieur, forment toute la base de leur thérapeutique. Ils instituent le traitement sans avoir le plus souvent la moindre idée de la maladie ni de l'organe qui est atteint. La plupart des maladies, pour eux, c'est le charbon. Ils se mettent par conséquent en mesure de faire, comme nous l'avons dit, ces coupures sur le pauvre animal malade auquel ils font éprouver de cruelles souffrances le plus souvent sans motif.

Chaque village a ses médecins des bêtes. Autrefois il y avait aussi dans quelques localités une autre espèce de *guérisseurs*, et il en est encore quelques-uns aujourd'hui mais ils deviennent déja rares, sortes de devins, sorciers, magiciens, ayant en médecine des connaissances universelles puisqu'ils traitent les animaux et les hommes, le *bestiaux* et la *Chrétien*. Quelques-uns ont eu une réputation colossale qui grandissait du reste d'autant plus qu'on s'éloignait davantage de leur habitation. Ils emploient des remèdes bizarres, des secrets, mais se font payer d'avance pour entreprendre la cure. Elle est quelquefois pénible, car il faut lever un sort, faire disparaître un maléfice. On les verra alors avoir recours à des plantes cueillies certains jours de l'année et avant le lever du soleil, faire des signes magiques, murmurer des paroles cabalistiques, ficher un clou dans un arbre, couper un gâteau en sept ou neuf parties pour en joindre une au remède qu'ils se proposent d'administrer et enfouir profondément les autres pour que la maladie ne se communique pas aux autres animaux.

L'emploi de ces pratiques pour le traitement des animaux malades s'est continué depuis des siècles. Comme tous les cas de maladie ne sont pas mortels, il arrive que beaucoup tournent à bien, ce qui permet au guérisseur et à ses clients de chanter victoire. Mais aussi que de suites fâcheuses, que d'accidents, que de pertes irréparables !

Est-ce trop douter des bienfaits de l'instruction que de penser que justice sera faite bientôt de cet envahissement du charlatanisme ; est ce une illusion de croire qu'elle finira enfin par déraciner des erreurs transmises par une longue tradition et encouragées par l'ignorance ?

Nous répéterons aux cultivateurs, aux propriétaires, aux fermiers, ce que nous avons déjà dit. Réagissez par l'instruction contre l'influence dangereuse de vieux préjugés et donnez votre confiance aux vétérinaires instruits qui seront pour la conservation de vos bestiaux du plus utile secours.

XV

Quelques considérations d'hygiène appropriées à la localité et aux conditions de l'existence.

Dans le cours de ce travail nous avons envisagé toutes les conditions qui ont trait à la conservation et à l'amélioration de la santé. Nous avons touché à bien des objets différents car nous estimons que tout ce qui concerne l'homme, tout ce qui a trait à l'accroissement de son bien être physique et moral est du ressort de l'hygiène. L'hygiéniste a à se préoccuper de toutes les conditions de l'existence, il ne se désintéresse de rien, il s'approprie la pensée du poète : Nil humani a me alienum puto.

De là l'extension que nous avons dû donner à ce travail. Si nous nous sommes laissé peut être un peu trop entrainer notre excuse est dans le but que nous voulions atteindre : réunir des faits et des observations d'un caractère local et chercher ensuite à vulgariser quelques données générales d'hygiène qui doivent trouver ici une application particulière.

Ce n'est point dans les campagnes, ainsi qu'on a pu le voir dans les chapitres précédents, que les progrès et les bénéfices de l'hygiène se font le plus particulièrement sentir. Il est certain que l'isolement où se trouvent les habitants et l'ignorance que les bienfaits de l'instruction ne feront que graduellement disparaitre, les attardent encore sur la route du progrès. C'est un des rôles du médecin hygièniste, après avoir recherché les causes d'insalubrité et de maladies, de dégager ce qu'il y a de plus utile à faire connaitre au point de vue du développement de la santé publique et de propager et répandre des connaissances qui ont un caractère d'utilité sociale. La médecine n'est point seulement l'art de traiter les maladies ; par l'hygiène elle doit tendre à l'amélioration des conditions de l'existence et au perfectionnement physique et moral de l'homme. « S'il est un moyen, disait Descartes, de rendre les hommes plus sages et plus heureux, c'est dans la médecine qu'il faut le chercher. »

D'après le tableau que nous avons essayé de tracer on juge quels progrès sont encore à accomplir. Le rôle du médecin hygièniste est important. Appelé chaque jour à voir les misères individuelles et à en rechercher les causes pour en atténuer les effets, se trouvant sans cesse en rapport avec la population qui souffre, alors qu'il donne les secours de la médecine, il peut donner également des conseils salutaires et en raison de sa profession il est le plus apte à les faire prévaloir près des familles et au besoin près des administrations à qui incombe le soin de la surveillance publique.

Les considérations d'hygiène que nous développerons sommairement auront surtout le caractère local et seront restreintes à ce qui nous parait le plus essentiel à faire connaitre et propager. Nous conserverons la classification que nous avons établie dans le cours de cet ouvrage en ce qui concerne les conditions de la vie ; elle facilitera l'exposé des principales règles hygièniques relatives au climat, aux vêtements, à l'habitation, au régime alimentaire, aux soins du corps, aux travaux et aux mœurs et habitudes locales.

La vie des champs devrait assurer à ceux qui en jouissent une organisation robuste et toutes les qualités d'une bonne santé. Trop de circonstances malheureusement viennent amoindrir pour les gens de campagne le bénéfice du travail à l'air libre : l'action plus directe des influences telluriques et paludéennes, les mauvaises conditions des habitations souvent humides et peu salubres, les défectuosités du régime alimentaire d'où la viande et le vin sont à peu près bannis, et qui n'est pas en rapport avec la dépense de force musculaire nécessitée par leurs travaux, les grandes fatigues en quelque sorte intermittentes comme les grands travaux des champs, et qui les usent d'autant plus vite qu'ils ont moins les moyens de reconfort qui leur seraient nécessaires. Aussi sont-ils exposés à des maladies au moins aussi fréquentes et souvent plus graves qu'à la ville et qui y revêtent parfois un caractère épidémique et contagieux des plus intenses.

De l'hygiène considérée sous le rapport du climat, des saisons, du sol. — Nous avons insisté longuement (1) sur les causes d'insalubrité résultant de l'humidité de l'air et du sol et des variations de la température. Les gens de campagne sont plus exposés aux intempéries des saisons et par suite, comme nous l'avons déjà dit, au développement des phlegmasies aiguës, bronchites, pneumonies, pleurésies, rhumatismes...... Ils reçoivent plus

(1) Voir chap. II et III.

directement les influences telluriques et les émanations paludiques ou marécageuses.

Le moyen le plus efficace à opposer à l'action de l'humidité, du froid et des vicissitudes atmosphériques, c'est d'accroître *le robur physicum* ou cette force de réaction vitale qui permet à l'homme de lutter contre les causes extérieures susceptibles d'enrayer le jeu des organes. Ce qui convient à cet effet c'est une nourriture plus substantielle, l'usage du vin, et de boissons stimulantes comme le café, le thé, des habitations rendues plus salubres, mieux aérées, moins humides, des vêtements qui garantissent bien contre le froid humide et les changements de température surtout les enfants qui ont besoin d'être mieux protégés encore. Il faut des habitudes viriles contractées de bonne heure, l'exercice musculaire, la gymnastique même qui font circuler le sang plus activement par tout le corps, les soins de la peau et une pratique qui mériterait bien de passer dans nos mœurs rurales, l'hydrothérapie par les bains, lotions et frictions générales. Le sommeil doit être suffisant et dans de meilleures conditions d'installation pour le repos de la nuit; il faut éviter de s'y livrer en plein air, même la journée.

Là où la présence d'étangs ou de terrains encore marécageux donne la crainte de ces fièvres d'accès autrefois si rebelles, d'autres précautions encore sont nécessaires. On a remarqué que les émanations du sol sont surtout dangereuses le soir et pendant la première partie de la nuit. Il faut donc dans les lieux humides et marécageux cesser le travail avant le complet coucher du soleil, rentrer de meilleure heure et tenir alors les fenêtres fermées. Il faut éviter, autant que possible, de sortir à l'humidité, à la rosée du matin et pendant les brouillards qui forcément détiennent dans les couches inférieures de l'air les miasmes empruntés au sol.

Nous avons déjà indiqué (1), avec les conditions hygièniques qu'il importe de réaliser les moyens d'assainissement pour la disparition des influences paludiques. Nous devons constater du reste que le desséchement et la culture ont transformé et assaini un grand nombre de nos étangs de la Bresse ; et cela a exercé déjà une influence des plus heureuses sur l'état sanitaire de nos campagnes qui devra se fortifier encore par l'amélioration des autres conditions hygièniques.

De l'hygiène considérée sous le rapport des tempéraments.

— Nous avons dit que chez les individus à tempérament lymphatique, la force vitale était moins active et que la maladie avait plus de prise sur eux. Aussi les règles hygièniques que l'on ne doit jamais perdre de vue et sur lesquelles nous avons souvent à revenir consistent à se garantir de l'humidité par une habitation sèche, saine, bien aérée, l'usage des vêtements de laine et à modifier avantageusement le tempérament par une nourriture plus animalisée, l'usage modéré du vin, du café, du thé, l'emploi de toniques comme le vin de quinquina, les frictions sèches, l'exercice régulier et en rapport avec les forces.

Le tempérament sanguin n'est point très fréquent dans nos climats humides et pourtant bien nombreux sont les gens qui se l'attribuent généralement à tort. Naguère encore bon nombre d'habitants des communes voisines venaient périodiquement trouver le médecin pour se faire saigner une, deux ou trois fois par an et

(1) Voir chap. III, étangs et marais.

de longue date ils avaient, on peut dire sans nécessité aucune, contracté cette habitude avec laquelle il était difficile de rompre brusquement. Les jeunes médecins ont peu à peu réagi contre cette pratique assurément fâcheuse et nos cultivateurs dont le tempérament pourtant s'est amélioré sous l'influence de l'aisance et du progrès en toutes choses, n'éprouvent plus ce besoin factice, ne viennent plus réclamer la vieille saignée traditionnelle et ils s'en trouvent bien. Aux individus sanguins il faut conseiller une alimentation saine mais médiocrement abondante, les légumes, le lait. les fruits. Ils éviteront les boissons stimulantes, le café noir, les liqueurs alcooliques ; ils feront beaucoup d'exercice et fuiront la chaleur et les appartements peu aérés.

Les gens à tempérament trop nerveux devront autant que possible éviter toutes les causes capables d'engendrer les émotions vives, suivre un régime mixte ni excitant ni débilitant, se garder des boissons excitantes ou enivrantes, faire usage fréquent des bains, se livrer à un exercice modéré mais cependant assez énergique pour substituer l'activité physique et musculaire à l'activité cérébrale. Ils se trouveront bien du séjour à la campagne et des travaux des champs.

Ceux à tempérament bilieux doivent se faire une règle de la sobriété, prendre beaucoup d'exercice, éviter la constipation.

Rien à dire du tempérament mixte ou moyen.

C'est toujours par une bonne hygiène qu'on peut modifier, changer, améliorer les tempéraments. Nous allons en rappeler maintenant les moyens et les conditions les plus élémentaires.

De l'hygiène sous le rapport des habitations. — L'habitation a au point de vue de l'hygiène une importance de premier ordre. Nous avons constaté le triste état de beaucoup d'habitations rurales; humidité, défaut d'aération, encombrement, exhalaisons malsaines, telles sont les influences fâcheuses qui nuisent à la salubrité de la demeure dans nos villages, comme dans les maisons isolées, à des degrés plus ou moins variables suivant l'aisance ou la pauvreté du cultivateur. Non seulement elles peuvent contribuer au développement des maladies, mais elles nuisent au traitement, rendent les conséquences plus funestes et favorisent les épidémies.

Le sol sur lequel repose la maison est souvent argileux, humide, l'humidité alors a tendance à monter de proche en proche dans les murs ; aussi les caves seraient-elles très utiles en séparant du sol les murs d'une maison et en entretenant un courant d'air qui combat l'humidité. En tout cas l'humidité du terrain rend nécessaire l'élévation du rez-de-chaussée, un peu au-dessus du sol environnant.

Un simple sol en terre battue est aussi incompatible avec l'hygiène qu'avec la propreté ; il faut sinon un plancher en bois, du moins un pavé de carreaux de terre cuite. Une excellente précaution consisterait à faire reposer ce pavage sur une couche de 25 à 30 centimètres d'épaisseur en pierres dures concassées ou en machefer.

Nous devons insister sur ce fait que l'habitation d'un logement humide peut donner naissance à bien des maladies, rhumes de cerveau, maux de gorges, enrouements, laryngites, bronchites, fluxions de poitrine, pleurésies, rhumatismes, névralgies, néphrites, maux d'yeux, maux de dents, douleurs d'oreilles ; qu'elle peut amener l'appauvrissement du sang ou anémie et contribuer au développement de la scrofule et la phthisie. Il ne faut donc pas négliger les précautions.

Un étage dans les maisons serait très utile ; malheureusement presque toutes à la campagne n'ont qu'un rez-de-chaussée. A Louhans, il y aurait un avantage sérieux pour la santé, surtout dans les maisons de la rue des Arcades où le soleil et la lumière pénètrent plus difficilement encore, de pouvoir réserver exclusivement les rez-de-chaussée aux boutiques et magasins et mettre au premier étage le logement particulier et les chambres à coucher.

L'orientation à l'est ou au midi est celle que l'on doit préférer, comme la plus exposée au soleil. Il est bon que deux ouvertures opposées, c'est ce qui arrive généralement dans l'*utau*, favorisent le renouvellement de l'air ; il est indispensable aussi que des fenêtres suffisamment élevées permettent de recevoir le soleil et la lumière en même temps qu'elles assureront l'aération nécessaire. Dans nos pays où les pluies sont assez fréquentes un avant-toit plus ou moins prononcé a l'avantage d'être un abri commode et ne nuit pas à l'aspect extérieur.

Nous avons déjà en rappelant cette coutume des habitants de nos campagnes de se tenir renfermés les longues soirées d'hiver dans des pièces très petites comme la *chambre du poêle*, disposées comme exprès pour empêcher l'air de se renouveller, montré les dangers de l'altération de l'air et du déf. ut d'aération. Nous pourrions insister aussi sur les effets de l'encombrement dans les chambres à coucher souvent trop petites et trop bien closes, ce qui devient pernicieux tout à fait en cas de maladies, surtout de maladies contagieuses. La respiration d'un air altéré peut devenir très funeste. Il n'y a pas assez de fenêtres et surtout elles ne sont pas assez souvent ouvertes. Il ne faut pas craindre l'air, c'est son altération qui est dangereuse, plus que ces courants d'air, ces coups d'air qu'on redoute tant, mais dont on peut se garantir. Dans les chambres occupées par les malades, quand on renouvellera l'air on tirera les rideaux du lit, et s'il n'y en a pas on les abritera par une serviette sur la tête. Que l'on n'oublie point que le changement de l'air est plus nécessaire encore dans les chambres des malades que dans les autres, et que les maladies épidémiques ont une prédilection pour les habitations mal aérées.

L'hygiène commande aussi d'entretenir la propreté de l'habitation par des balayages et des lavages fréquents, d'assurer l'écoulement des eaux pluviales et ménagères par des conduites appropriées, de disposer les fumiers à une certaine distance des bâtiments, d ne pas laisser le purin aller à l'abandon dans les cour et jusque dans les mares, d'éviter les infiltrations dan. les puits et de tenir dans une propreté relative la cou et toutes les annexes de la maison.

Nous avons déjà montré (1) les conditions défec tueuses du logement des animaux domestiques et le causes d'insalubrité des étables et écuries dont le voi sinage n'est pas sans avoir certains inconvénients pou la santé. Nous ne pouvons que rappeler qu'ici encor des soins de propreté et d'aération sont nécessaires qu'il faut donner de l'air, changer plus fréquemmen les litières, assurer par une pente l'écoulement, au dehors, de l'excès des liquides. On peut faire concorde les exigences de l'hygiène avec celles de l'économi agricole.

(1) Voir chap. VIII.

Le lit placé dans l'étable où couchent les garçons de ferme n'est souvent qu'un cadre de bois fétide et vermoulu avec une paillasse qu'il serait facile de renouveller fréquemment ; il peut non seulement être sali par les matières excrémentitielles des animaux, mais devenir un réceptacle de vermine. Il y a de ce chef encore un minimum de précautions qu'il est indispensable de prendre.

Les conditions du coucher devraient du reste toujours être soigneusement surveillées. Ne passe-t-on pas dans le lit une partie de l'existence ; « in lectis enim, disait un ancien hygiéniste, homines plerumque, generant et generantur, nascuntur, adolescunt, dormiunt, reficiuntur, otiantur, meridiantur, meditantur, ægrotant, revalescunt. » Les draps qui représentent dans le lit le linge de corps des vêtements devraient être changés plus souvent. Les couvertures de laine sont préférables aux couvertures de coton parce qu'elles sont plus chaudes et moins lourdes. Aussitôt après le lever, il convient de donner de l'air, d'ouvrir les fenêtres de la chambre à coucher et les rideaux du lit. Les couvertures enlevées, les matelas doivent être battus et retournés ainsi que le lit de plume ; toute trace des exhalaisons respiratoires ou autres doit être ainsi chassée dehors.

De l'hygiène sous le rapport des vêtements. — Il paraît superflu de dire que la nature des vêtements doit être subordonnée aux saisons, qu'ils doivent être chauds en hiver et frais pendant l'été. Mais dans nos climats, dans nos localités où l'air est souvent humide et souvent saturé de vapeur d'eau, où les matinées et surtout les soirées sont parfois assez froides, alors même que le milieu du jour est très chaud, il faut se garantir suffisamment de l'influence de l'humidité et de l'impression réfrigérante. Il ne faut quitter les habits d'hiver que lorsque la chaleur est bien établie.

On sait que comme linge de corps le coton préserve mieux que la toile du froid et des variations de la température ; lorsqu'elle a été mouillée par la sueur, la chemise de coton la laisse évaporer moins rapidement que ne le fait celle de toile et présente ainsi l'avantage de se refroidir moins vite. En revanche la toile est plus douce et n'excite pas ces démangeaisons pénibles que le coton produit quelquefois chez les individus à peau très susceptible, comme le sont très fréquemment les gens à tempérament lymphatique et les prédispose moins à ces petites inflammations que détermine parfois la moindre égratignure.

Les vêtements de laine sont ceux qui conservent le mieux la chaleur du corps ; ils ne permettent pas que l'évaporation de la sueur le refroidisse si promptement ; ils s'imprègnent moins de l'humidité de l'air. Ils sont donc, surtout dans la saison froide et humide, préférables à tous les autres. Mais comme le contact de la laine, surtout grossière est de nature à irriter la peau, il est bon de faire usage de caleçons.

Le tricot de laine que le cultivateur a l'habitude de porter par dessus sa chemise est un vêtement très hygiénique, dont on ne saurait trop recommander l'usage.

La blouse en toile bleue, vêtement populaire très porté, en hiver par dessus tous les autres vêtements, en été par dessus le gilet seulement est également approuvée par l'hygiène. Elle protège les vêtements immédiatement en contact avec le corps des souillures extérieures, et de plus en couvrant uniformément le tronc, le bassin et le haut des membres inférieurs elle garantit du refroidissement au point de séparation des diverses pièces de l'habillement.

Nous avons parlé déjà plus haut des vêtements des femmes ainsi que des coiffures et chaussures le plus en usage dans le pays. Rien de spécial à ajouter. L'usage de bonnes chaussures garantissant de l'humidité est indispensable. Les sabots, surtout pendant l'hiver, constituent une chaussure très hygiénique. Le cultiva-teur rarement porte des bas, mais le pied dans le sabot est revêtu de chaussons de drap, de laine, de tiretaine (laine et fil) ou de cuir. L'usage des bas se répand heureusement pour les enfants. Il faut que leurs jambes soient couvertes; et il est plus nécessaire encore à eux qu'aux grandes personnes d'éviter le froid et l'humidité aux extrémités inférieures.

De l'hygiène considérée sous le rapport de l'alimentation en usage dans le pays et du régime alimen-taire. — Nous avons vu dans le tableau que nous avons fait des conditions d'existence de nos compa-triotes ruraux que l'alimentation est en général moins bonne que chez l'ouvrier de la ville, moins substantielle, moins azotée que l'exigerait la nature de leurs travaux et de leur dépense musculaire, trop privée en même temps de boissons stimulantes, insuffisante ainsi sous bien des rapports. Nous n'insisterons pas davantage sur les désiderata de l'hygiène à cet égard, désiderata que nous avons exprimés en parlant des aliments et des boissons en usage dans le pays et qui peuvent se résumer ainsi : usage plus complètement généralisé du pain de froment qui partout doit être substitué à l'ancienne alimentation ; nourriture plus substantielle et complétée par l'usage de la viande ; usage modéré du vin ou d'une autre boisson stimulante. Une alimentation convenable donne une des meilleures garanties pour la conservation des forces et de la santé. Elle protège contre les maladies et permet au corps plus solide et plus robuste d'offrir moins de prise aux dangers des épidémies.

Chacun doit régler son régime selon sa constitution, son âge, sa profession et le climat du pays qu'il habite. Nous avons déjà indiqué quelques considérations à cet égard. Nous n'ajouterons que peu de mots.

Le régime mixte convient surtout à l'âge adulte. Pendant la première année le lait maternel peut suffire à l'enfant, ce n'est que peu à peu et pas avant le 6ᵐᵉ mois qu'on peut y ajouter une alimentation solide. Donner trop tôt, ne serait-ce que des bouillies, des soupes, est pernicieux et peut occasionner l'entérite et ses graves conséquences. Il faut réagir avec vigueur contre l'imprudence si fréquente de ces parents qui se font gloire qu'un enfant de six mois, alors qu'il n'a pas de dents pour mâcher, ni de suc gastrique pour la digestion, mange de tout, mange comme eux.

Si la sobriété convient à tous les âges, le vieillard surtout doit se contenter d'une nourriture peu abondante et facilement digestible. Les occupations de la femme exigeant moins de dépenses organiques que celles de l'homme, elle peut supporter mieux les abstinences et le maigre. La quantité des aliments doit être subordonnée à l'activité qu'on déploie.

Nous avons indiqué le régime habituel, le nombre et

l'heure des repas. L'instinct qui devance le raisonnement a amené les ouvriers et les cultivateurs à faire trois repas (même quatre pendant l'été). Les citadins qui n'en font que deux ont oublié un peu partout les préceptes du vieux dicton populaire :

Lever à cinq, dîner à neuf,
Souper à cinq, coucher à neuf,
Font vivre d'ans nonante et neuf.

Ce serait pourtant d'assez bonne pratique pour ceux, bien entendu, qui ne font que deux repas par jour. Attendre à 11 heures ou midi pour le premier repas, comme cela se fait souvent, est réellement trop long. Dans ce cas, un à-compte est nécessaire le matin, ne serait-ce que du thé avec un peu de lait, si l'on ne veut pas prendre un aliment solide.

Nous n'ajouterons rien à ce que nous avons dit plus haut pour les boissons et nous bornerons là ces considérations sur l'hygiène alimentaire. Que l'on n'oublie point toutefois que l'alimentation occupe un des premiers rangs dans les conditions de l'hygiène et que beaucoup des infirmités qui nous accablent sont le fait de notre imprévoyance et de la méconnaissance des règles les plus simples que l'instinct seul suffit déjà à nous faire connaître. Nous nous créons souvent comme à plaisir et comme si elles n'étaient pas déjà assez nombreuses, des causes nouvelles de destruction, nous compromettons notre santé par des excès de tout genre : ceux de la bouche ne sont pas les moindres. La nature nous avertit de notre erreur par des symptômes, des malaises légers d'abord puis un peu plus aigus, et nous nous réveillons un beau matin atteints de dyspepsies ou d'autres affections souvent incurables qui ne seraient point venues si nous avions réglé notre vie avec plus de soin.

De l'hygiène considérée sous le rapport des travaux de la campagne.

— Les travaux agricoles n'offrent pas tous les mêmes éléments de fatigue, mais tous exposent plus ou moins aux intempéries des saisons et par suite aux maladies inflammatoires de la gorge, des bronches et de la poitrine et aux affections rhumatismales qui sont, ainsi que nous l'avons dit, assez fréquemment observées. Comme toutes la profession de cultivateur n'est pas sans avoir ses inconvénients. Ils varient suivant la nature des travaux.

Les labours se font à toutes les époques de l'année, mais plus particulièrement en automne, presque jamais en été. Le laboureur est ainsi soumis à l'humidité et au froid de l'atmosphère.

L'usage de la pioche si commun et d'autres travaux de la terre tiennent le cultivateur incliné vers le sol. La durée prolongée et répétée de cette attitude peut produire à la longue cette courbure de la colonne vertébrale ou cyphose si fréquente chez les cultivateurs.

Les travaux des fauchaisons et des moissons sont des plus pénibles à accomplir. Celui des faucheurs qui se fait les reins courbés mais immobiles expose au lombago et aussi au développement de la cyphose. La manœuvre de la faucille est plus lente mais presque aussi pénible, par la position forcée et peu naturelle donnée au corps.

Pendant ces grands travaux de l'été, il est surtout dangereux pour le travailleur lorsqu'il est fatigué, fébrile, de calmer sa soif par des boissons froides prises imprudemment. C'est la cause fréquente de l'embarras gastrique, des vomissements, de la diarrhée, de la dysenterie, de la gastro-entérite et même de la péritonite. Nos cultivateurs, à ce moment de l'année, pendant les fortes chaleurs portent souvent au champ avec eux une cruche d'eau dans laquelle ils ont mis tremper un morceau de pain grillé ou bien à laquelle ils ont ajouté du vinaigre. Ils feraient mieux d'y mélanger au lieu de vinaigre, un peu d'eau-de-vie ou ce qui serait encore préférable du café noir. Une autre précaution aussi, et très bonne, serait de ne boire qu'à petites gorgées, surtout si la boisson est froide et de conserver le plus longtemps possible le liquide dans la bouche avant de l'avaler.

En Angleterre, on a beaucoup vanté comme boisson hygiénique pour les travailleurs des champs un mélange d'eau et de farine d'avoine délayée. En Amérique on emploie parait-il la farine de maïs torréfiée, mêlée avec un peu de sucre, dont le mélange avec l'eau donne une boisson de consistance laiteuse, qui n'est point trop désagréable au goût. Je ne parle de ces choses que comme étant à la portée de tous.

Pendant les longues journées de l'été si laborieusement remplies, le cultivateur va chercher parfois un peu de repos dans un endroit frais, à l'ombre d'un arbre. Combien de pleurésies, de pneumonies, de rhumatismes sont dus à cette imprudence. Qu'il prenne donc toutes les précautions nécessaires ! Qu'il évite cette pratique dangereuse ! Et s'il ne peut tout-à-fait s'y soustraire, qu'au moment d'un repos qui ne doit pas être prolongé et surtout au moment de la fraîcheur, s'il s'est débarrassé pendant son travail de son tricot, de son gilet, de sa blouse, qu'il reprenne vite ces vêtements protecteurs.

Le chargement et l'engrangement des foins, gerbes, récoltes..., le battage, le nettoyage des grains exigent un grand déploiement de force musculaire, et ont l'inconvénient de faire respirer des poussières plus ou moins nuisibles qui peuvent déterminer, de la gêne, de la dyspnée, de l'asthme, des troubles respiratoires.

Les machines agricoles, surtout les batteuses, occasionnent encore assez fréquemment des accidents traumatiques, dangereux et souvent mortels.

Il y a aussi les accidents causés par les chutes, écrasements sous les chars, les coups et morsures d'animaux domestiques, les plaies de diverses natures.

Le travail des hains occasionne des piqûres, causes de panaris assez fréquents...

Nous passons rapidement ne voulant signaler que les circonstances les plus communes de la vie du travailleur des champs, au point de vue qui nous occupe.

Hygiène corporelle. — Un cheval bien étrillé, bien bouchonné est à nourriture égale plus vif, plus gai, plus fort et se porte mieux qu'un cheval qui l'est mal ou ne l'est pas du tout. C'est là une vérité vulgaire, mais par cette comparaison triviale nous voulons dire que les soins d'hygiène corporelle ne sont pas moins nécessaires à la santé de l'homme.

Ces soins négligés, la peau fonctionne mal et beaucoup de maladies peuvent en être la conséquence ; les refroidissements sont plus dangereux, les fluxions de poitrine plus à craindre, les divers organes plus facilement atteints. Des maladies de l'estomac peuvent résulter du mauvais entretien des dents ; des surdités provenir de la malpropreté des oreilles. Toutes les parties du corps doivent donc être entretenues en complète propreté.

La chemise doit être changée au moins deux fois par

semaine et il faut faire usage d'une chemise de nuit. Aussi bien que le citadin, le cultivateur se trouvera bien de l'usage des bas, mais il devra les changer aussi en temps convenable. Le linge enfin doit être lavé et lessivé le plus souvent possible.

Des ablutions fréquentes, des bains, des frictions doivent débarrasser le corps des impuretés que déposent la sueur, la poussière et toutes les souillures inséparables des professions manuelles.

Malheureusement l'usage des bains est à peu près nul dans nos campagnes alors qu'à défaut de baignoire il serait si facile de se servir d'un cuvier et que les grandes marmites qui sont là pour la cuisson des pommes de terre, des raves et autres denrées pour le bétail seraient utilisées si bien aussi pour chauffer l'eau du bain pendant l'hiver. La peau est sujette à des irritations ; les bains produisent alors un soulagement marqué. Rien aussi ne délasse et n'assouplit, mieux qu'un bain tiède, les membres et les jointures raidies par la fatigue et le travail. Il est donc à regretter que l'usage des bains ne soit pas plus répandu. A la ville même, à Louhans, l'établissement de bains publics a souvent été sur le point de disparaître.

Pendant l'été même, l'emploi des bains de rivière est très rare aussi, à la campagne du moins, et paraît laissé aux distractions de quelques bergers voisins des cours d'eau. Les adultes n'en usent que bien rarement, les femmes pour ainsi dire jamais. Les bains seraient pourtant comme tous les soins de la peau, comme les ablutions locales, d'une grande utilité non seulement pour la propreté, mais pour l'hygiène, pour la santé.

Le lavage du corps à l'eau froide avec des éponges serait de même une bonne pratique. Il faut y habituer les enfants dès le plus jeune âge ; cela les aguerrit contre les intempéries des saisons, et contribue à leur donner une constitution plus robuste.

Les frictions sèches seraient utiles aussi pour tout le monde ; elles fortifient l'économie en entretenant l'énergie de la circulation ; on peut les faire avec les tissus les plus variés, toiles douces ou rudes, tissus de laine, tissus anglais pour frictions, gants de peau, de crin, brosses de flanelle, de laine, de crin, de chiendent fin.

A défaut de bains et de lotions générales, les mains et le visage doivent être, au moins, régulièrement et fréquemment lavés ; les pieds doivent l'être au moins une fois par semaine.

L'hygiène de la bouche ne doit pas être non plus négligée. Le défaut des soins de la bouche et des dents provoque le dépôt de tartre autour des dents, l'enflure et l'inflammation des gencives si fréquente chez nos cultivateurs, la mauvaise odeur de l'haleine et détermine la carie dentaire et la perte prématurée des dents. L'usage journalier d'une petite brosse douce, avec un peu de poudre très fine de charbon et de quinquina, serait certainement d'une grande utilité.

La tête a besoin d'être peignée et brossée tous les jours et non pas toutes les semaines comme cela est trop l'usage à la campagne. Elle a besoin d'être lavée de temps à autre à l'eau et au savon.

Même chez l'enfant le cuir chevelu a besoin d'être nettoyé. S'il s'y forme cette crasse particulière, que l'on appelle le *crai*, mélange de sueur et de poussière, que certaines mères obéissant à un préjugé stupide croient devoir respecter, il faut au contraire l'enlever avec une petite brosse douce et de l'eau tiède, après avoir graissé la veille avec un peu d'huile, pour adoucir.

Et ces croutes laiteuses qui surviennent pendant la dentition et dont nous avons déjà parlé, elle ne sont pas plus salutaires en ce moment là qu'en tout autre temps. Il faut chercher à les faire disparaitre en les lavant plusieurs fois par jour avec de l'eau tiède ou de la décoction de guimauve, et après avoir essuyé doucement par légère pression et non par frottement, on peut saupoudrer avec de la farine bien sèche.

Il y a aussi un préjugé qui tend pourtant à diminuer dans le public, au sujet des vésicatoires et des cautères que certaines personnes s'obstinent à éterniser sur leur corps, des mouches de milan qu'on appliquait, même à des enfants très jeunes, sous prétexte d'attirer l'humeur; et une fois l'exutoire établi on n'osait plus le supprimer. C'étaient là des pratiques le plus souvent nuisibles et qu'il serait sage de ne reserver que pour des cas exceptionnels ; la propreté et la santé y gagneraient.

Hygiène publique rurale. — Certes la vie de la campagne n'est pas sans avoir ses charmes. Nous sommes loin toutefois, ce tableau que nous avons essayé de faire en est hélas la preuve, nous sommes loin de ces idylles champêtres où l'on nous montre le cultivateur, *felix nimium agricola,* respirant l'air pur et parfumé sous l'azur d'un ciel bleu. Si l'on pouvait joindre au séjour près des champs et des prés tous les avantages d'un grand confortable, d'une maison bien saine, d'une bonne nourriture, d'un exercice sans fatigue, il est incontestable que la vie rustique serait très favorable à la santé. Mais en raison des conditions que nous avons fait connaître, la médaille à son revers et la salubrité de la campagne laisse, comme on l'a vu, énormément à désirer.

Les épidémies y sont fréquentes et aussi dangereuses qu'à la ville, parfois même davantage. Durant notre pratique médicale nous en avons traversé un certain nombre, mais jamais à Louhans nous les avons vues prendre une extension aussi effrayante que dans des villages, des hameaux, des habitations rurales, notamment les angines couenneuses qui à diverses reprises ont fait tant de ravages dans nos localités, les fièvres éruptives, la fièvre typhoïde, la dysenterie.... etc. Les maladies banales comme les fluxions de poitrine, rhumatismes, catarrhes, paralysies..... y sont de même aussi fréquentes et les émanations telluriques, le paludisme y déterminent encore les fièvres intermittentes. Bien des conditions hygiéniques pourtant ont été améliorées depuis un certain nombre d'années et ces améliorations sont manifestes dans la nourriture, l'habitation, les voies de communication et le sol même par la culture. Il reste encore néanmoins beaucoup à faire.

Au point de vue de l'hygiène privée nous avons exposé sommairement les règles générales appropriées à la région que nous habitons, à la constitution du sol, de l'air et aux influences des circonstances ambiantes. Etant données certaines conditions défectueuses de l'existence des habitants de nos campagnes, nous avons cherché à indiquer les moyens qui peuvent contribuer à en amoindrir les effets, nous avons voulu donner les conseils les plus usuels. Il nous reste encore à exposer quelques règles d'hygiène publique, d'hygiène communale si l'on peut s'exprimer ainsi.

On conçoit que pour améliorer le sort des campagnes, l'autorité ne peut intervenir aussi activement qu'elle le fait dans les agglomérations urbaines, dans les villes où une réglementation plus minutieuse s'impose pour les mesures de protection administrative, au point de vue sanitaire comme au point de vue de la police. Il faut que les administrations s'efforcent surtout de provoquer les mesures pour assainir les terrains marécageux et veillent au bon entretien, ne serait-ce que pour donner l'exemple, des pièces d'eau qui servent aux usages publics, comme abreuvoirs, lavoirs.... etc. Le plus souvent ce ne sont que des mares qui tarissent plus ou moins en été ou ne contiennent que des eaux croupissantes ; la santé même des animaux est interessée à leur propreté. Il faut que les administrations veillent au curage des petites rivières, des ruisseaux à fonds vaseux, autre source d'émanations. Il faut qu'elles prennent, partout où cela est nécessaire, les mesures pour faire disparaître les matières qui peuvent infecter l'air et compromettre la santé publique ; qu'elles veillent au bon entretien des voies publiques ; qu'elles cherchent à empêcher la dispersion et la stagnation des immondices autour des habitations.

Il faut enfin qu'elles s'occupent des édifices et établissements communaux et de leur assurer les meilleures conditions hygiéniques. De tous le plus important, au point de vue qui nous occupe, est certainement l'école qui chaque jour reçoit les enfants de la commune. Depuis ces dernières années les améliorations les plus grandes ont heureusement été presque partout réalisées à cet égard, non seulement au point de vue de l'instruction, mais pour le local reconstruit ou restauré. Nous ne voulons point entrer dans tous les détails de l'hygiène scolaire, il faudrait y consacrer de longues pages et ce serait sortir du cadre de ce travail. Nous rappellerons toutefois que l'école peut être le foyer de propagation de certaines maladies transmissibles, comme la scarlatine, la rougeole, la coqueluche, l'angine couenneuse ou diphtérique..... etc, importées par quelque élève malade et de là se propageant dans les hameaux. Il faut donc se garder de recevoir trop tôt les élèves convalescents d'une maladie contagieuse ; quelquefois même une mesure radicale s'imposera, la fermeture de l'école jusqu'à ce que l'épidémie soit terminée.

En somme une des principales attributions des maires est de prendre les mesures nécessaires pour maintenir la salubrité de leurs communes. Tout ce qui concerne la santé publique doit être l'objet de leur sollicitude. Nous croyons que la vulgarisation de ces quelques notions d'hygiène, nous l'avons entreprise dans ce but, ne peut que les aider dans cette œuvre. La population d'une commune sera d'autant plus portée à l'aider de son concours, qu'elle en comprendra mieux l'utilité.

Hygiène publique urbaine. — Assurer l'entretien et la propreté des rues, l'enlèvement des immondices, l'écoulement des eaux ménagères et industrielles, le service de bonnes eaux potables, assainir les places ou les quartiers peu salubres, mettre dans les meilleures conditions d'hygiène les divers établissements publics, toutes ces mesures incombent à l'administration municipale.

Nous avons surtout en vue notre petite ville de Louhans. Les municipalités qui se sont succédées ont fait tous leurs efforts pour entreprendre d'utiles travaux, assainir et embellir la ville en même temps qu'accroître

sa prospérité. Elles ont développé les établissements
d'instruction publique, construit un abattoir, établi un
nouveau cimetière, créé des promenades et un champ
de foire plus vaste, refait les rigoles, élevé des trottoirs,
s'attachant à tout ce qui pouvait constituer un élément
de salubrité. Les réglements de voirie ont été avantageusement modifiés ; les boues et immondices sont
maintenant enlevés tous les jours, de manière à ne
point laisser comme autrefois séjourner dans les rues
ces tas d'ordures aussi désagréables à la vue qu'à
l'odorat. Pendant les fortes chaleurs de l'été, l'arrosement est pratiqué à l'aide de tonneaux traînés sur un
tombereau par un cheval pour le nettoyage des rigoles.

L'établissement d'urinoirs serait certainement utile
et peut paraître comme un desideratum à satisfaire. En
attendant, l'habitude d'uriner contre les murs ou contre
les piliers des arcades disparaît mieux au fur et à
mesure que la propreté est assurée par diverses mesures d'édilité que sous le coup de menaces de police et
de procès-verbaux qui à certains moments ont pu
paraître vexatoires. La création de ces urinoirs publics
dans les rues ne me semble compatible en l'état actuel
qu'avec un système d'égoûts et de service des eaux
qu'on arrivera certainement à organiser et établir.

La question de l'eau, non seulement pour le nettoyage
et pour donner de la fraîcheur, mais au point de vue
de l'alimentation publique est une des questions les
plus importantes de l'hygiène urbaine.

L'eau est souvent le véhicule des germes morbifiques.
L'observation et les progrès de la science sont d'accord
à cet égard. Autrefois déjà, au moyen âge et plus tard,
par une sorte d'instinct scientifique, on attribuait les
pestes qui ravageaient des localités ou des villes

entières à l'empoisonnement des puits et des fontaines publiques. On en rendait responsables de pauvres diables accusés de sorcellerie et pour plus de sureté on les brulait vifs. L'opinion n'a plus ces égarements. Mais la science reprend sous une autre forme l'explication de bien des épidémies surtout de fièvres typhoïdes, soit à la campagne, soit à la ville ; des faits nombreux d'observation en donnent des preuves incontestables.

L'eau est le lieu de prédilection des microbes, ils y vivent, s'y développent et s'y multiplient. Nous en produisons la semence par des souillures de toute sorte et surtout par des matières excrémentitielles déjetées dans les rivières ou pénétrant par infiltrations dans les puits. Leur réabsorption par notre organisme devient ensuite une cause de maladie et l'eau est ainsi, comme l'air, un moyen de transport fréquent de certaines épidémies. Aussi faut-il veiller à ce que le puits qui va fournir l'eau de notre alimentation soit éloigné le plus possible des fosses d'aisance avec lesquelles peuvent s'établir une communication de filtration plus ou moins lente, ainsi du reste que des fumiers, dépôts excrémentitiels, de tout ce qui peut, délayé par les averses, fournir un élément de contamination pour l'eau que nous destinons à nos usages domestiques.

Peut-être la contamination d'un puits est-elle l'unique cause de beaucoup de ces épidémies de fièvre typhoïde qui ont régné sous une forme plus ou moins grave, soit à Louhans, soit aussi à la campagne, comme nous avons déjà eu l'occasion de le dire. De là la nécessité de curages fréquents, et au besoin de se priver de l'eau d'un puits, jusqu'à ce que la cause de la contamination, le germe ou bacille typhoïdique ait disparu ; de là aussi, dans ces cas, l'utilité de se servir de filtres pour l'eau destinée à la maison.

A la ville, le meilleur moyen de faire disparaître les inconvénients que peut avoir l'eau alimentaire, c'est de lui amener de l'eau de source, qui est de beaucoup préférable à toutes autres, quoiqu'à la campagne les eaux de rivière n'offrent pas les mêmes dangers que proche des villes, ne pouvant être l'objet des mêmes souillures.

La municipalité de Louhans a étudié ces temps derniers un projet de distribution d'eau dans la ville, présenté par un ingénieur distingué, enfant du pays, M. Duvillard. Cette eau, d'après ce projet, serait prise sur le territoire de la commune de Ratte où elle est fournie par diverses sources situées près du moulin de la Croix, à 300 mètres au sud de la route nationale n° 78, sources dont le débit a été mesuré par M. Duvillard et qui donneraient, d'après lui, en volume, 350.000 litres par 24 heures, soit 90 litres par habitant ou 350 litres par ménage pour la population de la ville de Louhans, quantité qui serait suffisante à une bonne alimentation dans une petite ville entourée de rivières sur lesquelles sont établis ses bains, ses lavoirs, ses abreuvoirs et toutes les industries où l'eau est employée en abondance.

Les eaux des puits de Louhans marquent 52° à l'échelle hydrotimétrique tandis que celle de ses rivières ne marque que 26° au moment des basses eaux de septembre ; la différence est due aux infiltrations anciennes et nouvelles des déjections de la population d'une ville située sur un terrain plat d'alluvion, sans égouts, sans fosses d'aisances étanches, avec des eaux ménagères et de fumier sans écoulement pénétrant ensemble dans le sol. Tous ces éléments d'infection viennent empoisonner le grand filtre que traversent les eaux des rivières pour arriver aux puits publics.

Les eaux de Ratte sourdent en plus ou moins grande abondance sur une dizaine de points échelonnés au bas du coteau, à la partie supérieure de la grande couche des marnes lignites qui forment la masse des plaines de la Bresse Louhannaise et qui se trouvent placées au-dessous des sables siliceux et des limons ferrugineux dont on trouve les affleurements sur une grande partie des versants des plateaux entre les rivières de la Seille, de la Vallière et du Solnan ; la grande puissance du banc de sable près le village de Ratte forme le filtre et le réservoir alimentant les sources susdites, incomparablement plus abondantes que toutes celles que l'on rencontre sur le versant des plateaux du Louhannais.

Les sources du moulin de la Croix et ses voisines donnent des eaux de bonne qualité marquant 17° 1/2 hydrotimétrique, moins élevées dans l'échelle que celles qui alimentent Paris, Dijon, Beaune et Chalon et marquent 21°. 21°, 21° et 20°. Elles sont en été à la température de 12° 1/2 centigrades et ne se troublent pas par les grandes pluies ; elles peuvent donc offrir une alimentation saine aux habitants en même temps qu'elles serviraient à un abondant lavage des rigoles de certaines rues de la ville. Leur pureté relative donnerait également aux ménagères une économie dans la cuisson des légumes et dans les savonnages, ces eaux ne neutralisant que 175 grammes de savon par hectolitre, tandis que celle des puits actuels en neutralisent 520.

Les sources sont à l'altitude de 187ᵐ, elles pourraient

être captées à 3 mètres plus bas ; de là leurs eaux seraient élevées par une machine sur le sommet de la côte de la route nationale à l'altitude 209. Ce point serait suffisamment élevé pour permettre ensuite à l'eau un écoulement naturel vers le sommet de la montée de Château-Renaud. Cet écoulement aurait lieu dans une conduite partie en ciment et partie en fonte, placée dans l'accotement sud de la route, et qui déverserait ses eaux dans un réservoir d'où la distribution serait faite en ville au moyen d'une conduite principale en fonte arrivant au centre de la ville et sur laquelle on en grefferait de petites pour rendre les eaux aux bornes fontaines et fontaines ornementales des rues et places publiques.

La dépense à faire pour réaliser ce projet, est évaluée par M. Duvillard à 95.000 francs, comprenant l'indemnité à payer aux usagers des sources et acquisitions de terrains, le captage, la machine, le bâtiment, le réservoir, la conduite en fonte et en ciment, les conduites de distribution et les bornes fontaines.

La dépense annuelle pendant les 30 premières années en y comprenant l'amortissement de l'emprunt de la somme à réaliser, les frais de service et d'entretien serait de 10 000 francs par an, de 5.000 après trente ans. Et la ville serait ainsi dotée selon lui d'un bon service d'eau potable.

On voit que la dépense est relativement grande et nous devons encore nous demander si le débit de ces sources serait réellement suffisant. Jusqu'à expérimentations plus complètes il semble permis d'en douter. La longueur du trajet peut être aussi un obstacle ou susciter tout au moins une objection sérieuse au point de vue de la qualité de l'eau et de sa température.

Quoiqu'il soit de ce projet et d'autres qui ont pu surgir dans l'esprit de plusieurs de nos concitoyens il faudra tôt ou tard et surtout quand les ressources le permettront chercher à pourvoir la ville d'une amenée d'eau qui lui donne l'eau d'alimentation, d'arrosement et de nettoyage des rues ainsi que des égouts à l'exécution desquels il serait alors utile de songer en même temps.

En attendant, il ne faut pas négliger les mesures d'assainissement et de salubrité qui toujours s'imposent à une ville. Il importe notamment de veiller au bon entretien des conduites pour l'écoulement des eaux ménagères et en ce qui concerne les lieux d'aisance, faire le possible pour remédier à un état de choses assurément des plus défectueux.

Nous devons signaler en terminant l'utilité de certains désinfectants, de l'arrosage, des établissements publics et même des habitations privées, en temps d'épidémie, avec l'eau phéniquée... etc.

A ces considérations d'hygiène locale, qu'ajouterons-nous maintenant au nom de l'hygiène morale ? Nous répéterons encore une fois que pour rendre les populations familières avec les mesures de précaution nécessaires à la sauvegarde de la santé publique, ce qu'il faut surtout, c'est propager l'instruction, source d'aisance et de moralité, et par elle combattre et faire disparaître les préjugés encore si répandus.

L'enseignement élémentaire de l'hygiène dans les écoles, dans les cours d'adulte et surtout l'organisation de conférences s'adressant à tous les habitants et faites par des médecins serait à cet égard d'une utilité incontestable. Nous faisons appel à l'initiative de nos confrères de bonne volonté.

XVI

Assistance publique et organisation médicale. — Bureaux de bienfaisance et établissements hospitaliers. — Sociétés de secours mutuels. — Service médical gratuit. — Service de l'hygiène publique. — Améliorations à réaliser.

Nonobstant le tableau à teintes parfois sombres que nous avons présenté, on ne saurait nier l'incontestable progrès du bien être, les avantages qui, malgré toutes les épreuves traversées, se sont manifestés dans le cours de ce siècle, dans toutes les conditions de l'existence, à la campagne comme à la ville. La production s'est étendue, la vie matérielle s'est améliorée, la misère s'est allégée et présente un spectacle moins affligeant que par le passé. Mais il y a toujours des pauvres, il y en aura longtemps encore, leur existence semble être même une nécessité sociale.

Aussi comme conclusion de cette étude qui a été surtout physiologique et médicale, il nous sera permis de terminer par quelques considérations sur l'assistance publique et son fonctionnement dans nos localités par les bureaux de bienfaisance, les établissements hospi-

taliers, le service médical gratuit, et par quelques vues
sur les améliorations qu'il peut y avoir lieu de réaliser
dans le service de l'hygiène et de la santé publiques.

**Bureaux de bienfaisance et établis-
sements hospitaliers.** — Il n'y a encore
actuellement, en 1889, dans l'arrondissement de Louhans qui compte 81 communes que 27 bureaux de bienfaisance ; il serait désirable de les voir se multiplier
davantage. Il en faudrait dans chaque commune, comme
une des manifestations sociales les plus nécessaires de
la vie municipale. Pour la plus petite commune comme
pour la plus grande le devoir de l'administration qui la
représente est d'aviser aux moyens de venir en aide
aux membres pauvres de la communauté. L'assistance
doit avoir pour point de départ le lieu même où elle
est nécessaire. Là toutefois où les communes isolées
n'auraient pas une importance suffisante, pourquoi ne se
grouperaient-elles pas pour l'organisation d'un bureau
de secours dont l'action serait étendue à toutes les
communes du groupe. Les lois en préparation sur les
syndicats de communes envisagent ces éventualités.

Ces bureaux de secours ou de bienfaisance trouve-
raient leurs ressources dans la centralisation de la
charité publique, les souscriptions individuelles, dans
l'affectation de certains revenus communaux ainsi que
dans les subsides du Département et de l'État qui leur
viendraient en aide proportionnellement à leurs besoins
et aux efforts qu'ils feraient.

Leur rôle serait de distribuer des secours contre la
misère et de donner l'assistance contre la maladie.

En donnant des secours contre la misère réelle, ils
arriveraient à atténuer d'abord et faire disparaître

ensuite la mendicité aux portes et le fléau du vagabon-
dage.

Ils organiseraient sur ses véritables bases l'assistance
des indigents ; nulle institution n'est mieux à même de
le faire que le bureau de bienfaisance local.

La situation des malades pauvres à la campagne est
plus difficile et plus pénible qu'à la ville. Ceux qui sont
reçus dans les hôpitaux sont peu nombreux puisque
ces établissements sont peu nombreux aussi (3 seulement dans l'arrondissement, à Louhans, Cuiseaux et
Cuisery) et n'ont qu'un nombre restreint de lits (44 à
Louhans, 15 à Cuiseaux, 16 à Cuisery). Le plus grand
nombre des malades restent chez eux.

Service médical gratuit. — A la ville
l'indigent est toujours sûr d'avoir les soins du médecin.
A la campagne, il est loin d'en être de même ; l'absence
de médecin, les longues distances à parcourir exposent
les malades à en être privés.

Le nombre des Praticiens diminue et ce n'est pas là
un fait local, il est général en France. Comme le prou-
vent les statistiques il y avait en 1847, en France,
18.099 praticiens, docteurs ou officiers de santé, soit
1 par 1895 habitants ; on n'en avait plus en 1872 que
13.419, soit 1 par 2341 habitants ; le chiffre était même
descendu à 14.789 en 1887. Pour l'arrondissement de
Louhans le nombre des médecins est descendu en 30
ans de 24 à 15, ce qui donne actuellement 1 praticien
pour 5.800 habitants.

Et cependant l'aisance générale a fait, on ne peut le
nier, d'incontestables progrès. Mais on fait peu pour
attirer les médecins et réellement leur situation n'est
pas toujours des plus heureuses. Le médecin à la cam-

pagne n'est le plus souvent demandé que dans les cas graves ou du moins qui paraissent tels ; et ses visites sont peu payées en raison des distances longues et difficiles à parcourir.

Il y a là une lacune considérable et dans le service médical pour tous, et dans l'assistance publique pour les pauvres.

Le service médical gratuit, organisé depuis long-temps déjà dans Saône-et-Loire, est confié à des médecins cantonaux attachés chacun spécialement à une circonscription, et qui moyennant une rétribution, du reste très minime, doivent donner leurs soins à tout malade pauvre inscrit sur une liste dressée par les municipalités des communes et lui assurer des médicaments gratuits soit par l'intermédiaire d'un pharmacien attitré, soit par eux-mêmes s'ils sont à la distance légale d'une pharmacie.

Cette organisation fonctionne avec un système de rétribution qui a été modifié plusieurs fois et a lieu maintenant avec un tarif fixé par visite. Elle rend des services, mais elle est loin d'être parfaite, surtout dans les communes éloignées de la résidence du médecin. La tâche serait au-dessus de ses forces et au-dessus du possible. Le médecin fait ce qu'il peut, mais souvent il y a impossibilité manifeste pour des soins donnés en temps utile. Quelque soit le système adopté il sera forcément incomplet tant que le nombre des médecins ne sera pas suffisant.

Mais à notre avis le système actuel mérite d'être modifié. Au lieu d'être départementale, l'assistance de la médecine gratuite devrait être essentiellement communale. C'est aux administrations municipales qu'il faudrait laisser ce soin et leur laisser aussi la surveil-

lance et l'économie du service. L'intervention de
l'administration départementale et des conseils généraux ne devrait se montrer que pour accorder les
subsides du département et répartir ceux de l'Etat,
subsides qui viendraient accroître les ressources communales affectées à cet objet.

Il faudrait laisser aux conseils municipaux ou aux
bureaux de bienfaisance la latitude nécessaire pour
organiser le système à leur convenance, ils sauraient
s'inspirer des idées les plus libérales, tout en restant
pratiques.

On a critiqué beaucoup, et les sociétés médicales
sont presque unanimes à cet égard, le système des
médecins cantonaux, ainsi que le mode de rétribution
par abonnement créé évidemment dans un but d'économie en même temps que de simplification administrative
et d'uniformité de la dépense. A mon avis, ces critiques
sont justes. Le libre choix du médecin et la rétribution
par visite, à tarif fixe, selon la distance parcourue, sont
de beaucoup préférables. Mais ce choix ne doit pas
devenir pourtant une cause d'aggravation de dépenses
pour le bureau de secours ; les moyens pourront varier
suivant les localités et le nombre des médecins situés
dans le rayon. Il sera facile à la commune de fixer, de
concert avec les médecins les plus rapprochés, un tarif
et de laisser à chaque indigent la faculté d'appeler le
médecin qu'il choisira. Comme il faut garantir les
intérêts de la caisse communale ou du bureau de bienfaisance, dont les ressources ne doivent pas être
dépassées, un délégué du Bureau ou le maire devront
autoriser les visites nécessaires, sans quoi il y aurait à
craindre l'abus ; il ne faut pas pourtant que l'indigent
soit dans une situation privilégiée au cultivateur qui se

fait soigner à ses frais et dont la famille regarde au nombre des visites qu'il doit recevoir. L'emploi des médicaments devra être aussi restreint aux plus indispensables.

C'est d'après ces données générales que l'organisation pourrait être établie. Je sais que ce système offre aussi le flanc à la critique; et dans notre pays de centralisation beaucoup trop active le Gouvernement se désaisira difficilement du droit de désigner le médecin qui sera chargé du service gratuit. Ce n'est pas là du reste la question capitale. Ce qu'il faut avant tout, c'est réformer notre système d'assistance publique de manière à en faire une obligation légale (1) et qu'elle ne soit pas trop souvent illusoire.

Ce qu'il faut aussi c'est qu'on puisse avoir plus facilement le médecin à sa portée ; mais comme nous l'avons déjà dit le nombre n'en est pas suffisant.

Pour assurer l'organisation et la continuité du service il serait indispensable que certaines communes affec-

(1) Le Gouvernement prend en ce moment l'initiative d'un projet de loi à cet égard, mûrement élaboré au Ministère de l'Intérieur, par le Conseil supérieur de l'assistance publique. En voici les bases : Les communes, à défaut de famille, devront l'assistance aux nécessiteux malades qui y ont leur domicile de secours. Elles pourront se syndiquer dans ce but, avec les communes limitrophes. — Les secours à domicile et l'assistance hospitalière seront assurés dans chaque commune ou syndicat de communes par un bureau d'assistance publique. — Chaque département devra, dans un délai à déterminer, organiser un système générale d'assistance publique, établir un budget départemental d'assistance, fixer la part contributive de chaque commune et déterminer le mode de fonctionnement des services. — Le budget départemental d'assistance sera alimenté par un contingent communal obligatoire, une subvention du département et une subvention de l'État. — Les communes nommeront des membres du bureau d'assistance et fixeront les listes d'indigents.

tent une indemnité annuelle et spéciale à la rémunération du médecin qui viendra s'établir dans la commune ou le canton, indemnités qui serait payée sans préjudice de ses visites. C'est ce qui existe dans un certain nombre de départements et pourra bien finir par s'imposer comme nécessaire dans quelques-uns de nos cantons.

Nous avons parlé des hôpitaux et de l'assistance hospitalière. Quand la translation d'un malade indigent de la campagne dans l'hôpital de la ville est déclarée nécessaire par le médecin, si la commune n'a pas un lit qui lui soit affectée par donation, les frais sont à la charge des communes respectives d'après un taux de journée réglé par le conseil général.

Sociétés de secours mutuels. — Les sociétés de secours mutuels pourraient dans un cert in nombre de communes prêter un sérieux appui à l'organisation de l'assistance médicale. Mais si elles sont accueillies avec faveur à la ville, elles ne s'établissent qu'avec peine à la campagne, une commune pouvant difficilement trouver dans son sein les éléments d'une société dont la création est rendue plus difficile encore par la dissémination des habitations et des hameaux et la distance qui les sépare. Il n'y a encore dans l'arrondissement que 14 sociétés comprenant 820 membres participants. Elles n'existent guère que dans les centres ayant déjà quelque importance ou comme sociétés de compagnies de pompiers. Voici la liste de ces sociétés et le nombre de leurs membres participants : Labergement-de-Cuisery, 20 ; Cuisery (sapeurs-pompiers), 35 ; Cuisery (la Fraternelle), 48 ; Saint-Étienne-en-Bresse (sap. pomp.), 17 ; Flacey-en-Bresse (sap. pomp.), 14 ;

Saint-Germain-du-Bois, 92 ; Saint-Germain-du-Bois
(sap. pomp.), 35 ; Louhans, 324 ; Louhans (sap. pomp.),
27 ; Pierre, 86 ; Savigny-en-Revermont (sap. pomp.), 59 ;
Simard (sap. pomp.), 25 ; Thurey (sap. pomp.), 26 ;
Jouvençon, 12.

On sait que les sociétés de secours mutuels ont pour
objet d'assurer leurs membres participants contre les
maladies, blessures ou infirmités. Elles peuvent, en
outre, constituer des pensions de retraite, contracter des
assurances individuelles ou collectives en cas de décès,
pourvoir aux frais des funérailles et allouer des secours
aux ascendants, aux veufs, veuves ou orphelins des
membres participants décédés. Cette définition em-
pruntée au dernier projet de loi sur ces sociétés, voté
par la Chambre des députés en 1889 et actuellement
soumis aux délibérations du Sénat, montre quels services inappréciables elles pourraient rendre à la campagne aussi bien qu'à la ville en secondant les efforts
de l'assistance et en en comblant les lacunes.

Des habitants de plusieurs communes pourraient se
réunir pour les constituer. D'après le projet de loi, un
concert pourrait même s'établir entre diverses sociétés
pour faciliter leur objet.

Avec une cotisation minime ces sociétés, abonnées
avec un ou plusieurs médecins pourraient assurer aux
travailleurs malades, les soins médicaux (médecins et
médicaments) et quelques secours destinés à leur permettre d'attendre son entier rétablissement.

Par les caisses de retraite, elles faciliteraient à tous
les moyens de s'assurer pour les vieux jours une rente
viagère permettant de ne pas être à charge a ses
enfants.

Elles pourraient arriver à faire connaître et répandre

l'usage de cette excellente institution, la *caisse de retraites pour la vieillesse*, dont il est utile de rappeler ici le mécanisme et les avantages : L'état se charge de recevoir toutes les sommes à partir de un franc qu'on peut verser, non pas d'une manière fixe et périodique, mais à un moment quelconque ; et ces versements peuvent se faire chez les receveurs, chez les percepteurs et même dans les bureaux de poste. Les sommes ainsi remises sont capitalisées à un taux que fixe le ministre des finances chaque année ; et à partir de cinquante ans d'âge le porteur d'un livret a droit à une rente proportionnée aux versements qu'il a faits : Cette pension peut s'élever jusqu'à 1200 fr. par an. Malgré ces grandes facilités peu de gens encore en profitent, bien que cette caisse date de 1850. Elle commence pourtant à être connue, grâce aux commodités nouvelles de versements introduites par la loi du 20 juillet 1886 qui a remanié la législation antérieure, grâce surtout à la publicité faite depuis cette époque au moyen de placards, affiches, circulaires répandus dans les recettes de finances, bureaux de poste...... et dans les écoles. Pourquoi cette institution si utile ne recruterait-elle pas des pensionnaires dans les campagnes ?

D'autres comme les *caisses d'épargne* permettent à chaque membre de la classe laborieuse de placer ses modestes économies et de les retirer au moment voulu.

Le *Crédit agricole* dont depuis longtemps on cherche à poser les jalons pourrait donner enfin une activité nouvelle aux manifestations de la vie champêtre, aux entreprises agronomiques, et ouvrir plus large la voie du progrès.

Organisation de l'hygiène publique. — Parmi les améliorations à accomplir ou développer dans un pays, les unes dépendent des populations elles-mêmes dont il faut changer les habitudes et les mœurs par de sages conseils, les autres doivent procéder directement du Gouvernement. Parmi les réformes qui s'imposent à l'attention du Gouvernement et des Représentants du pays l'organisation des services de la santé publique doit tenir un des premiers rangs en raison de l'importance des intérêts qu'elle est appelée à sauvegarder. Membre de la Chambre des députés où mes concitoyens viennent de me faire l'insigne honneur de m'envoyer pour la troisième fois, j'ai fait partie d'une Commission chargée d'étudier une proposition de loi à cet égard. On me permettra de reproduire ici les résultats d'un travail auquel le rapporteur, mon compatriote et ami, M. Chamberland, a laissé la marque de la compétence de l'expérimentateur et du savant.

Quand nous nous sommes occupé de statistique, nous avons vu que notre population s'accroît moins vite que celle des peuples voisins. Il faudrait donc augmenter la natalité, mais nous n'avons pas à en envisager ici les moyens. Il faudrait diminuer aussi notre mortalité de façon à augmenter l'excédent des naissances sur les décès; ceci est du ressort de l'hygiène publique. Il y a nécessité d'une organisation meilleure.

Les services de l'hygiène publique, tout en améliorant les conditions de salubrité générale, doivent avoir pour but principal de prévenir et de combattre les maladies contagieuses ou épidémiques telles que le choléra, la fièvre typhoïde, la tuberculose, etc. Si les maladies contagieuses et transmissibles n'existaient pas, on pourrait à la rigueur laisser à chaque individu le soin de faire sa salubrité personnelle autour de lui, car s'il négligeait de la faire il serait seul victime de sa négligence. Mais, par les maladies transmissibles, la santé de toute une ville ou de toute une région peut être compromise par le défaut d'un seul.

On peut citer comme exemple une maladie commune et banale pour ainsi dire, qui est considérée d'ailleurs par les hygiénistes comme une sorte de baromètre de la santé publique et qui fait chez nous chaque année un nombre beaucoup trop considérable de victimes : la fièvre typhoïde. Si l'on considère que cette maladie sévit d'une façon continue et à peu près partout en France, qu'elle atteint surtout les jeunes gens de quinze à vingt-cinq ans, que, même en cas de guérison, la convalescence est longue, et que souvent la maladie laisse sur les sujets frappés des traces indélébiles, on se convaincra aisément que c'est là une des maladies les plus redoutables et sur laquelle nous ne saurions trop faire porter tous nos efforts. Si elle n'a pas jusqu'ici frappé l'attention comme elle le mérite, c'est qu'on est habitué à la voir à chaque instant. On la subit avec une sorte de fatalité comme si elle était un mal nécessaire. Elle frappe partout, à la campagne comme à la ville, et la mortalité par son fait est plus grande encore en France que dans les pays voisins, constatation navrante qui indique l'urgence des progrès à réaliser.

Il paraît aujourd'hui définitivement établi que certaines maladies contagieuses sont produites par des êtres vivants extrêmement petits, des *microbes*, qui, se développant dans l'intérieur du corps de l'homme et des animaux, y causent des désordres dont la conséquence est la maladie et la mort. Le charbon, le choléra des poules, le rouget, la tuberculose, la morve, la lèpre, etc, sont dans ce cas. Pour ces maladies, en effet, on a trouvé dans le corps, pendant la maladie ou immédiatement après la mort, un microbe spécifique. Ce microbe a pu être retiré à l'état de pureté et cultivé dans des milieux artificiels en dehors du corps ; enfin la culture inoculée à des animaux a reproduit la maladie originelle. La démonstration est donc complète.

Pour la fièvre typhoïde, le choléra et quelques autres maladies la démonstration n'est pas tout à fait aussi complète. Le microbe spécifique a été retrouvé pendant la maladie et après la mort ; sa culture dans un milieu artificiel a été faite ; mais ces maladies ne se communiquant pas, ou extrêmement difficilement, aux animaux, le troisième point, nécessaire pour la démonstration rigoureuse, n'a pu être vérifié. Néanmoins la présence constante des bacilles spécifiques pendant la maladie, bacilles qui ne se retrouvent dans aucune autre maladie, autorisent à penser que ce sont bien là les agents de maladie et de mort.

Pour la fièvre typhoïde en particulier, on trouve un microbe, caractérisé par certaines propriétés spéciales, dans l'intestin et les déjections du malade. On le retrouve également dans la rate quelque temps avant la mort. Bien plus, on a pu retrouver dans beaucoup de cas le même microbe dans les eaux qui avaient servi à l'alimentation des personnes qui ont été atteintes de la maladie. Dès lors l'étiologie de cette maladie devient d'une clarté saisissante.

Que les déjections d'un malade soient projetées sans précautions dans un cours d'eau ou dans le voisinage d'un puits où des infiltrations pourront se produire, un certain nombre des microbes spécifiques de la fièvre typhoïde se trouveront dans ces eaux, les contamineront et les personnes qui les boiront pourront contracter la maladie. Les chances d'inffection seront d'autant plus grandes que ce microbe pourra trouver dans ces eaux, et même dans le sol humide, des conditions de culture où il pullulera et augmentera en nombre en quantité prodigieuse.

Dès lors s'expliquent ces épidémies, qui ont été si fréquemment observées, dans lesquelles ce sont les habitants qui boivent l'eau d'un même puits ou d'un même cours d'eau qui sont exclusivement atteints.

C'est ainsi que dans la plupart des cas, peut-être 9 fois sur 10, la fièvre typhoïde se communique par les eaux d'alimentation, mais il est probable qu'elle doit se communiquer aussi, dans quelques cas, directement par le contact du malade avec les personnes qui le soignent ou par l'intermédiaire de l'air.

Il en est de même d'autres maladies épidémiques et contagieuses. On conçoit dès lors que pour lutter avec efficacité contre elles, l'hygiène trace la route en indiquant ces deux moyens : désinfection rigoureuse et alimentation exempte de germes morbides.

La Commission a déduit ainsi la nécessité de la réorganisation des services de l'hygiène. D'après le projet qui vient d'être soumis de nouveau à l'examen du Parlement, les maires restent investis du droit d'assurer la salubrité dans leurs communes respectives comme le leur confère l'art. 97 de la loi du 5 avril 1884 sur la police municipale. Mais comme en matière d'hygiène chaque commune est solidaire des communes voisines, l'insouciance de l'une d'elles pourrait mettre en péril tout le pays. Si elle néglige de prendre les mesures de salubrité nécessaire, il faut donc qu'une autorité supérieure veille pour elle. Notre proposition

de loi place dans chaque Département, auprès du Préfet,
un agent autorisé de la santé publique, chargé de
veiller à l'exécution des lois qui la concernent, de
s'enquérir de la salubrité des différentes communes et
de signaler celles où des travaux sont indispensables.

Cet inspecteur, cet agent serait d'un précieux secours
pour les maires qui voudraient le consulter sur les
travaux de salubrité intéressant leurs communes. Il
signalerait enfin à l'Administration compétente les cas
de maladies contagieuses qui peuvent menacer toute
une commune ou toute une région, et qui seraient portés
à sa connaissance par un système d'informations prévu
par le projet.

Il n'existe actuellement que des rudiments de l'Administration sanitaire. L'institution des Conseils d'hygiène
créés dans les départements et les arrondissements
depuis 1849 n'a pas donné tous les fruits qu'on aurait
pu en attendre ; leurs attributions sont restées à l'état
de programme. On a pris l'habitude de ne les consulter
que rarement et ils ont laissé aller les choses à leurs
cours naturel sans troubler le paisible règne de la
routine administrative. Il faut réorganiser sur des bases
nouvelles, ces services qui avec les progrès de la
science sont devenus d'une utilité manifeste.

Nous ne voulons pas rappeler toute l'économie de
notre projet. Disons seulement que l'administration de
la Santé publique que ce projet de loi a en vue d'organiser aurait pour attributions légales de provoquer les
mesures d'hygiène publique et de salubrité et d'en
surveiller l'exécution pour tout ce qui concerne:
1° l'assainissement des villes et des campagnes, des
localités et des immeubles de toute nature et de leurs
dépendances, ainsi que les moyens d'améliorer les

conditions sanitaires des populations industrielles et commerciales; 2° la salubrité des cours d'eau, l'alimentation en eau potable des agglomérations; 3° les grands travaux d'assainissement, les constructions d'édifices, écoles, prisons, casernes, hôpitaux et hospices, ports, canaux, réservoirs, fontaines, halles et marchés, abattoirs, routoirs, égouts. cimetières, la voirie, etc., sous le rapport de l'hygiène publique; 4° la salubrité des écoles, casernes, hôpitaux et hospices, maisons d'aliénés, établissements de bienfaisance, prisons, dépôts de mendicité, asiles; 5° la salubrité tant intérieure qu'extérieure des fabriques, manufactures, usines, mines, chantiers, ateliers, ainsi que les conditions d'hygiène des personnes qui y sont employées; 6° les demandes en autorisation, translation ou suppression des établissements insalubres, dangereux ou incommodes; 7° la police sanitaire, les quarantaines et les services qui s'y rattachent; 8° les mesures à prendre pour prévenir et combattre les maladies endémiques, épidémiques et transmissibles tant pour les hommes que pour les animaux; 9° la propagation de la vaccine; 10° la protection des enfants du premier âge et des enfants assistés; 11° la qualité des aliments, boissons, condiments et médicaments livrés à la consommation; 12° l'amélioration des établissements d'eaux minérales appartenant à l'Etat, aux départements, aux communes et aux particuliers, et les moyens d'en rendre l'usage accessible aux malades pauvres; 13° la police médicale et pharmaceutique; 14° la surveillance des bureaux municipaux d'hygiène et des laboratoires municipaux et départementaux d'analyses; 15° la statistique démographique et la géographie médicale.

Un Conseil départemental de la Santé publique serait

institué au chef-lieu de chaque département, ainsi que
des Commissions aux chefs-lieux d'arrondissement ou de
circonscription. (1) Leur fonctionnement serait assuré
par la présence ou l'action de l'Inspecteur de la santé
publique et selon le mode qu'indique le projet, réunion
tous les trois mois, réunions extraordinaires en cas de
nécessité, rapports.... etc.

Une Direction générale qui réunirait les divers services auxquels ressortent les attributions que nous
avons énumérées, serait instituée près du Gouvernement ainsi qu'un Grand Conseil de la Santé publique
analogue au Comité consultatif d'hygiène qui existe
actuellement pour centraliser tous les travaux des
Conseils et Commissions des départements et donner
une organisation régulière et uniforme à l'hygiène
publique dans notre pays. Un laboratoire qui fonction-
nerait sous le controle et la surveillance de ce Conseil
ou Comité supérieur serait chargé de poursuivre l'étude
des maladies endémiques, épidémiques ou transmissibles et de faire toutes les recherches scientifiques
nécessaires pour l'examen de toutes les questions dans
les attributions de l'Administration de la santé publique.

Les dépenses, frais généraux, jetons de présence....
etc., seraient, les unes à la charge de l'Etat, les autres
du Département. On ne saurait oublier ainsi que l'a si

(1) Chaque Conseil départemental de la santé publique serait composé
de : 1° Deux membres du Conseil général élus par leurs collègues ;
2° Le maire du chef-lieu ; 3° Le procureur général ou à son défaut le
procureur de la République ; 4° L'ingénieur en chef des mines du service
ordinaire ou à son défaut l'ingénieur ordinaire ; 5° L'ingénieur en chef
des ponts-et-chaussées du service ordinaire ; 6° L'architecte départemental ; 7° L'inspecteur d'académie ; 8° L'inspecteur de la santé publique ; 9° L'inspecteur divisionnaire du travail des enfants dans les manufactures ou son délégué ; 10° Le professeur d'hygiène de la faculté ou

bien démontré un de nos grands hygiénistes, M. Rochard, que « toute dépense faite au nom de l'hygiène est en réalité une économie » et qu' « il en coûte dix fois moins cher pour empêcher une épidémie de se déclarer qu'il n'en faut pour l'arrêter lorsqu'elle s'est produite. »

Comme dispositions générales annexées au projet, tout médecin serait tenu de donner, soit à l'autorité administrative, soit aux agents de la santé publique, les renseignements utiles à l'hygiène générale, notamment en ce qui concerne les maladies épidémiques ou endémiques et l'indication des causes de décès ; — dans le délai d'un an après la promulgation de la loi les maires devront prendre dans chaque commune un arrêté portant règlement d'hygiène et de salubrité publique ; — pour prévenir les épidémies et les combattre ils pourront prescrire, après approbation du Préfet et sur avis du Conseil départemental de la santé publique, toutes mesures et tous procédés d'assainissement pour assurer la salubrité des habitations, rues, égouts et lieux quelconques.

Nous sommes entrés ici dans les principaux détails de réorganisation de ces services. La constitution récente d'une Direction de l'Assistance et de l'Hygiène publiques au ministère de l'Intérieur montre l'importance qu'y attache maintenant le Gouvernement ; elle accélérera peut-être le vote de notre proposition de loi et

école de médecine s'il en existe ; 11o Le médecin militaire en service actif du grade le plus élevé ; 12o Le médecin en chef ou à son défaut le plus ancien de l'hôpital principal ; 13o Le vétérinaire délégué chef du service sanitaire du département ; 14o Neuf membres nommés par le préfet. — Les Commissions qui pourraient être instituées aux chefs-lieux d'arrondissement ou de circonscription seraient composées de 9 à 15 membres nommés par le préfet.

la réforme que nous croyons si utile de notre législation sanitaire, réforme qui peut marcher de pair avec celle de l'assistance publique dans les campagnes dont nous parlions tout à l'heure.

Il y a là matière à de sérieux progrès au point de vue de la santé publique. Toutes les nations qui nous entourent nous ont précédés dans cette voie. La proposition soumise aux Chambres donnerait à la France une organisation sanitaire appelée à rendre de grands services non seulement dans les villes importantes, mais dans les petites villes et dans les campagnes. Notre Bresse Louhannaise où il y a encore beaucoup à faire, y trouverait certainement un élément d'amélioration et de progrès.

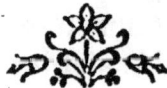

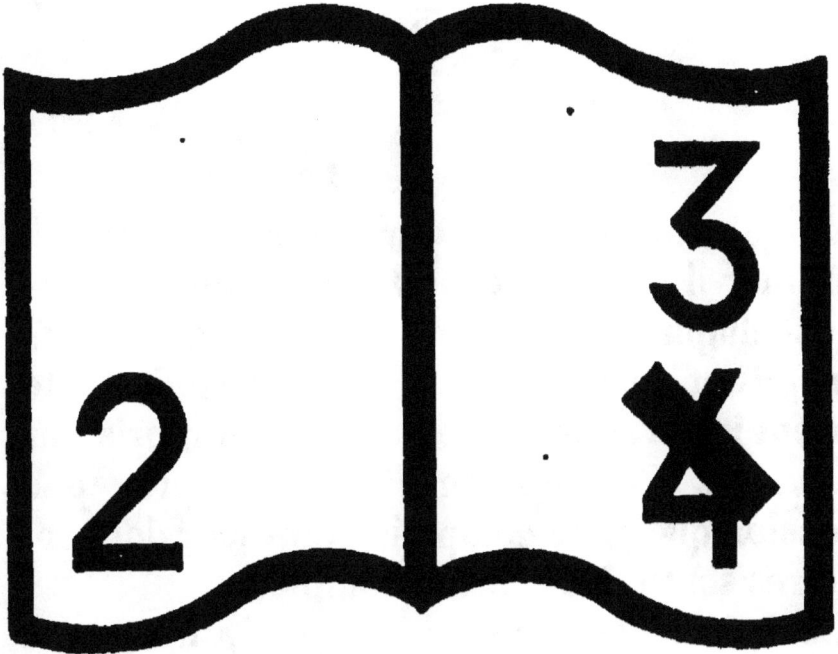

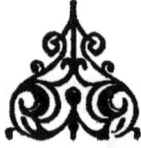

Ce volume que M. Romand commençait à imprimer il y a près de dix ans, dont les premiers chapitres ont paru dans le *Journal de Louhans* et que je termine aujourd'hui, a été souvent interrompu faute de loisirs et repris par intervalles. Certains chapitres ont pris une extension que je ne comptais point leur donner; d'autres sont restés bien incomplets.

Le volume a néanmoins grossi, il compte aujourd'hui 352 pages. Je m'arrête un instant, mais mon intention est d'ajouter prochainement à ce travail une deuxième partie qui comprendrait quelques considérations sur l'histoire naturelle de la Bresse Louhannaise, l'hygiène rurale, les maladies et épidémies observées le plus fréquemment dans la région, ainsi que l'état actuel et les desiderata de l'assistance publique dans nos localités. Les fonctions administratives et politiques qui m'ont été confiées par mes compatriotes ne sauraient me faire oublier que j'ai été médecin et que j'ai pratiqué pendant 20 ans la médecine dans cette Bresse Louhannaise do j'ai voulu esquisser la topographie.

Si je m'aperçois que cet ouvrage est de quelque intérêt pour les lecteurs du Louhannais, je pourrai lui donner pour complément, l'histoire de la Bresse Louhannaise durant l'espace des temps. J'en ai préparé et réuni les matériaux.

Quant à ces *Notes et Remarques*, elles ont pour but de faire voir ce qu'est notre pays. Elles en ébauchent en quelque sorte l'anatomie, la physiologie et la pathologie. Il sera sans doute plus intéressant pour nos compatriotes de connaître ce qu'il fut dans le passé et de le suivre à travers toutes les modifications des institutions et toutes les péripéties des luttes qui en caractérisent l'histoire. Et du reste, faire connaître son pays n'est-ce pas le faire aimer davantage.

21 Mars 1889.

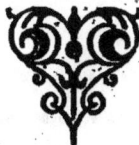

TABLE DES MATIÈRES

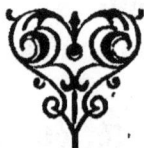

2me PARTIE

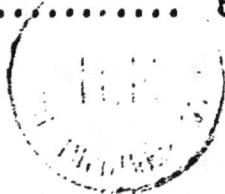

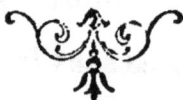

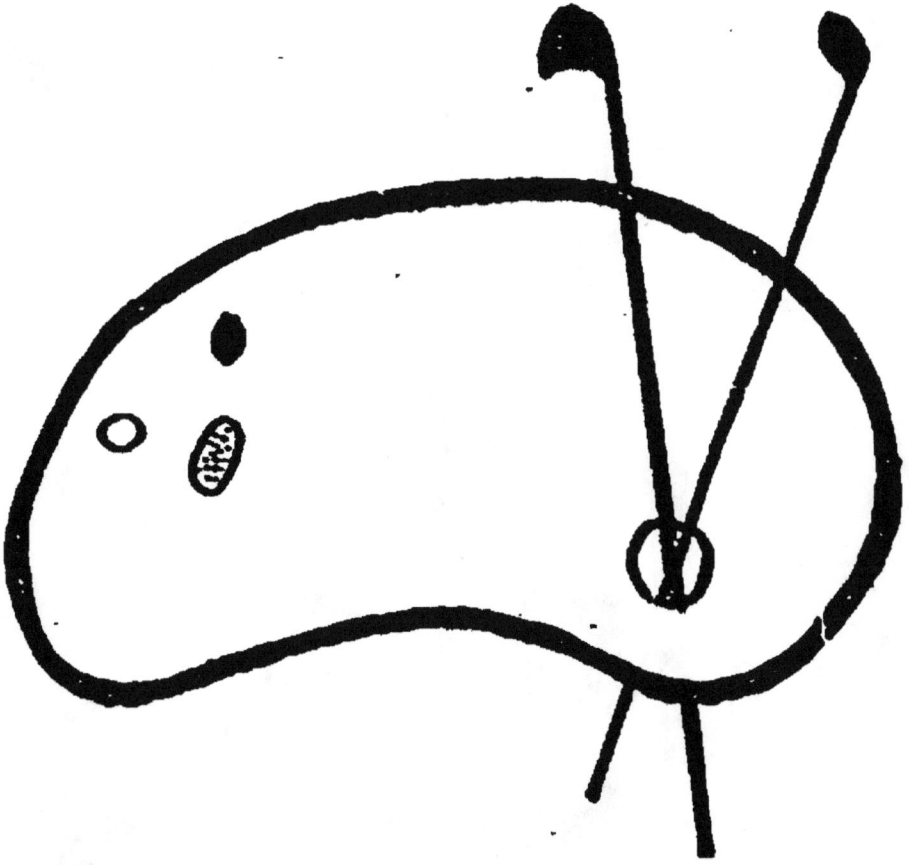

ORIGINAL EN COULEUR
NF Z 43-120-8